# 認知とは何か

中村三夫・宮本省三 著

協同医書出版社

*a piedi lungo con*
*Carlo Perfetti*

［目次］

人間のものは、人間の手に。
私たちが探しているのは、人間の精神がもっている可能性。

Nakamura M

# 第Ⅰ部

# ここより始まる

「科学」が何か新しいことを発見したと言われるたびに私たちが学ぶのは、“科学的に”ものごとを見たり、考えたり、話したりするという、まさにその思考方法なのだ。

カルロ・ペルフェッティ 「身体と精神」より

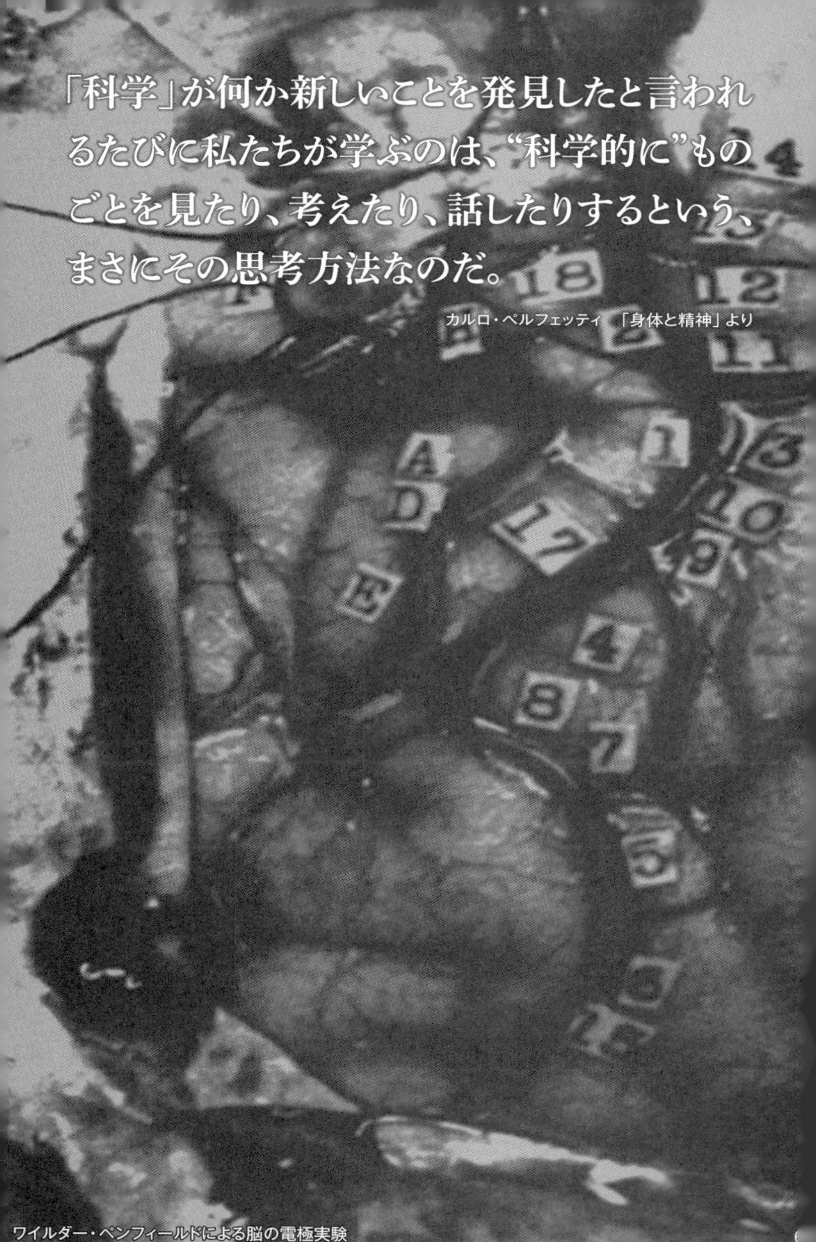

ワイルダー・ペンフィールドによる脳の電極実験

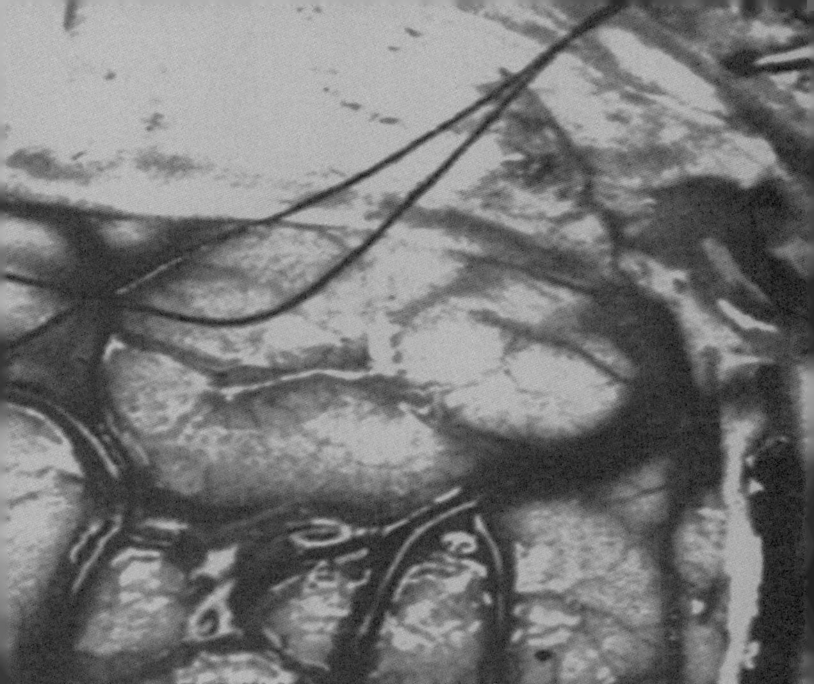

科学は「時代精神」という姿をしている。
人間の脳について何かが発見されるたびに、
私たちの手もそこに届くのではないかという
予感が生まれる。
こうして人間の精神について、たくさんの仮
説が生まれ続ける。けれども、その仮説の多
さは、必ずしも私たちがそれだけ賢くなり、
人間についてより理解を深めたということを
意味するわけではない。

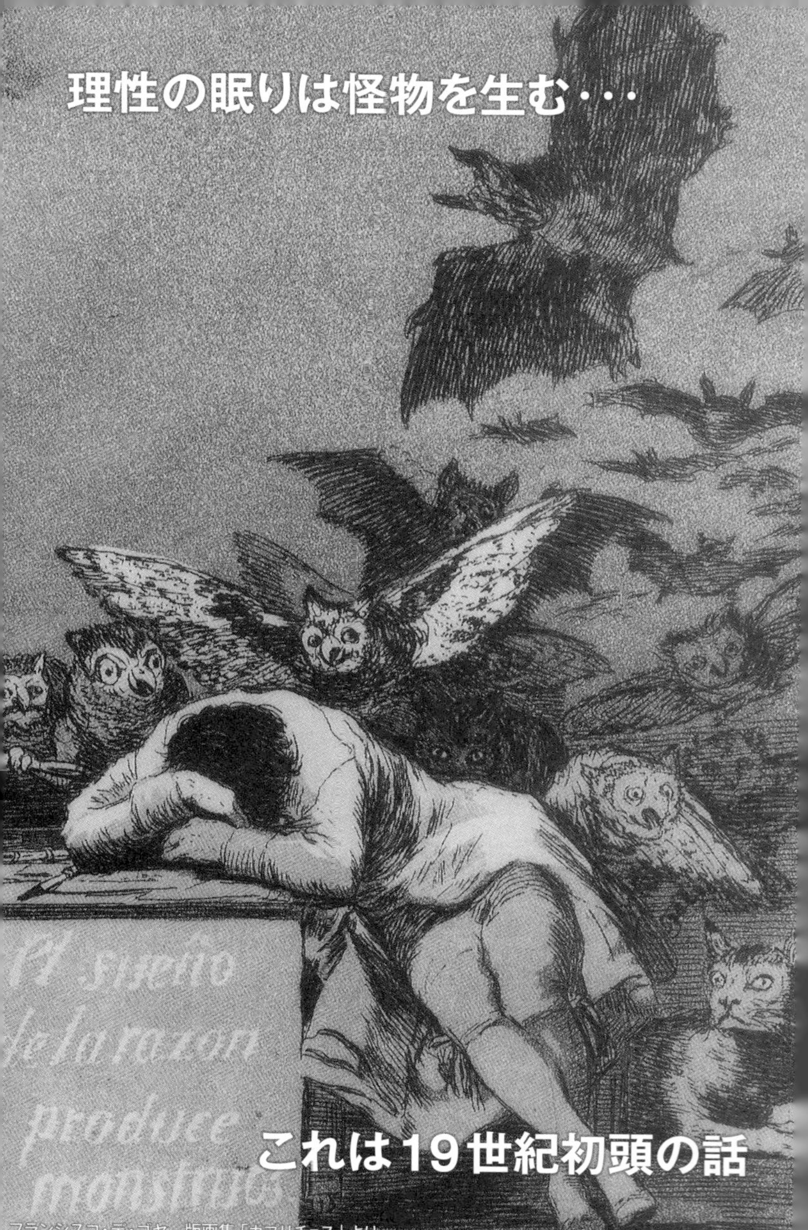
理性の眠りは怪物を生む・・・
sueño
de la razon
produce
monstruos
これは19世紀初頭の話
フランシスコ・デ・ゴヤ　版画集「カフリチョス」より

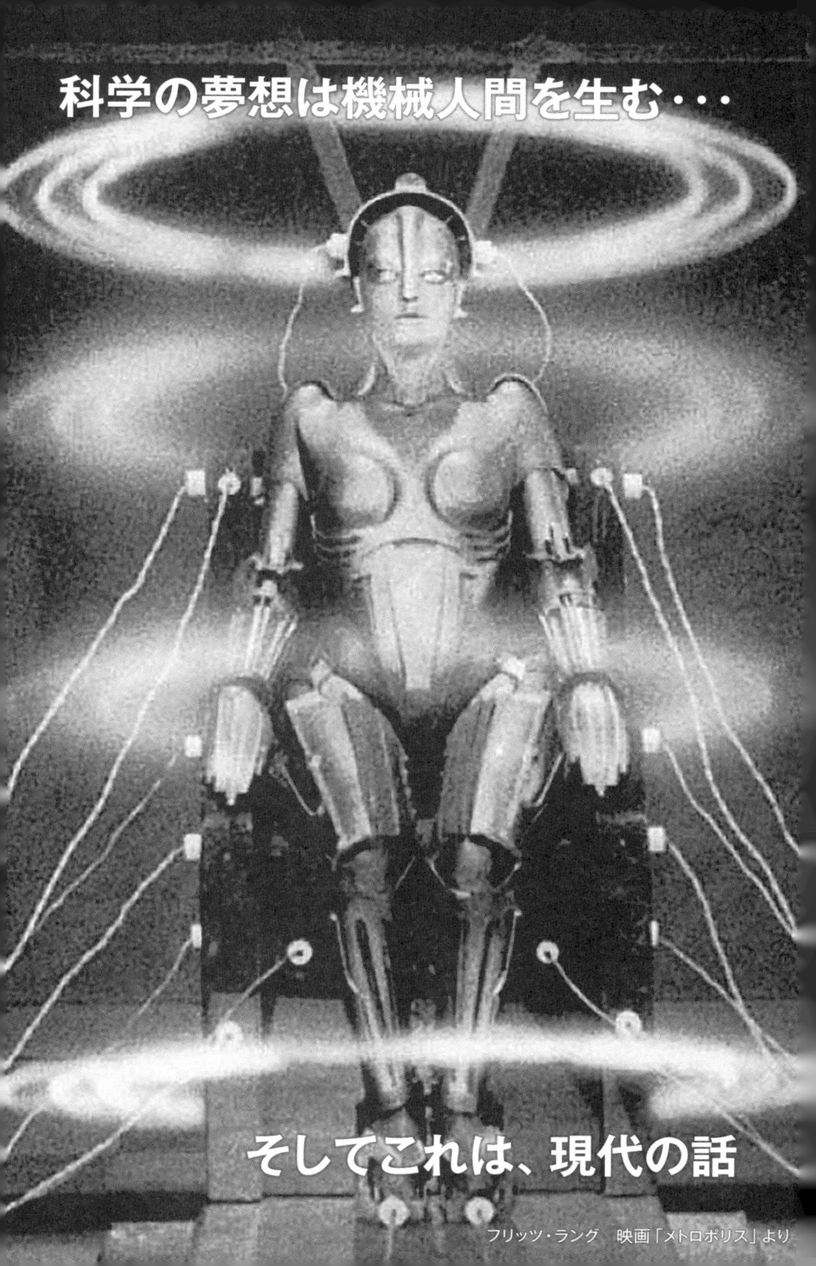
科学の夢想は機械人間を生む・・・
そしてこれは、現代の話

フリッツ・ラング　映画「メトロポリス」より

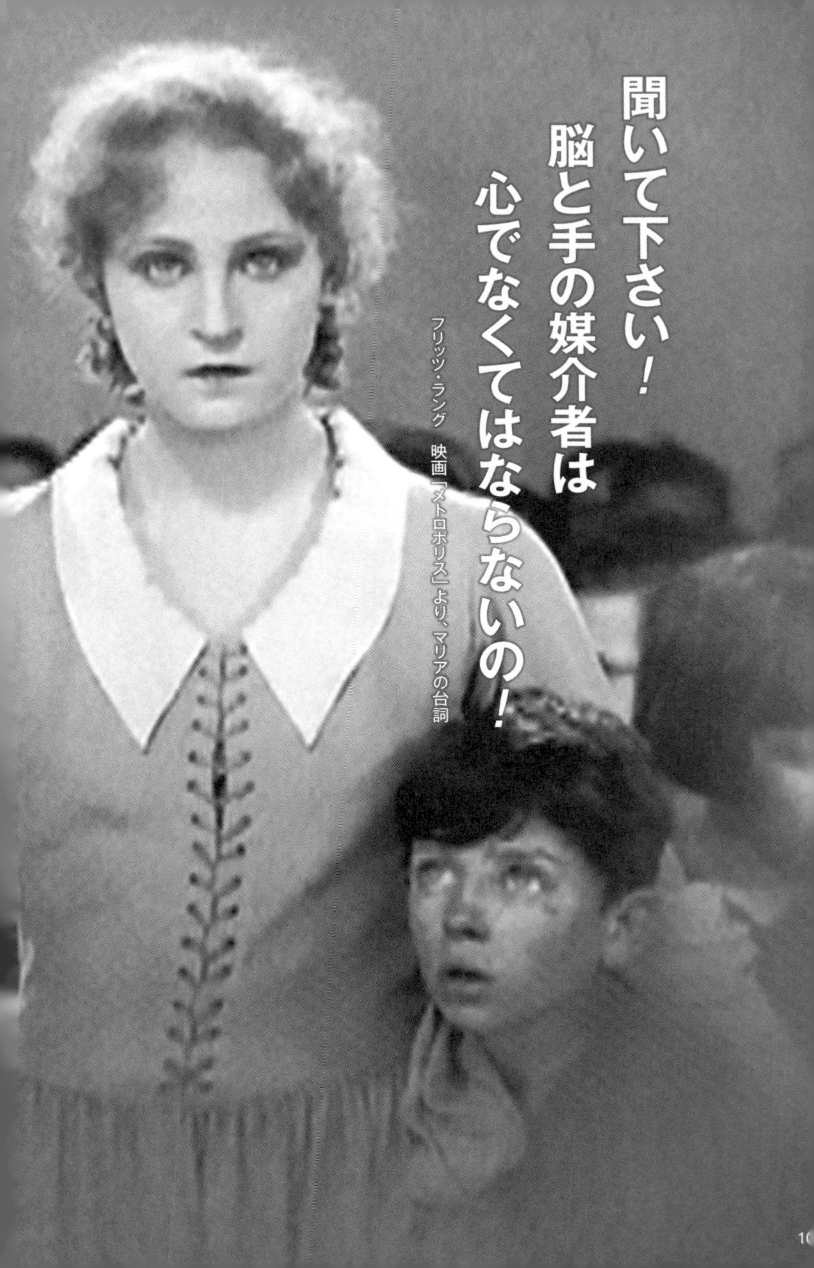

聞いて下さい！
脳と手の媒介者は
心でなくてはならないの！

フリッツ・ラング　映画「メトロポリス」より、マリアの台詞認知運動療法が最初に取り組んだのは、片麻痺患者の手の回復がもっとも困難であるのはなぜか、という謎だった。

そのために手の「触覚」が注目され、閉眼による訓練が考案された。しかしこの着想は、リハビリテーションを、かつて人々が予想もしなかったほど遠くへと導くものであった。

視覚の束縛から逃れる時、触覚こそは私たちの心の中に広がる意識世界への扉となるのではないか・・・

手の触覚は、人間理解へと通じる扉を開くための鍵ではないのか・・・

知覚の扉が拭い清められる時、
万物はありのままに、
無限に見える。

ウィリアム・ブレイク　詩集「天国と地獄の結婚」より

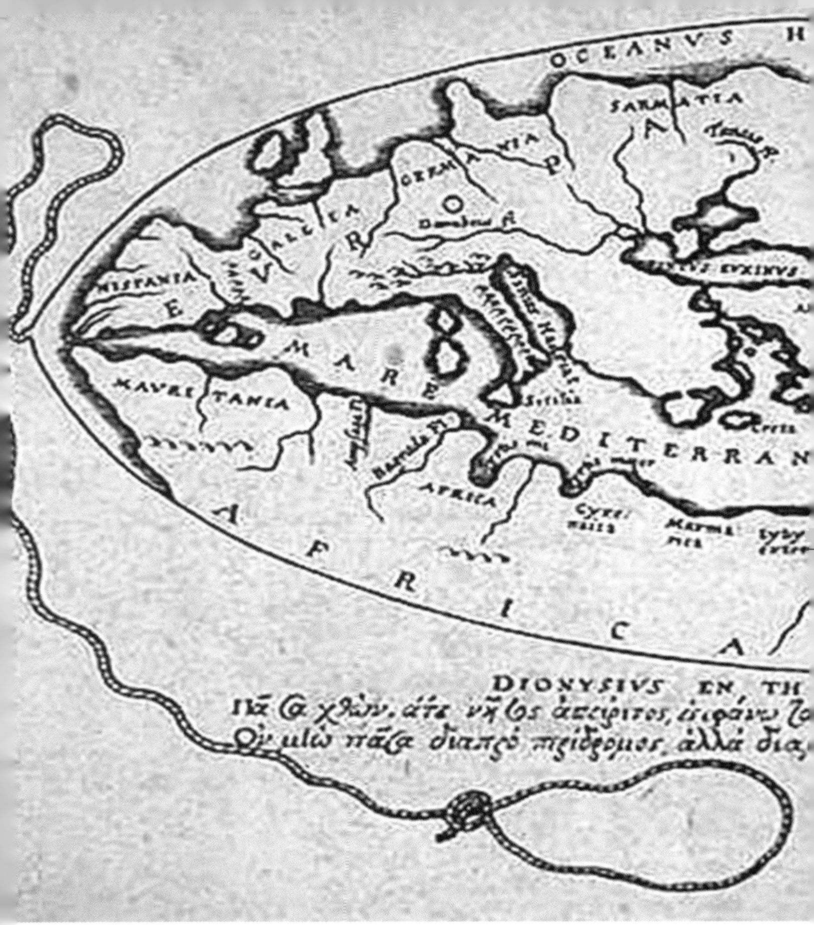


**これまで、**

**何が探され、**

**何が無視されてきたのか？**

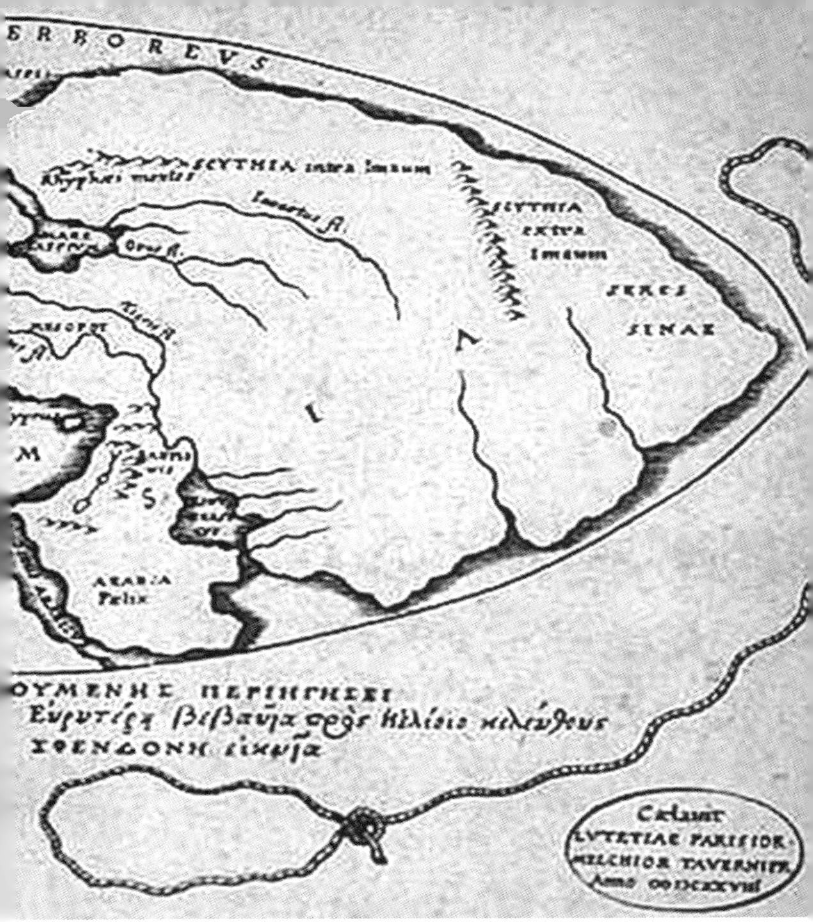


古代ギリシャの知識人ポセイドニスが描いたとされる地図（複製）

最初にあった糸口は、地図というよりも、かすかな思考の手がかりと、それ以上にまだ何ひとつ答えることのできない疑問ばかりであった。
今どこにいて、どこから、どこへ向かって歩いていくのかすらわからない旅の始まり。

思えば・・・

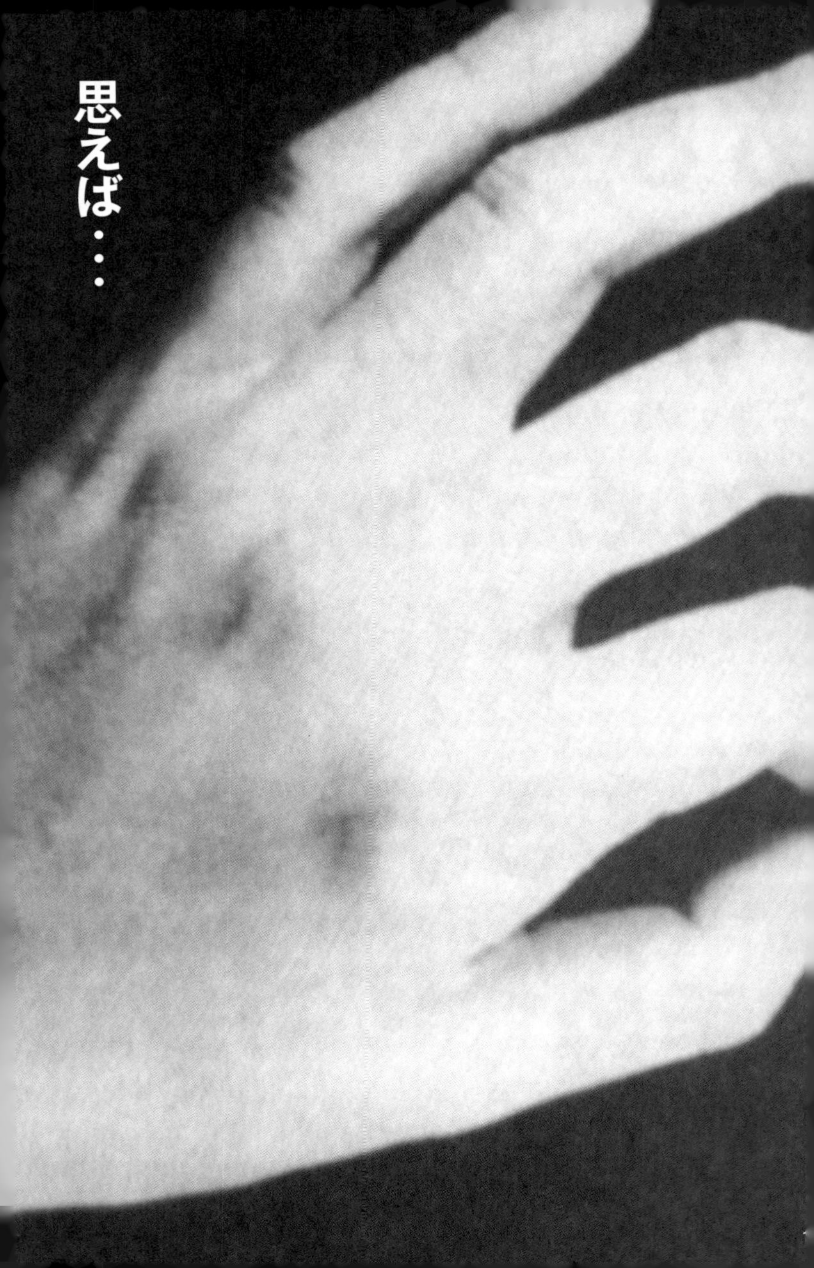

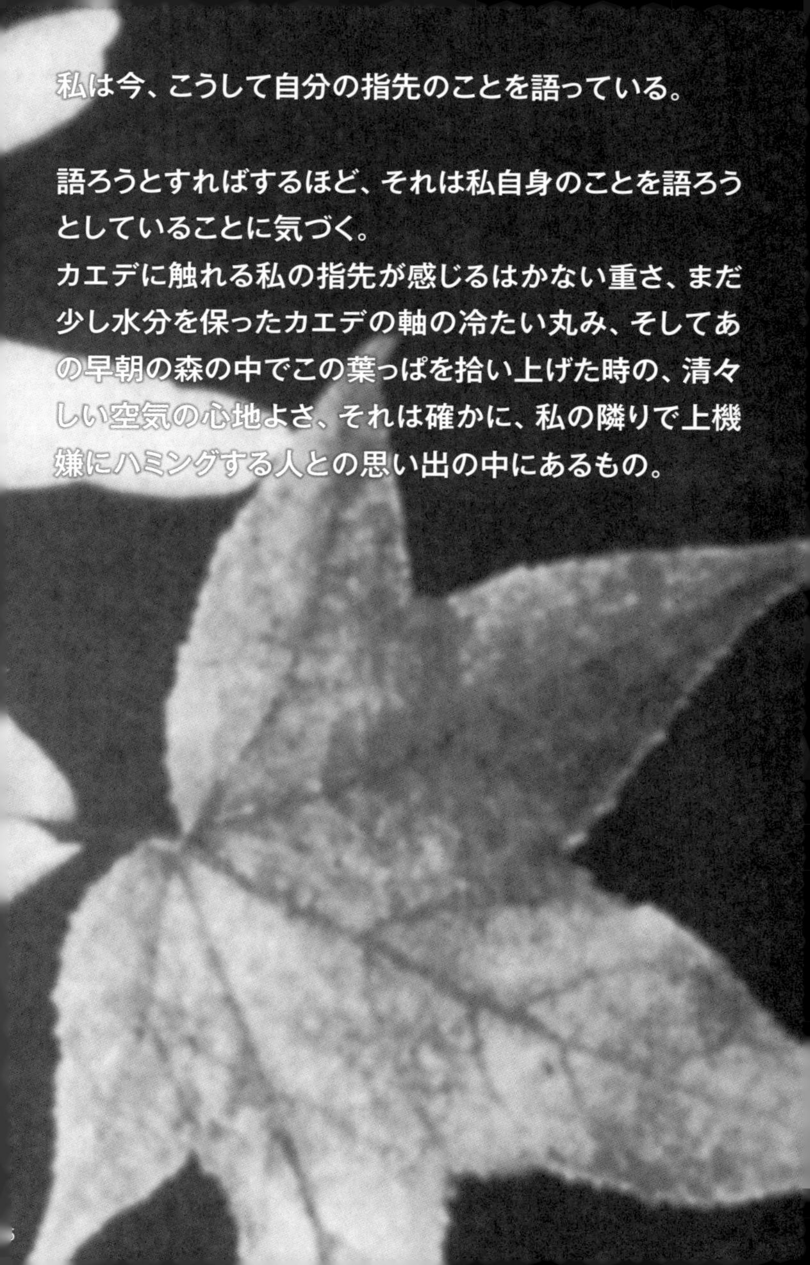

私は今、こうして自分の指先のことを語っている。

語ろうとすればするほど、それは私自身のことを語ろうとしていることに気づく。
カエデに触れる私の指先が感じるはかない重さ、まだ少し水分を保ったカエデの軸の冷たい丸み、そしてあの早朝の森の中でこの葉っぱを拾い上げた時の、清々しい空気の心地よさ、それは確かに、私の隣りで上機嫌にハミングする人との思い出の中にあるもの。

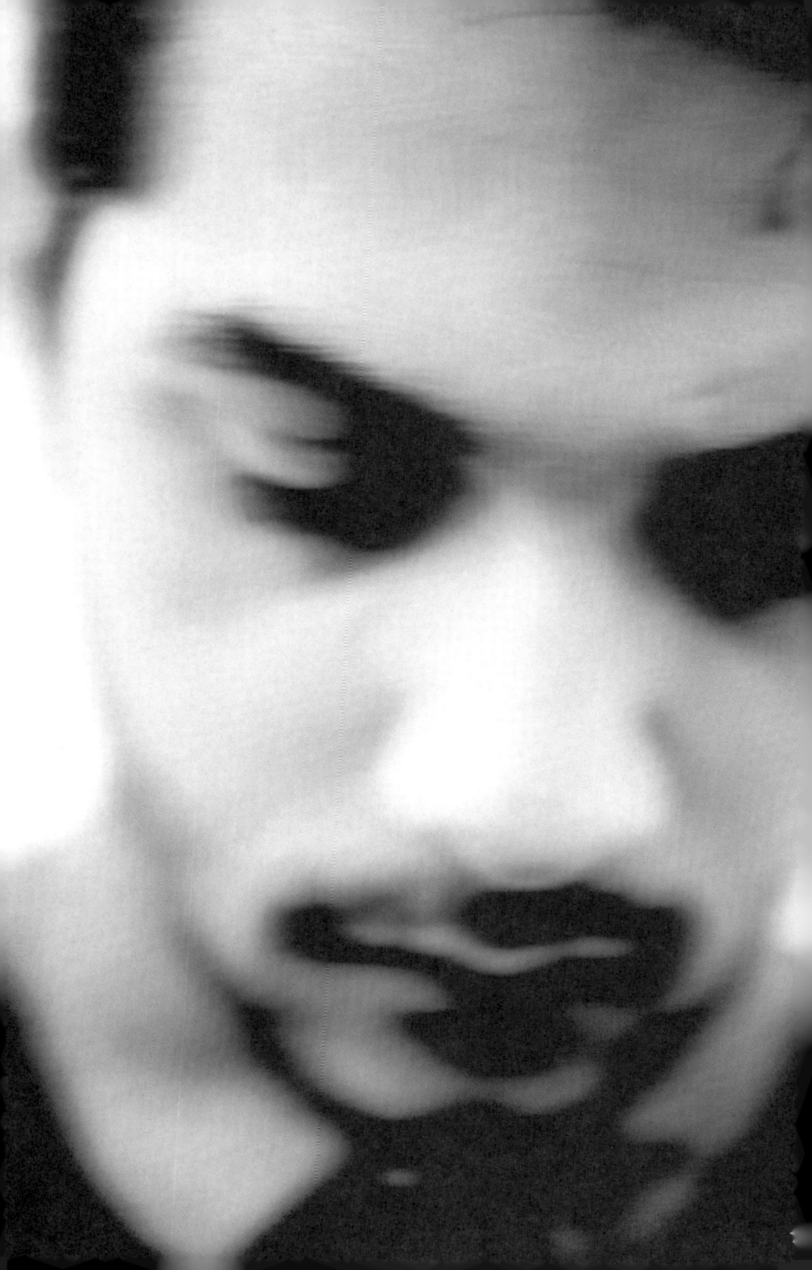

自分の仕事は何なのだろう、とも・・・

私に何ができるのだろうかと、考える・・・

今、私の目の前にいるのは、そんな見知らぬ人・・・

えっ？
今、何か・・・言ったの？

お願い・・・
私を、探して・・・

今、あなたに問いかけているのは、
この、私です・・・

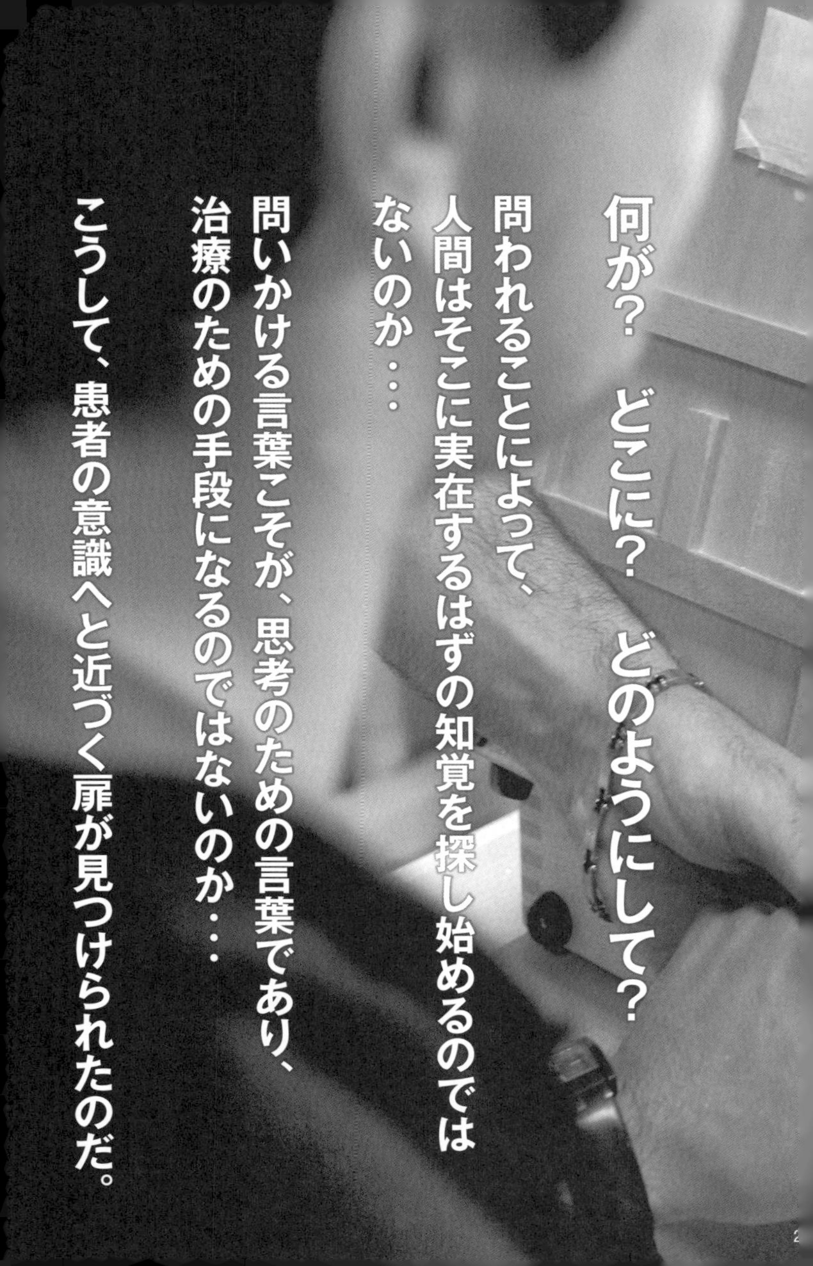

何が？　どこに？　どのようにして？

問われることによって、
人間はそこに実在するはずの知覚を探し始めるのでは
ないのか・・・

問いかける言葉こそが、思考のための言葉であり、
治療のための手段になるのではないのか・・・

こうして、患者の意識へと近づく扉が見つけられたのだ。

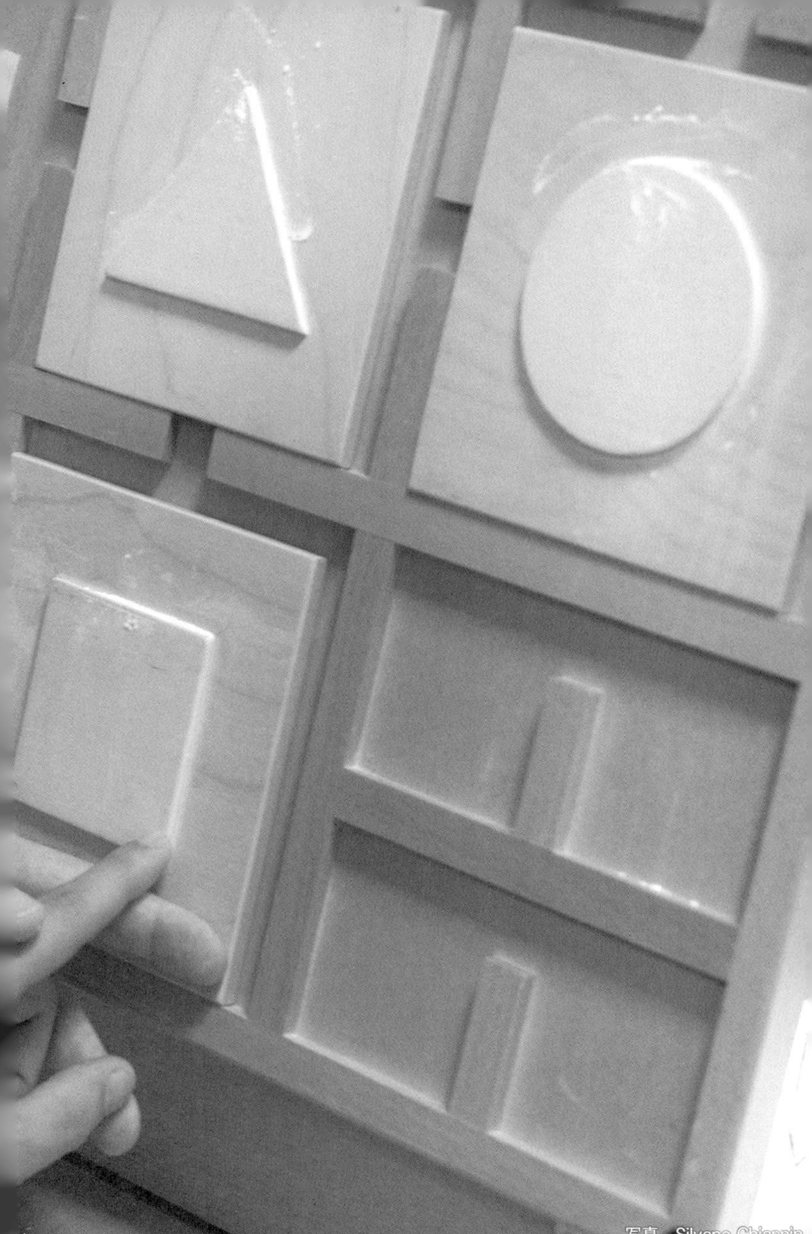

1

写真　Silvano Chiappin

# 問われる身体

# 思考する身体

何かに触れることによって、
何かが始まること。
その何かは、触れている人と道具との間に生まれ、触れている人の思考によってその意味が見つけられる。

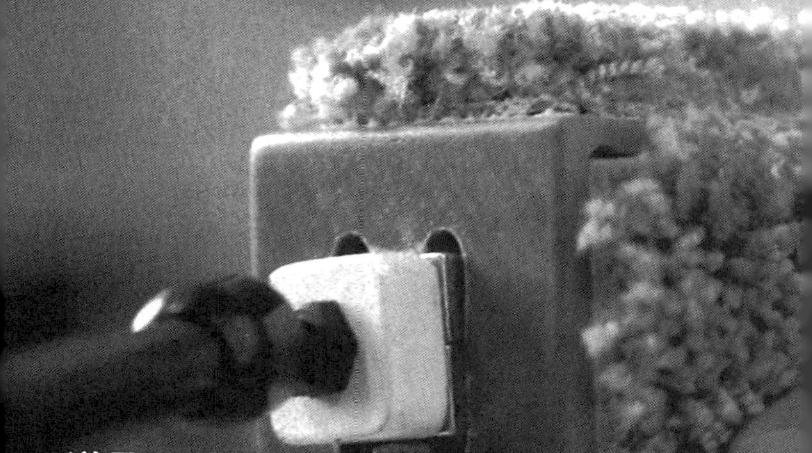

道具との関わりは、患者が触れている世界の姿を私たちの知覚経験によって翻訳しながら観察することができる物理的環境をつくりだす。
道具は、患者の触覚から空間へと拡張されるその認知世界、治療によって変容していくその認知過程を観察するための探索装置となる。

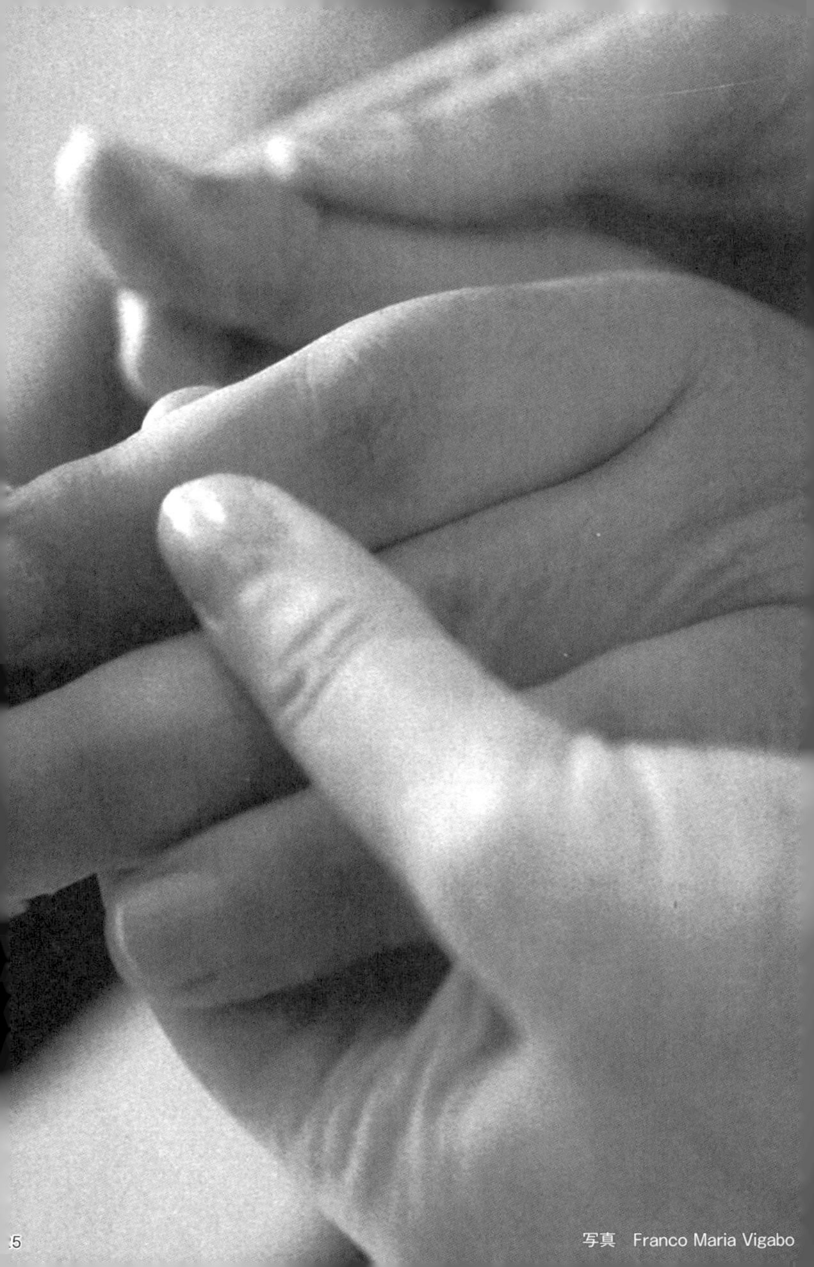

写真　Franco Maria Vigabo

写真　Silvano Chiappin（加工）

触覚によって物の実在を知るためには、指先がその形の軌道を動かなければならない。

物理的に存在するものは、それに触れる人間の認知過程の中で、長さや時間、材質感や抵抗感といったさまざまな性質を教える差異に翻訳されることによって、初めて実在へと変容する。

物理的世界に存在するさまざまな差異は、指先がその形を知るためなのか、その大きさを知るためなのか、あるいはその硬さや滑らかさといった材質を知るためなのかといったような目的に応じて、同じ軌道の上で異なった動きを生み出す。

物理的世界に存在する多くの差異は、それに触れる人間が世界を多くの存在感へと翻訳していくための差異を生み出すのだ。

生きるうえで複雑な認知過程

「オリジナル」からその「翻

ただ、「翻訳」がその「オリジナル」

「翻訳」とは「思考」であり、「オリジ

を必要とする人間においては、

訳」がつくられるのではない。

を探し続けることがあるだけである。

ナル」とは「世界の現実感」である。

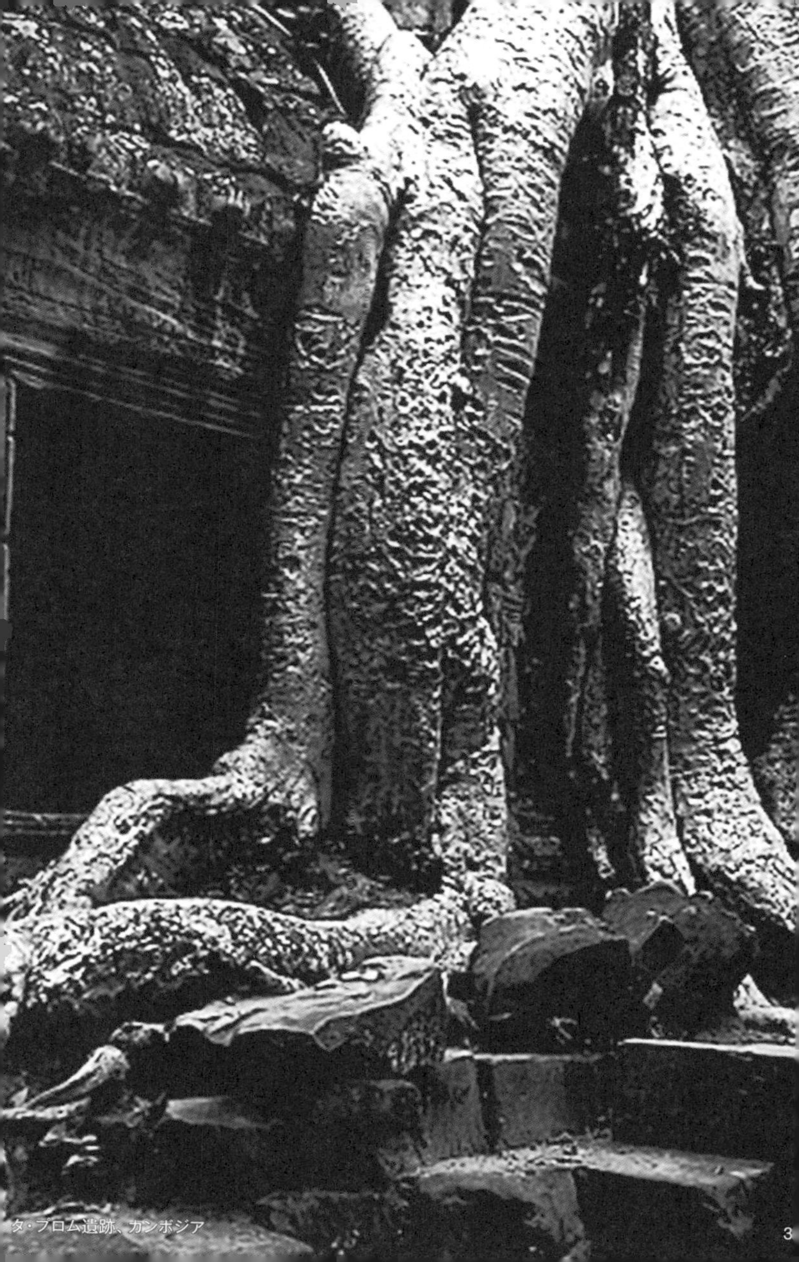

タ・プロム遺跡、カンボジア

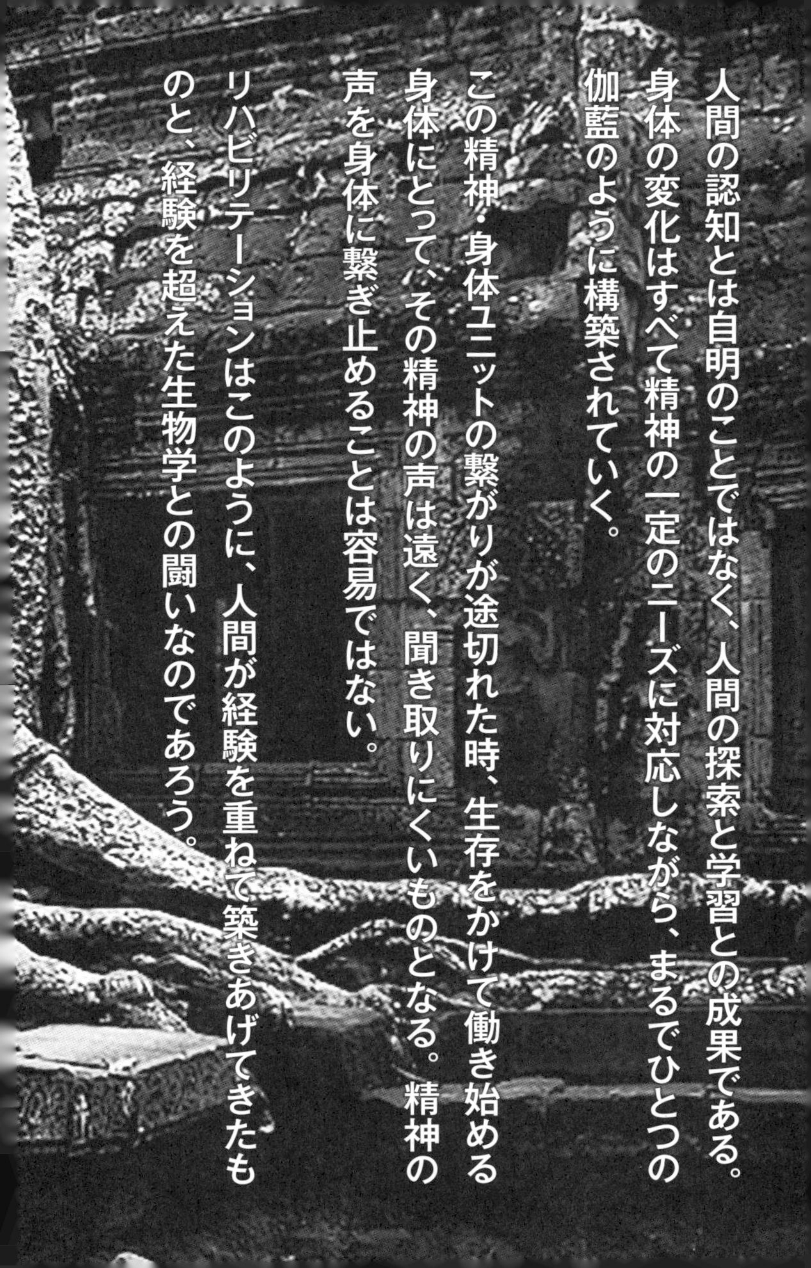

人間の認知とは自明のことではなく、人間の探索と学習との成果である。身体の変化はすべて精神の一定のニーズに対応しながら、まるでひとつの伽藍のように構築されていく。

この精神・身体ユニットの繋がりが途切れた時、生存をかけて働き始める身体にとって、その精神の声は遠く、聞き取りにくいものとなる。精神の声を身体に繋ぎ止めることは容易ではない。

リハビリテーションはこのように、人間が経験を重ねて築きあげてきたものと、経験を超えた生物学との闘いなのであろう。

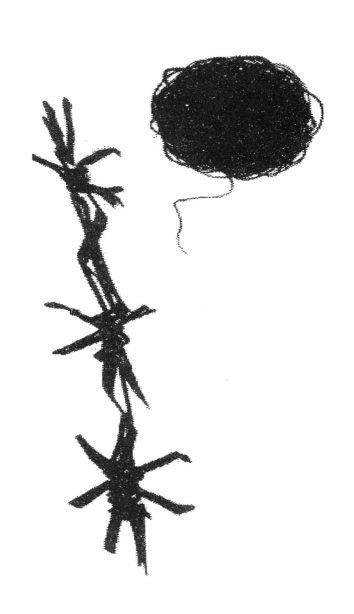

# 思考するための身体は、表象をつくりだす。

思考するとは、どういうことなのだろうか?

思考するとは認知過程を活性化させることであり、注意や記憶を活用して外部世界との相互作用の中である特定の知覚情報を選択するということだ。
言葉はその知覚が何であるかを伝えようとしているのだ。

たとえば、
頸部痛をかかえるある患者が、その痛みを「皮膚の下の結び目」のようだと表現した。
もちろん、患者の意識の外では「結び目」にはもっと別の意味がたくさんあるし、患者自身が、自分の言ったことの重要さや意味をいつも意識しているわけでもない。
けれども、患者はそうした意味の中から何かある一つを選んだのであり、私たちはその言葉を手がかりにしてそれが選ばれた理由を見つけなければならないのだ。
そしてまた、何が選ばれなかったのか、なぜ選ばれなかったのかということも。

カルロ・ペルフェッティ　映画「認知をめぐる長い旅路」より

現実は、それが現実であると知る人間がいなければ、実在という統合した姿をもたない、知覚の混沌とした断片のままである。

同様に…
私は、私が確かにここにいると感じることがなければ実在できない。私は、私自身が世界に対面しているという身体感、それを表現するさまざまなイメージに守られているからこそ、世界に向かう行為の本人（主体）であると、経験的に信じることができる。

私は、行為の中で常にその主体感を受け止め、それを確認しながら生きていくのである。

それはいつも、
私にしかわからない何かなのだ・・・
わからないところに、私はいない。

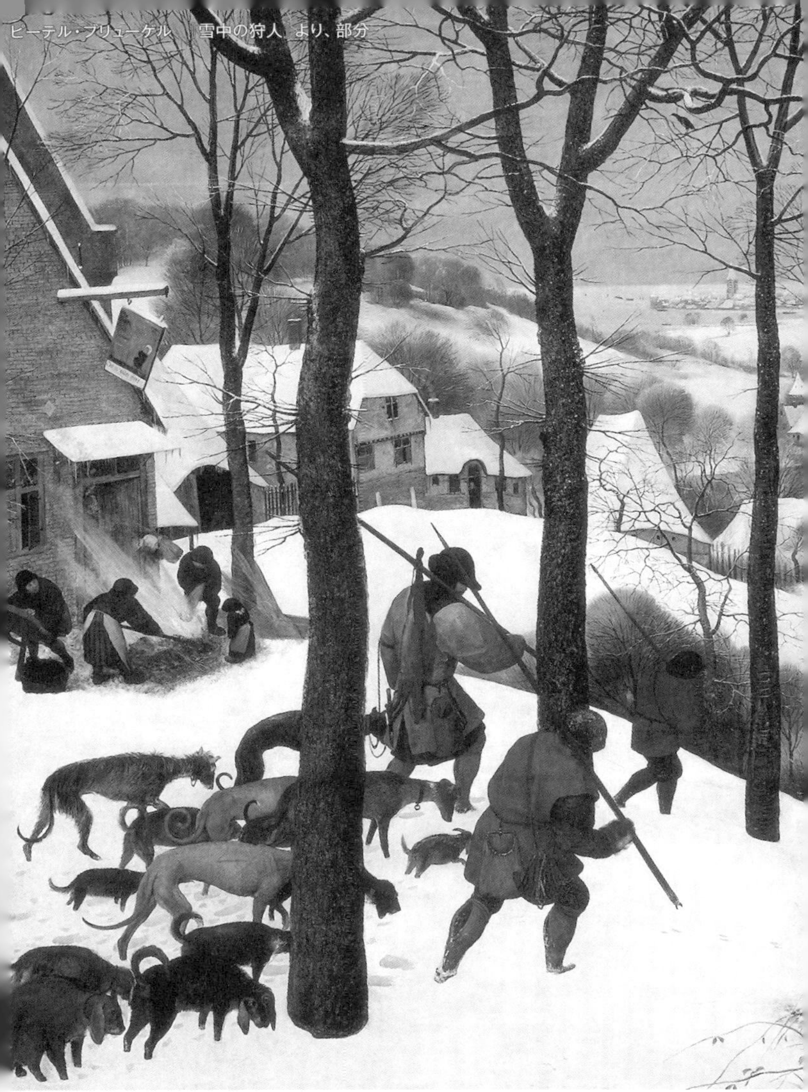
ピーテル・ブリューゲル　『雪中の狩人』より、部分

どこかに私がいるはずだって？

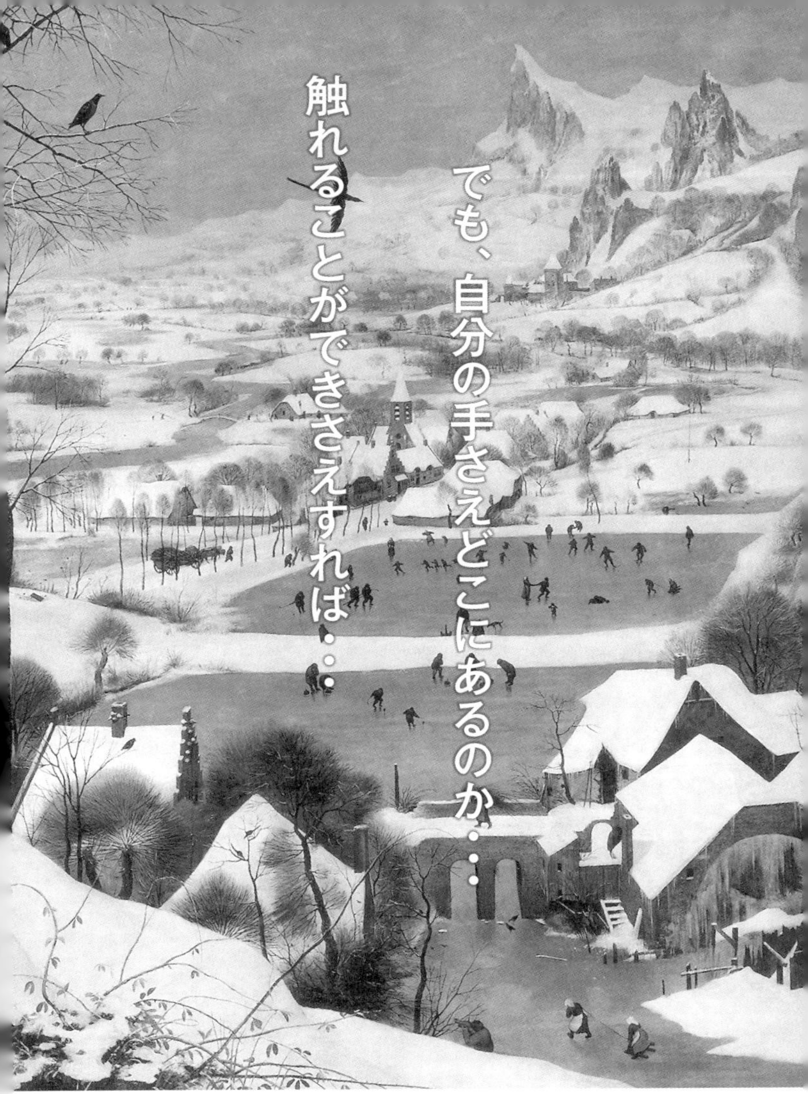
でも、自分の手さえどこにあるのか・・・
触れることができさえすれば・・・

みんな同じに見える・・・

何かしてる人もいるね・・・どこかに行くのかな・・・

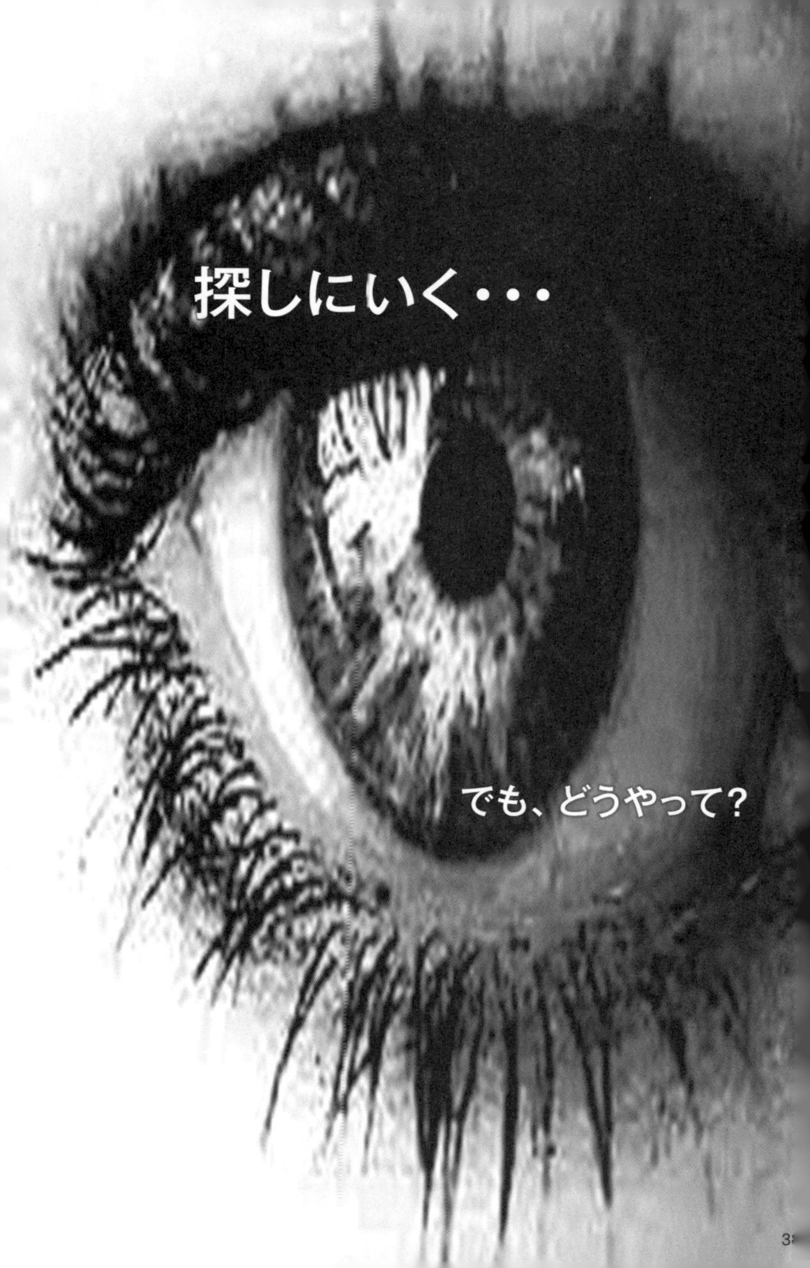
探しにいく・・・
でも、どうやって？

「よく見てください」

視力を上げて・・・?

「感じてください」

写真　Silvano Chiappin

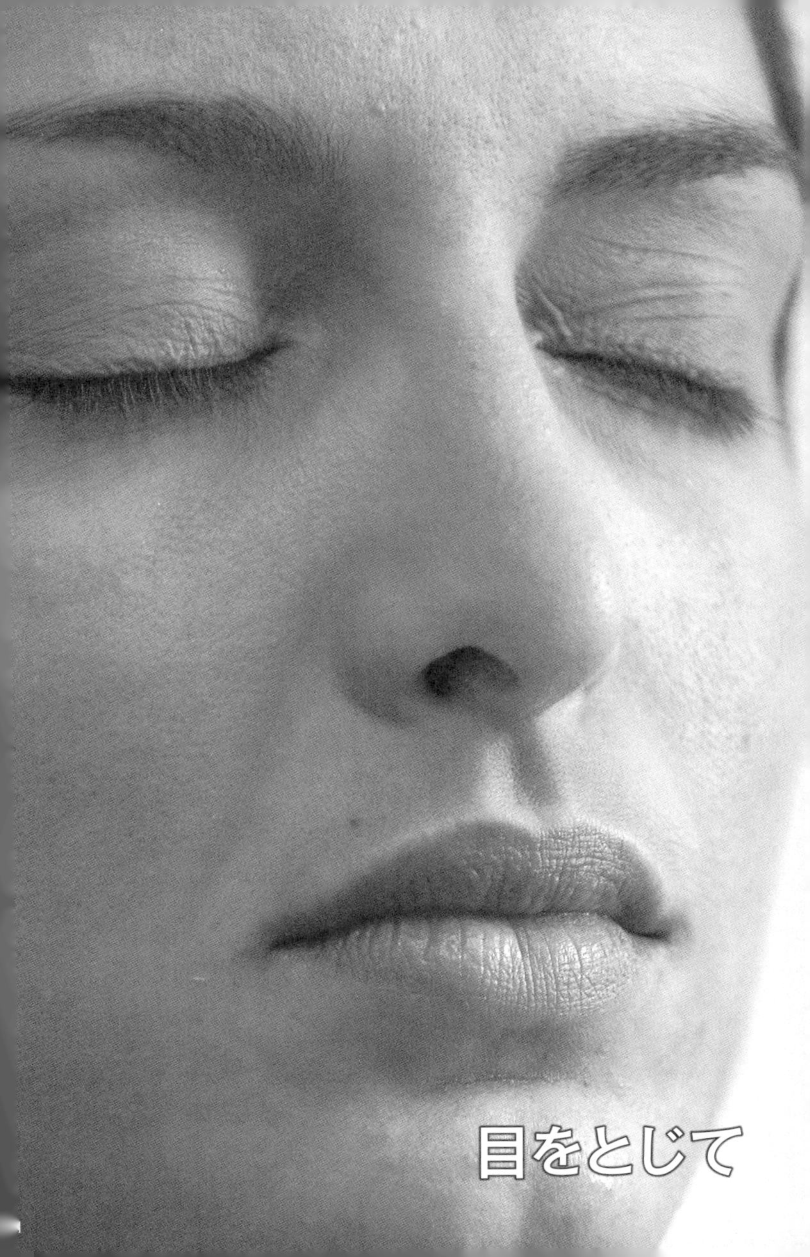

# 目をとじて

休みなく、どこまで歩いても、
いつかは同じところに帰ってくる

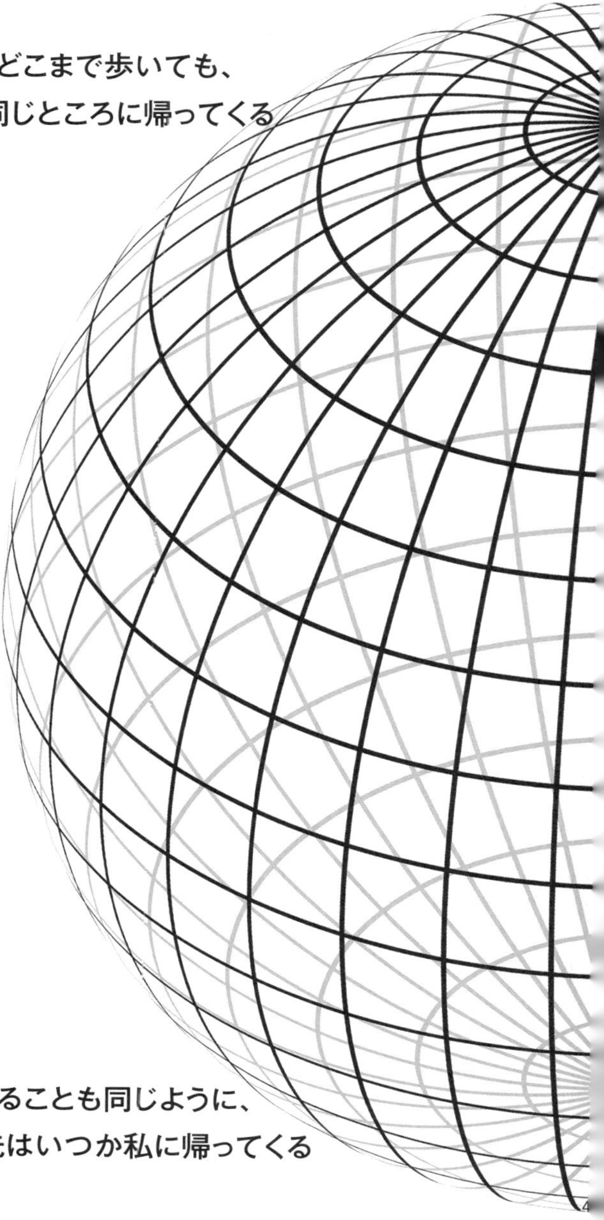

イメージすることも同じように、
その行き先はいつか私に帰ってくる

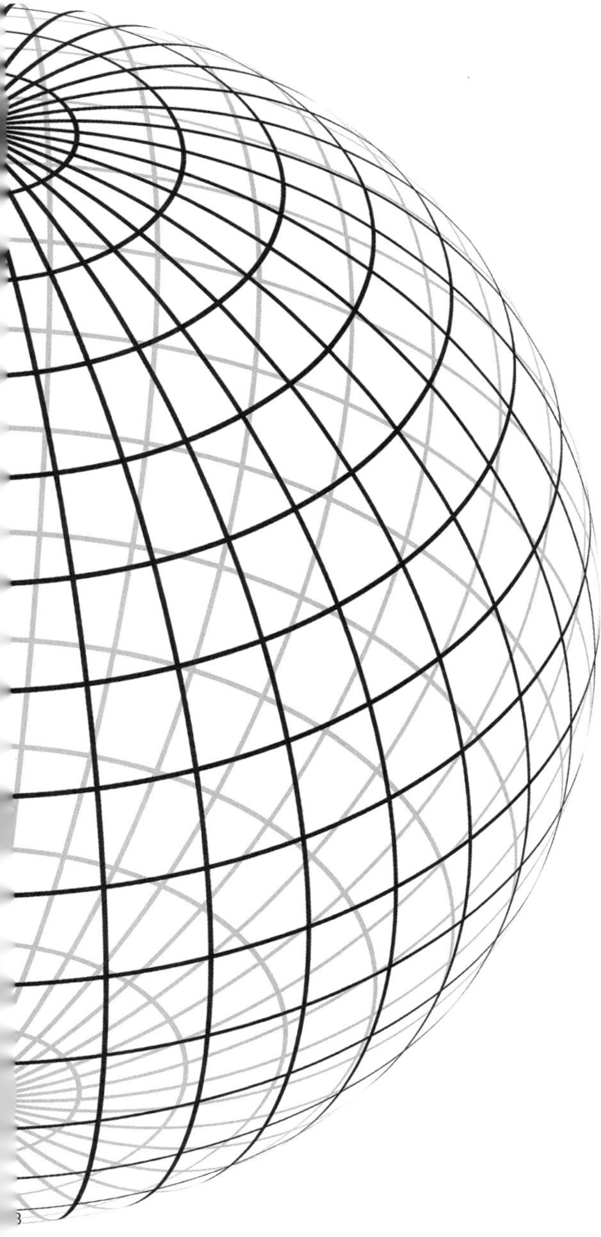

「今」という無限と、「過去」という有限とが共に在る精神世界の姿

私はいつもこのどこかにいる

あなたの知っているものが見つけだせる?

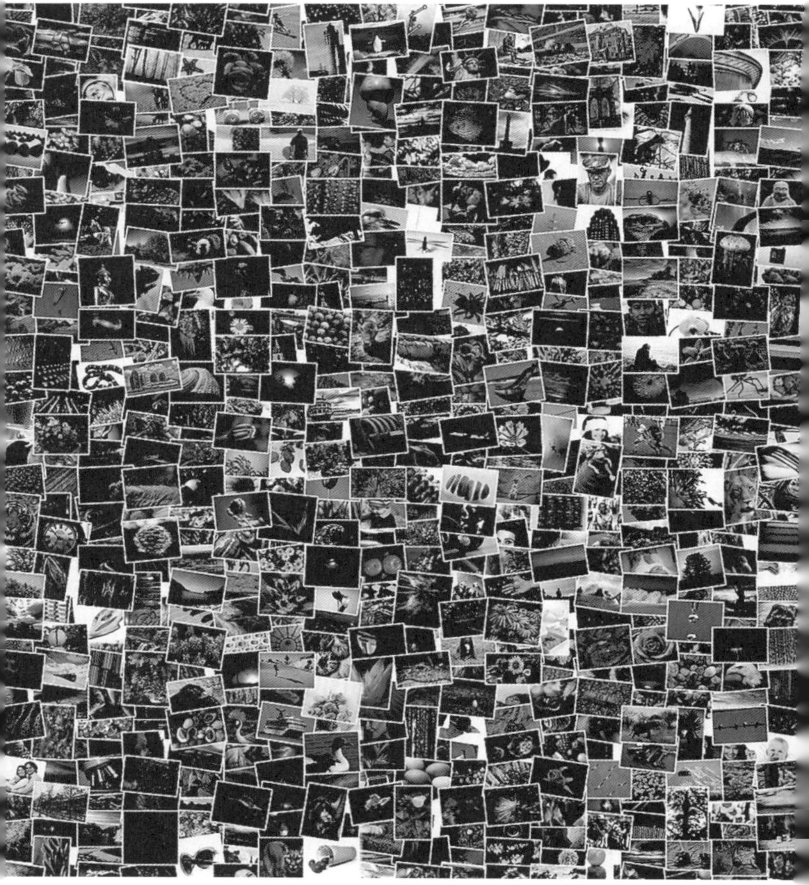

この中のどこかにあることであれば・・・

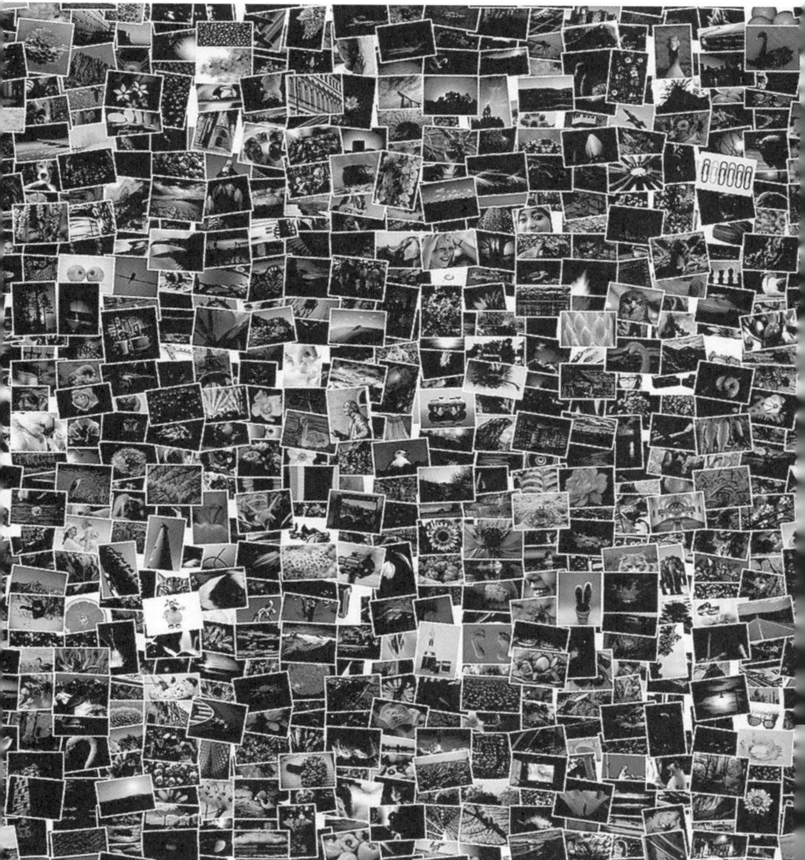

あるのだから、見つけだせるはず・・・

見つけだせるはず、なのに何かが足りない。
何かが私にはない・・・

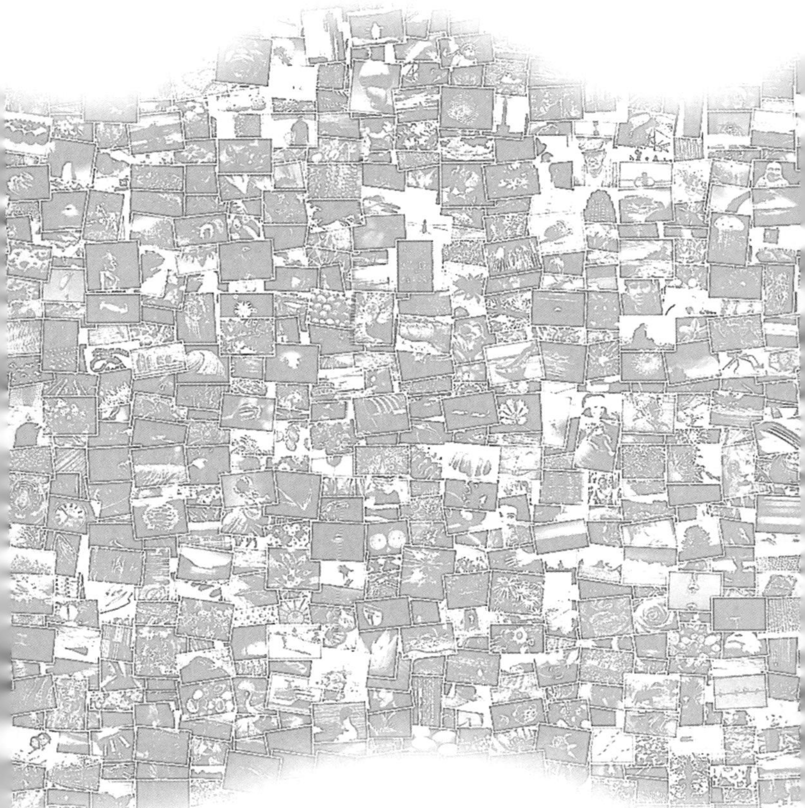

身体は、私をとりまく無限の虚無への解毒剤だ。

カルロ・ペルフェッティ　写真集「身体、物語、人生」より

それがあるから、私は虚無からは遠く、そして、この身体が生み出す意味に満ちた年月を生きられるのだ。

# 身体

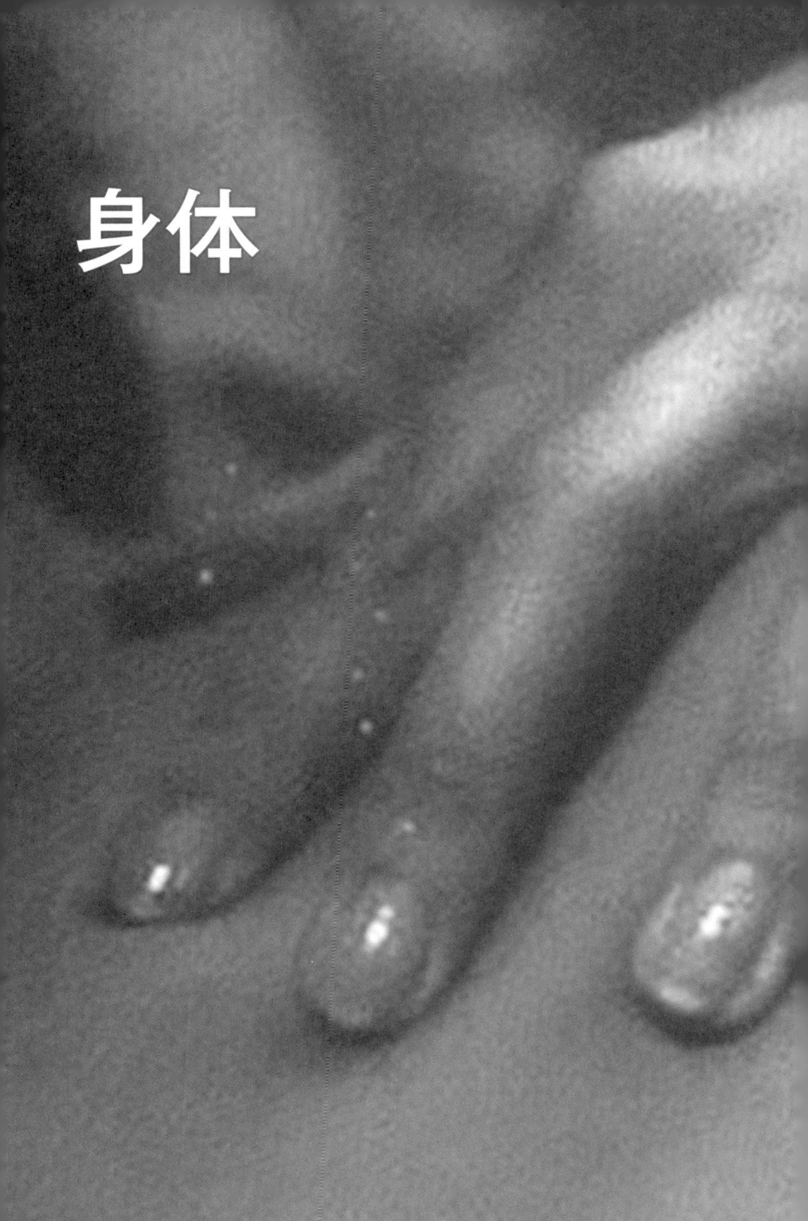

アラン・レネ　映画「二十四時間の情事」より

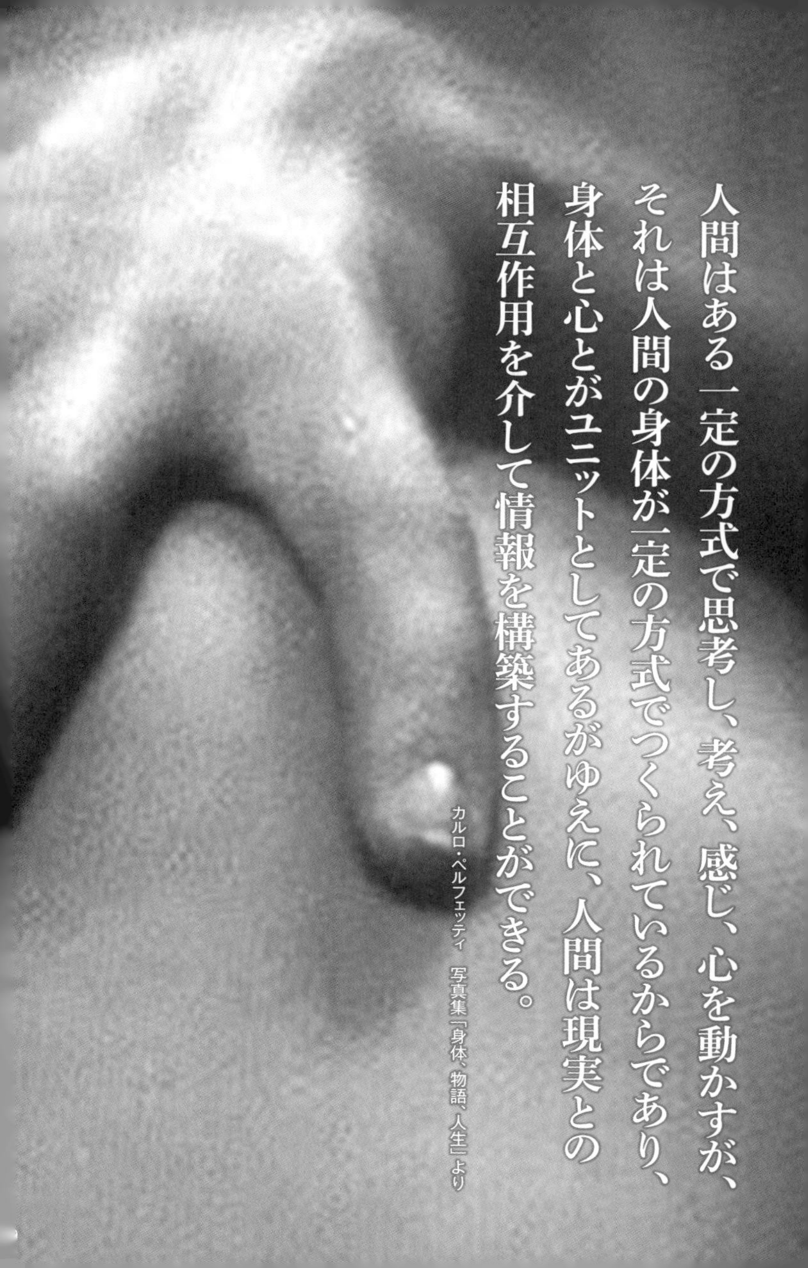

人間はある一定の方式で思考し、考え、感じ、心を動かすが、それは人間の身体が一定の方式でつくられているからであり、身体と心とがユニットとしてあるがゆえに、人間は現実との相互作用を介して情報を構築することができる。

カルロ・ペルフェッティ　写真集「身体、物語、人生」より

# 身体

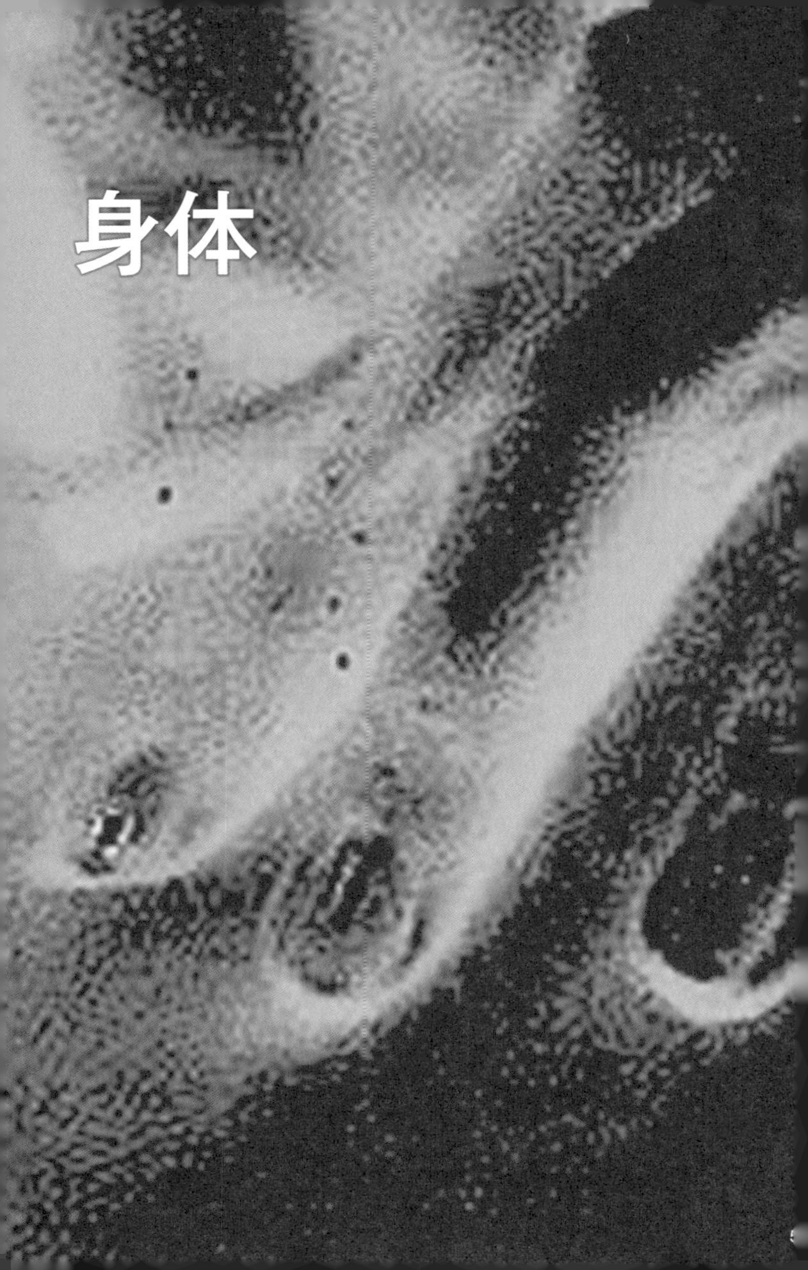

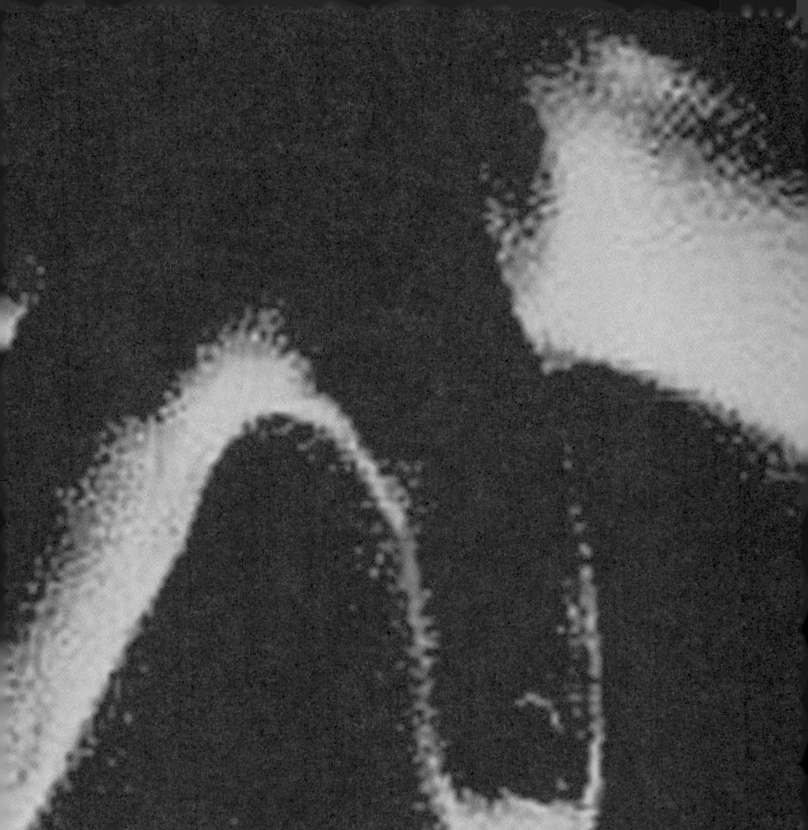

手の感触が、身体のどの部位よりも多くを記憶しているのは、手触りというものが世界の中にある差異を、より精密に捉えるからだ。

手は、意味を探すために注意深く動いた分だけ、
その意味することを豊かに物語ることができる。

これが「情報」というものの姿なのだ。

# 私の物語？

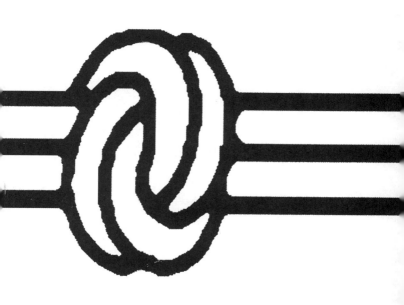

ええ、私はそれに耳を傾けましょう。

「あなたの物語を探しなさい」とあなたは言いました。
私が探したいのは、すでに書かれた一冊の本ではありません。
その本が差してある本棚でもありません。
この、見つけることが難しい何かを、あなたも私と一緒に探している
ことを確かめたいのです。

**それが私の新しい物語のための、唯一の地図だから。**

## 若い片麻痺患者アレッシアとセラピストとの対話

いつのことだったの？

4月26日

どんなふうに起きたの？

体の調子は良かったの。9時か9時半頃、ここのところ（後頭部）を水が下がっていくような感じがしたの。それで私は倒れて。それからは何も覚えていないわ。

記憶が戻るのはいつから？

病院に入ってから10日後、そう言われたの。昏睡状態だったって。

記憶が戻ってきてから、自分に何が起こったか自分で気づいたの？それとも誰かに言われて？

自分で気づいたの。話すことができなかったし、体の半分が動かせなかったから。こちら側、右側がね。

どうやって気づいたの？

試してみたの。

つまり？

右側を動かそうとしたのよ。右の手。右の腕。右の足。ぜんぜんだめ。できなかった。

ぜんぜんってどういう意味？

ぜんぜんっていうのは…たとえばこんなふうに手が動かせなかった。開いたりできなかった（左の手を開く）。

その時、どんな気持ちだった？

どうして？どうしてなの？って。足も動かせないのはどうして？理由があるかしら？できないのはどうして？

だけど理由はわかったのでしょう？

ええ、少しずつね。それから2日後、自分に言い聞かせたの。「わかったわ。卒中みたいなものが起きたんだ」って。後で、実はそれとは少し違うことを知らされたけれど…

ねえ、自分の体の半分が動かないのはどんな気がした？何を感じた？

半分の私。半分のアレッシア。

どういうこと？

半分は私ではなかったのよ。こちらの半分はなかった。…見えなかった。

見えなかった？どういうこと？

こちらの腕は死んだ肉みたいに思えたの。

目で向ければそっちも見えていたでしょう？

もちろん…

目を向けていない時は、そちらの半分を感じていた？

いいえ。すぐにはだめだった。

「無い」みたいだったわけね。

その通り。

代わりに何かあったの？そこに。それとも何も無かったの？

あったわ。代わりに「肉」、もちろん死んだ肉よ。感じられなかったですもの。なぜって、それは私のものじゃなかったから。
　あなたのものじゃなかったのね。
その通り。
　誰かのもの、他の人のもの？
違うわ。私の体。私の体だけれど死んでいるの。
　「死んでいる」ね…今もそんな感じ？
いいえ、今は違う。
　以前はまだ死んでいたけれど、今はそうじゃない？
その通り。
　死んでいた時、目を閉じて腕や手、足を感じようとしてみた？
いいえ。ぜんぜん。
　ぜんぜんってどういうこと？
半分だけの体を絵に描いたところを考えてみて。
　描いてみたの？
いいえ。例として言ったの。
　つまり、あなたがその時、自分の体を描いたとしたら…
そう、描いたとしたら…半分だけ。
　半分。
そうよ。
　で、他のところは？描ける半分はどこかにひっついているの？
いいえ、無かったの。体の真ん中から半分は見えなかった。私のものではなかったから。私のものじゃないから、わからないわ。
　今は変わったって言ったわよね？
ええ。
　時間も経ったし、その間にいろいろなことをしたわよね。
もちろん。
　で、今はどんな感じがするのかしら。
今は自分のものと感じる。
　どういうこと？
今では腕は私のもの。足も私のもの。自分のものとして感じるの。たとえば今は自分の体が描けるわ。
　目を閉じて、自分の体全部を描けるかしら？
ええ。
　全部？
…もちろん欠けている部分はあるわ。前に比べたら、今はほとんどの部分があるって意味。
　体の大部分は絵に描けるようになったけれど、でもまだ描けない部分がある。
そう。
　欠けている部分はどこなのかしら？
足…足からやっていきましょうか。じゃあ…
　足のどこ？

カルロ・ペルフェッティ　「身体と精神」より

時は過ぎていく・・・

けれども、動く身体という実感は「今」のもの・・・
でもそれは「過去」を思い出そうとしている。
「過去」とは私が私であることの「理由」であり
「来歴」・・・
だから私は今、それを自分に尋ねている。

## さあ、あなたの力を貸して!

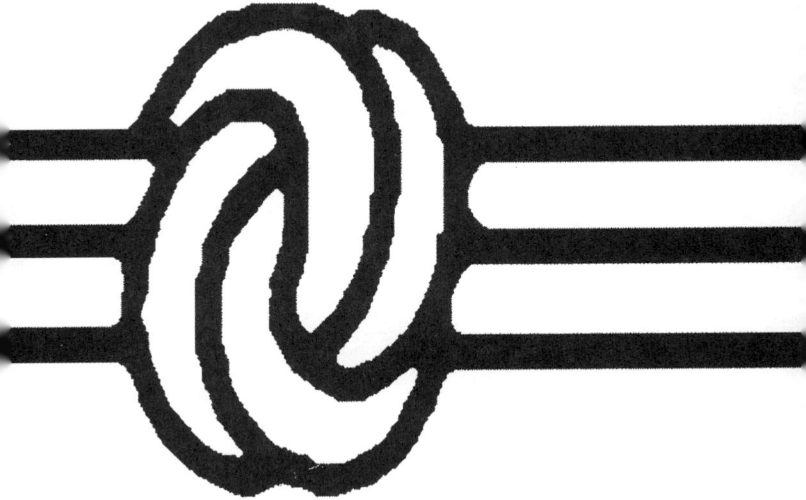

耳を傾けるだけでは十分ではない。
治療者にとって、「認知する」とは何かを知るだけ
では十分ではないのだ。

カルロ・ペルフェッティ　映画「認知をめぐる長い旅路」より

「認知を生きる」こと、その人と対話しながら、
この「今」を、力を合わせてつくっていくこと。

# 今

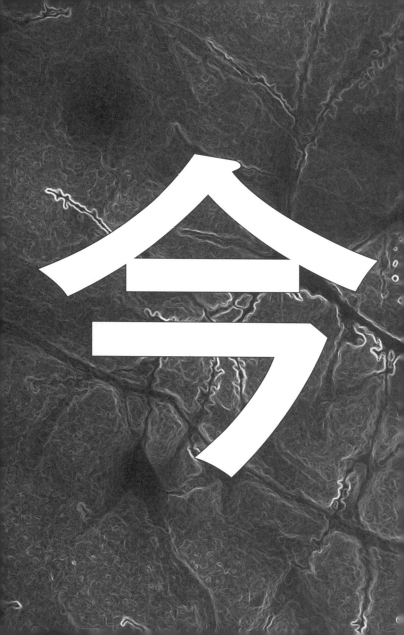

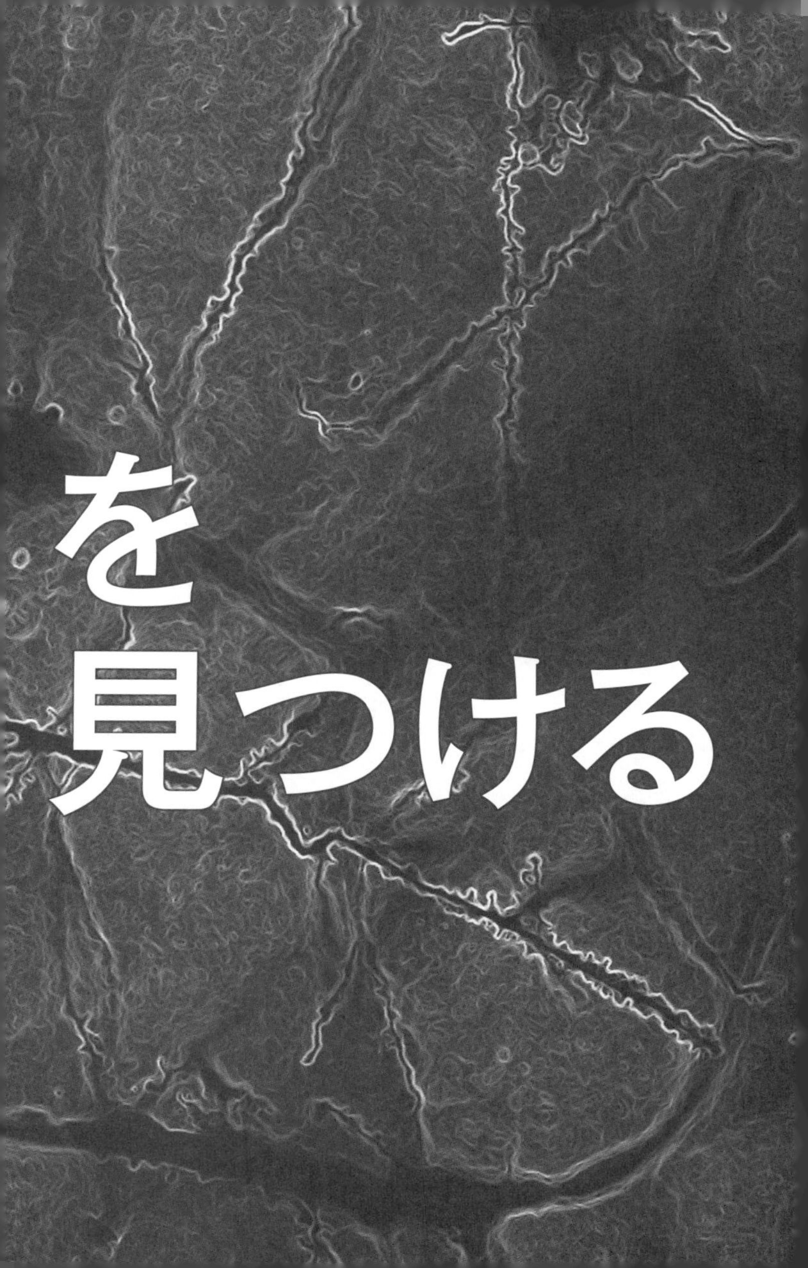

を見つける

## 見つめる

あの人は公園のベンチに座って、ずっと
本を読んでいました。もうあたりはすっかり
暗くなって、本の字なんて追えないはずな
のに、ずっとうつむいたまま・・・
美しい人でした。
公園の街灯に照らされて見えるあの人の
横顔を、私もずっと見つめ続けていました。
今のようにじっと座って・・・

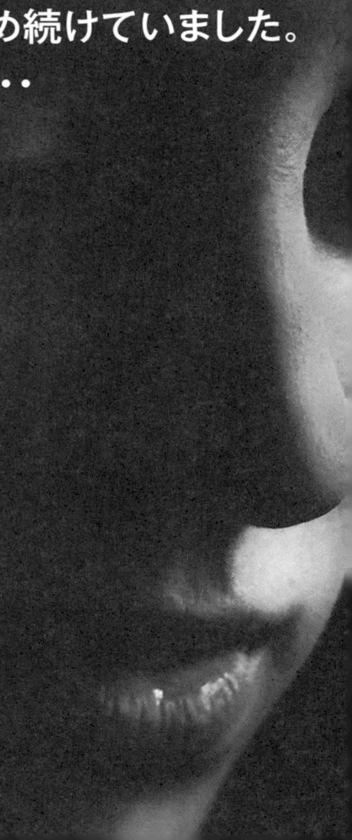

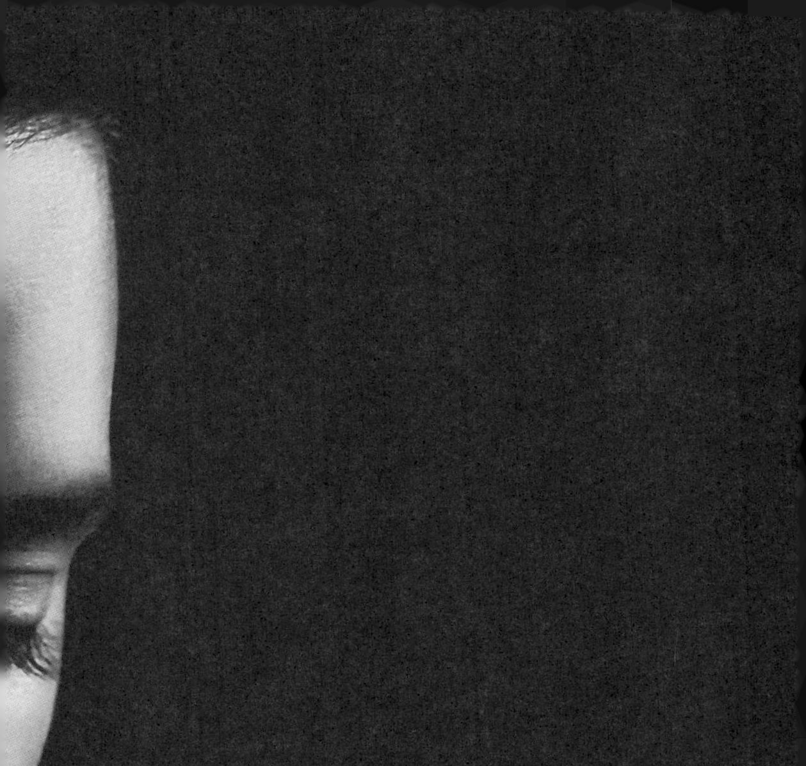

でも・・・
あの人は本を読んでなんかいなかった。
本を膝の上に広げたまま、何か、別のことを
考えていたんです。
なぜって？
私はあの人の目に涙が浮かんでいるのを
見たんですから・・・
きっと何か、悲しいことを考えていたんです。

ええ、私は見てますよ、もちろん・・・
まっすぐに?
いや、目だけ・・・なんて言うか・・・
右、右へ力が集まる・・・
左は力が少ないから
・・・

こっそりと・・・ベンチに座っている・・・体はまっすぐ前に・・・そう、目だけでそちらへ・・・そちら、右ですよ、だから、・・・目だけで体はじっと・・・私は隠れているんです・・・だからじっと動かないようにして・・・目だけでその人を・・・

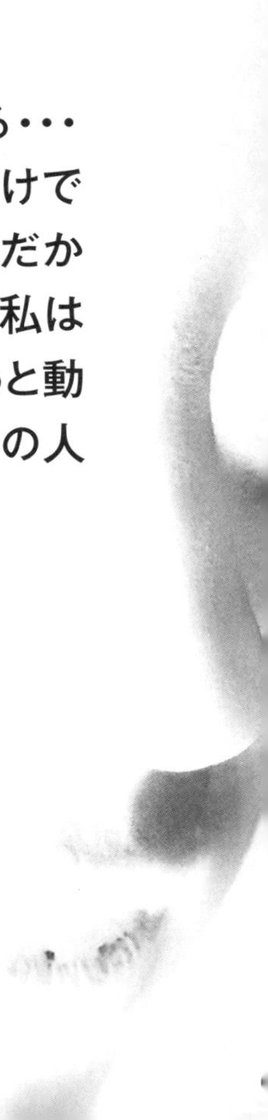

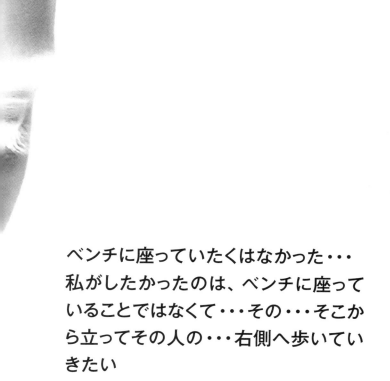

ベンチに座っていたくはなかった・・・私がしたかったのは、ベンチに座っていることではなくて・・・その・・・そこから立ってその人の・・・右側へ歩いていきたい

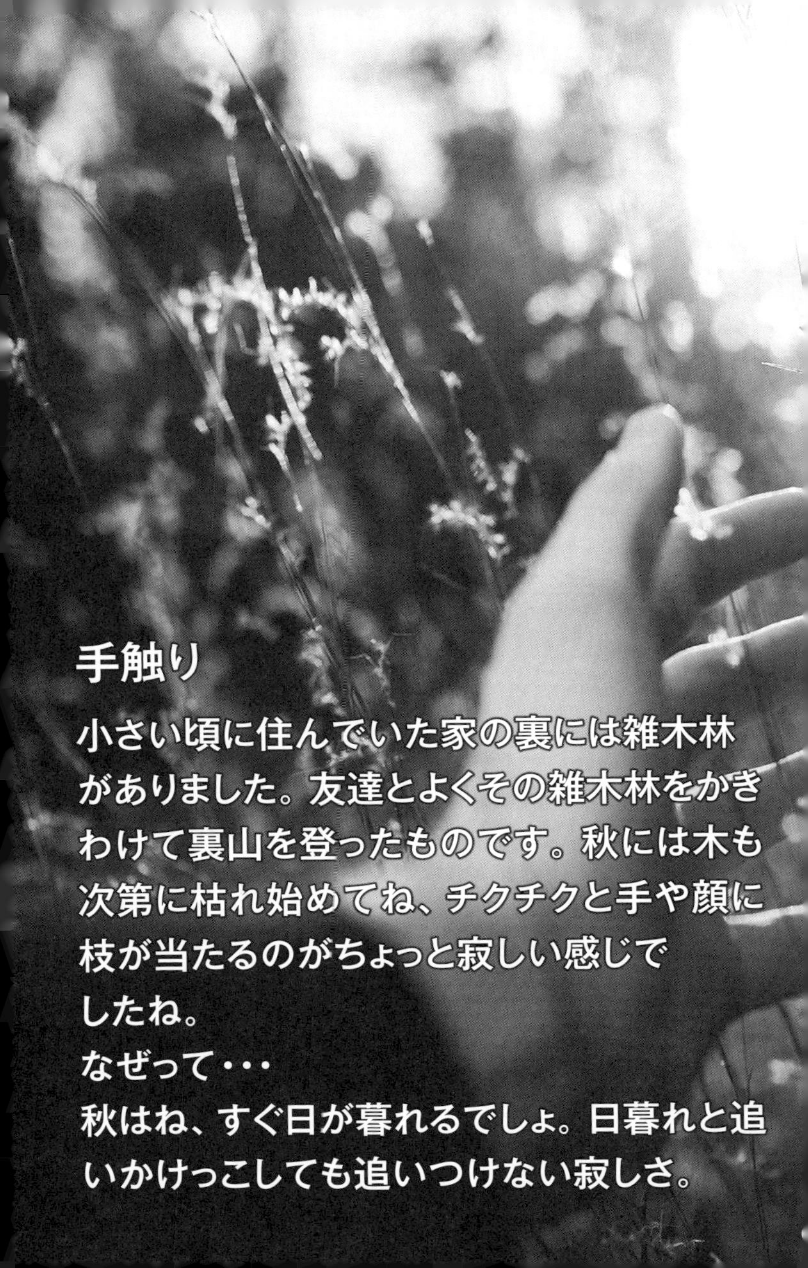

## 手触り

小さい頃に住んでいた家の裏には雑木林がありました。友達とよくその雑木林をかきわけて裏山を登ったものです。秋には木も次第に枯れ始めてね、チクチクと手や顔に枝が当たるのがちょっと寂しい感じでしたね。
なぜって・・・
秋はね、すぐ日が暮れるでしょ。日暮れと追いかけっこしても追いつけない寂しさ。

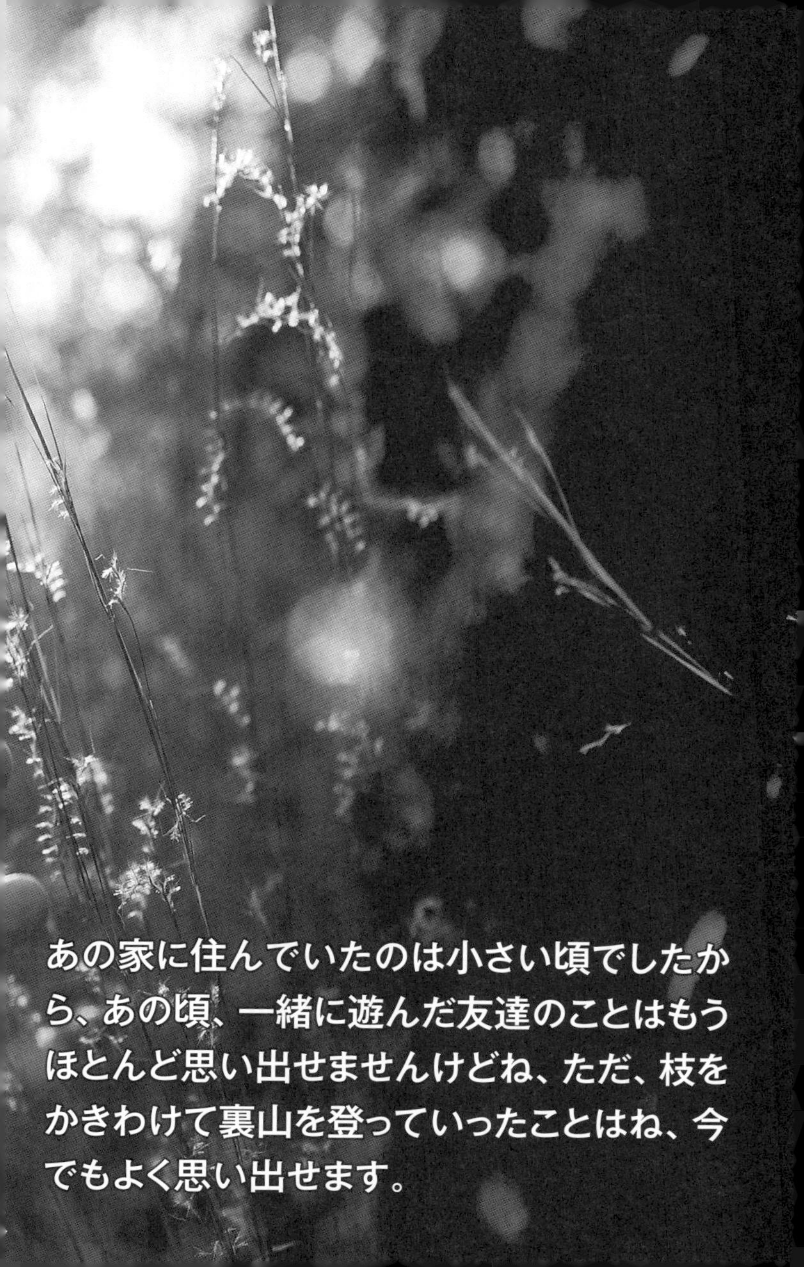

あの家に住んでいたのは小さい頃でしたから、あの頃、一緒に遊んだ友達のことはもうほとんど思い出せませんけどね、ただ、枝をかきわけて裏山を登っていったことはね、今でもよく思い出せます。

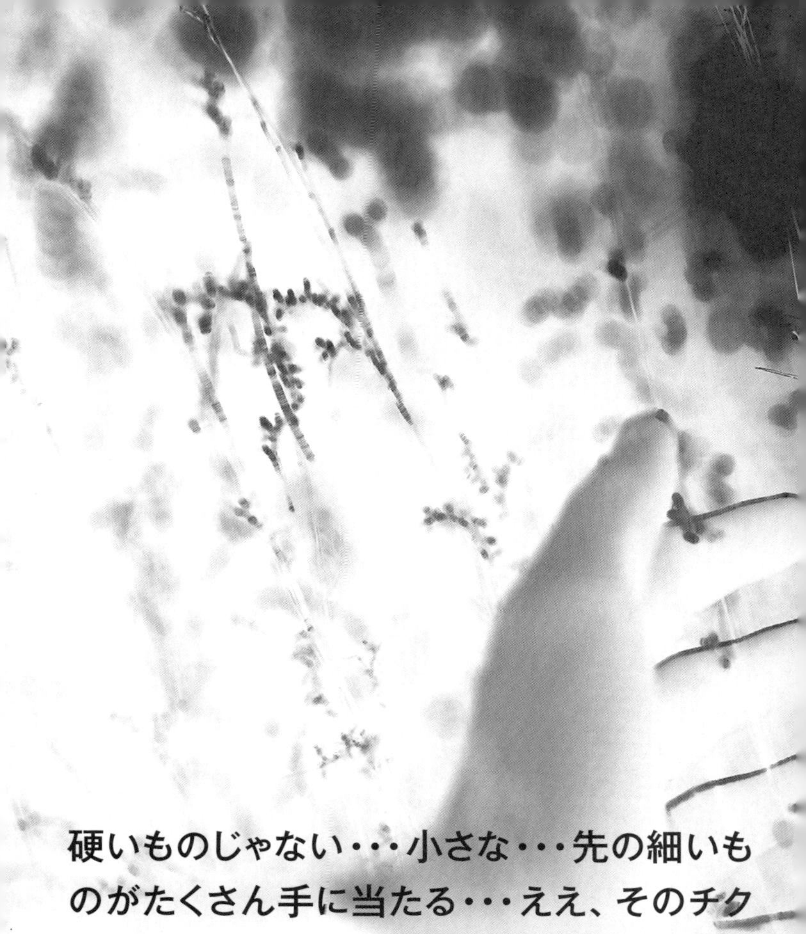

硬いものじゃない・・・小さな・・・先の細いものがたくさん手に当たる・・・ええ、そのチクチクするから・・・押しているのではなくて・・・いや、自分の周り全部にそれがあって・・・その中を進んでいく感じ・・・ああ・・・その通りの感じだね・・・

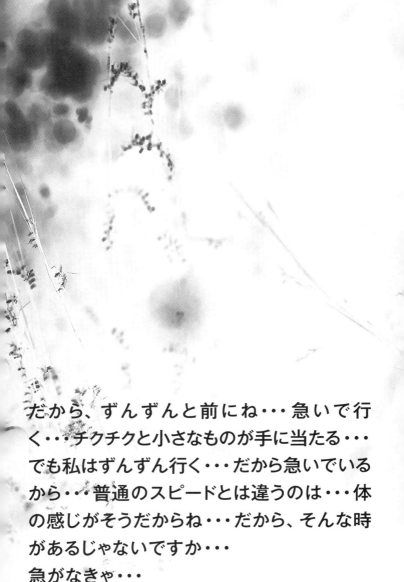

だから、ずんずんと前にね・・・急いで行く・・・チクチクと小さなものが手に当たる・・・でも私はずんずん行く・・・だから急いでいるから・・・普通のスピードとは違うのは・・・体の感じがそうだからね・・・だから、そんな時があるじゃないですか・・・
急がなきゃ・・・

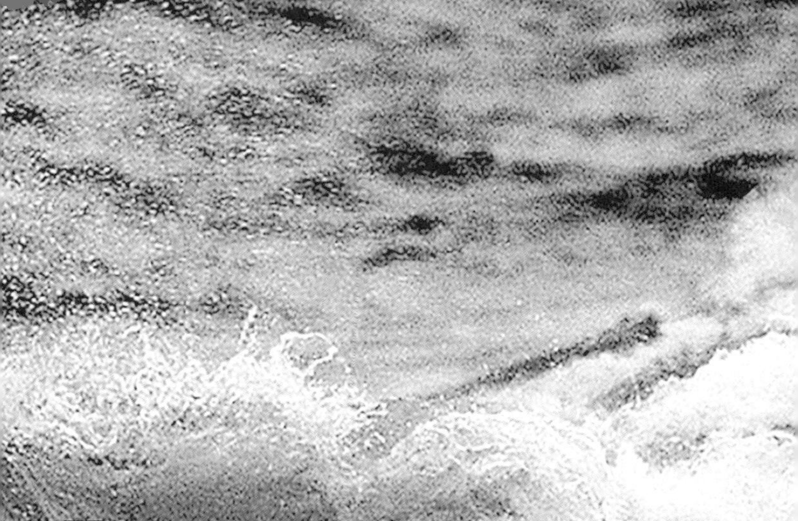

## 聞こえる

こちらに引っ越してきて住む前、私は海辺の町に住んでいました。家のすぐそばがもう海で、近くの対岸にある小さな島とこちらを往復しているフェリーがありました。フェリーが船着き場から発着するたびにね、波の音が変わるんです。エンジンの音がね、なんというか、波の音が切り分けられてフェリーの排気音と混じり合うんです。
いや、溶け合うんじゃないです。溶け合わないで騒々しくお互いが怒鳴るような感じと言えばいいのかな・・・

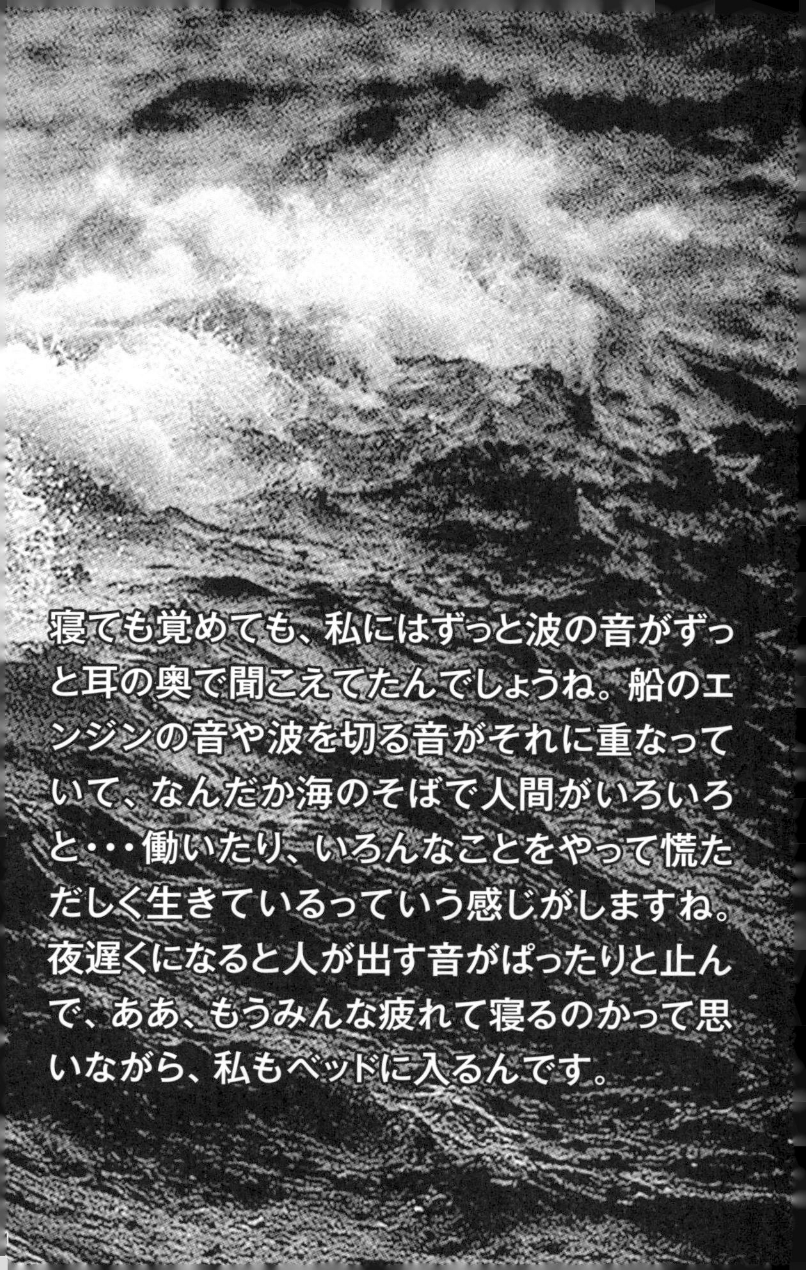

寝ても覚めても、私にはずっと波の音がずっと耳の奥で聞こえてたんでしょうね。船のエンジンの音や波を切る音がそれに重なっていて、なんだか海のそばで人間がいろいろと・・・働いたり、いろんなことをやって慌ただしく生きているっていう感じがしますね。夜遅くになると人が出す音がぱったりと止んで、ああ、もうみんな疲れて寝るのかって思いながら、私もベッドに入るんです。

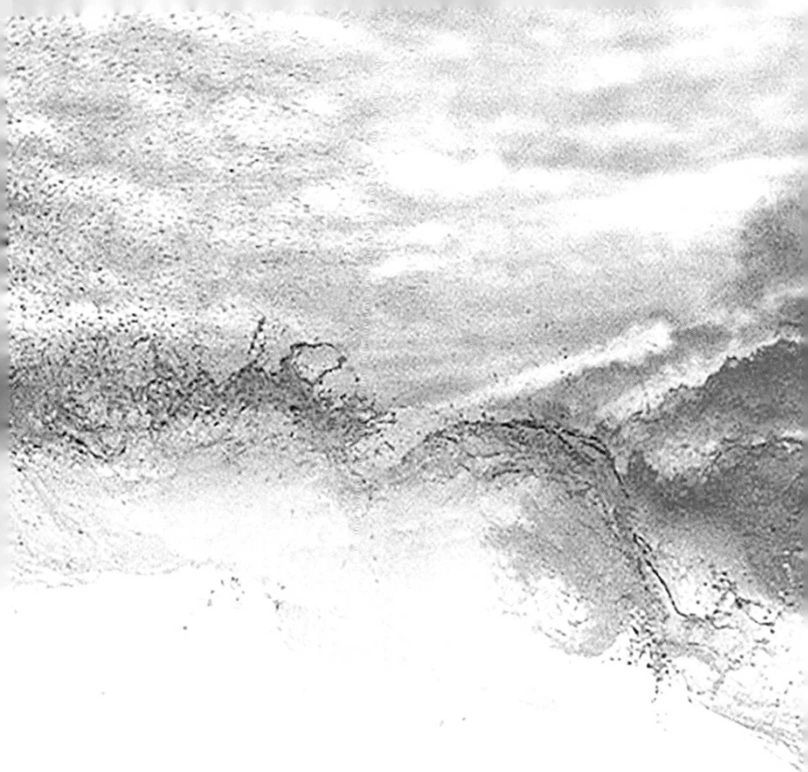

ゆっくり横になって・・・
眠る時とか、手とか足の力を抜いて？・・・いや力が抜けて・・・どっちかよくわからないけど、力は入ってない・・・眠い時のように・・・それは自分でね、やろうとしてやる感じじゃないですね・・・

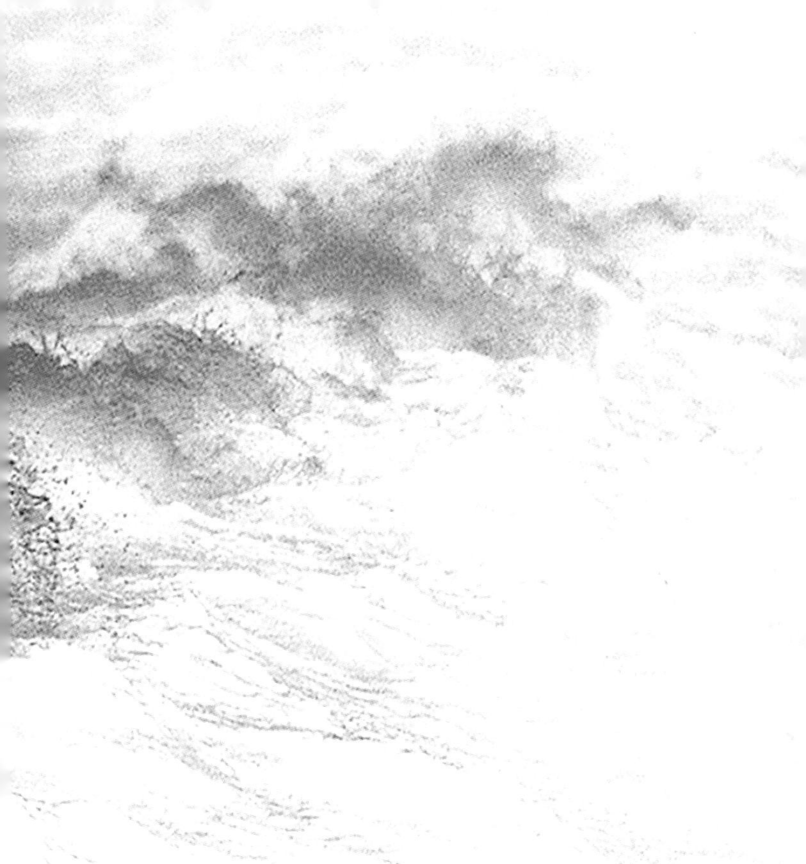

力が入っていないとね・・・いろんな音が聞こえます・・・耳をすます?・・・ちょっと違うんですね・・・力が抜けると、いろんな音が入ってくる・・・力を抜いて体でじーっと聞いてる・・・わかりますか?そんな感じが・・・
とても気持ちがいい・・・

私は思い出している・・・

でも、私が生きていた時間は、確かに今こうして思い出しているものと同じものだったのだろうか？
私はもう、あの時の私には出会えないのだろうか？

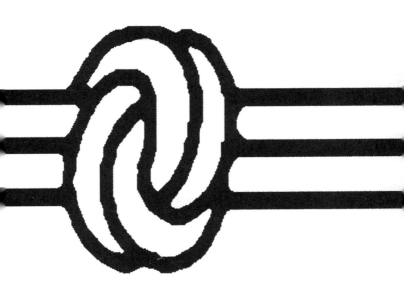

あなたがこうして治療で思い出すことは、すべてが今のあなたのためのもの。
今のあなたがいるから、「あの時」がまだここに繋ぎ止められている。

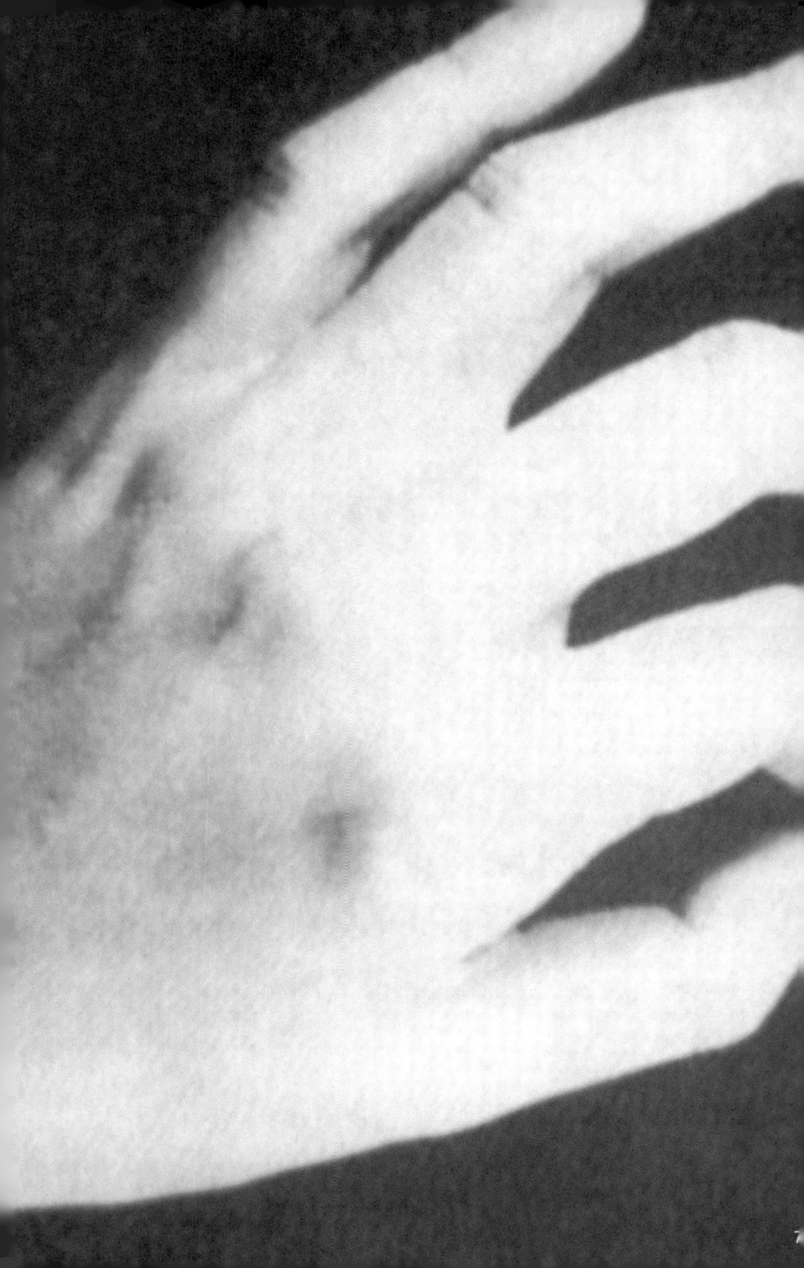

そのやり方がわかれば、
私は、たぶん・・・
これからひとりでも探してゆける。
私のそばにはいつも私がいるから。

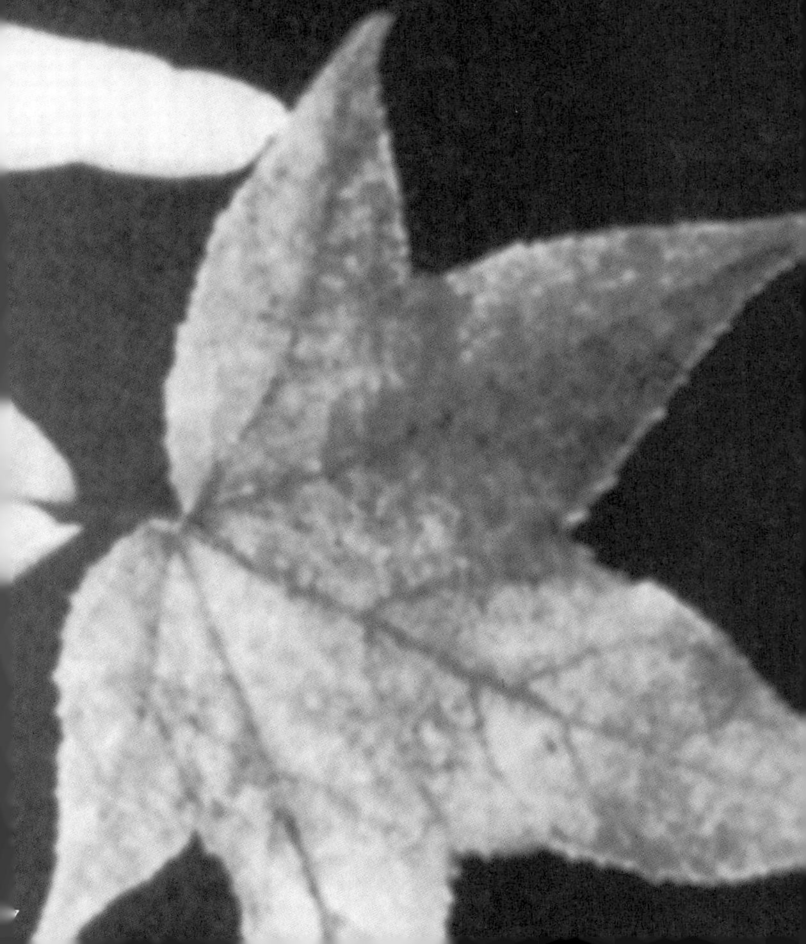

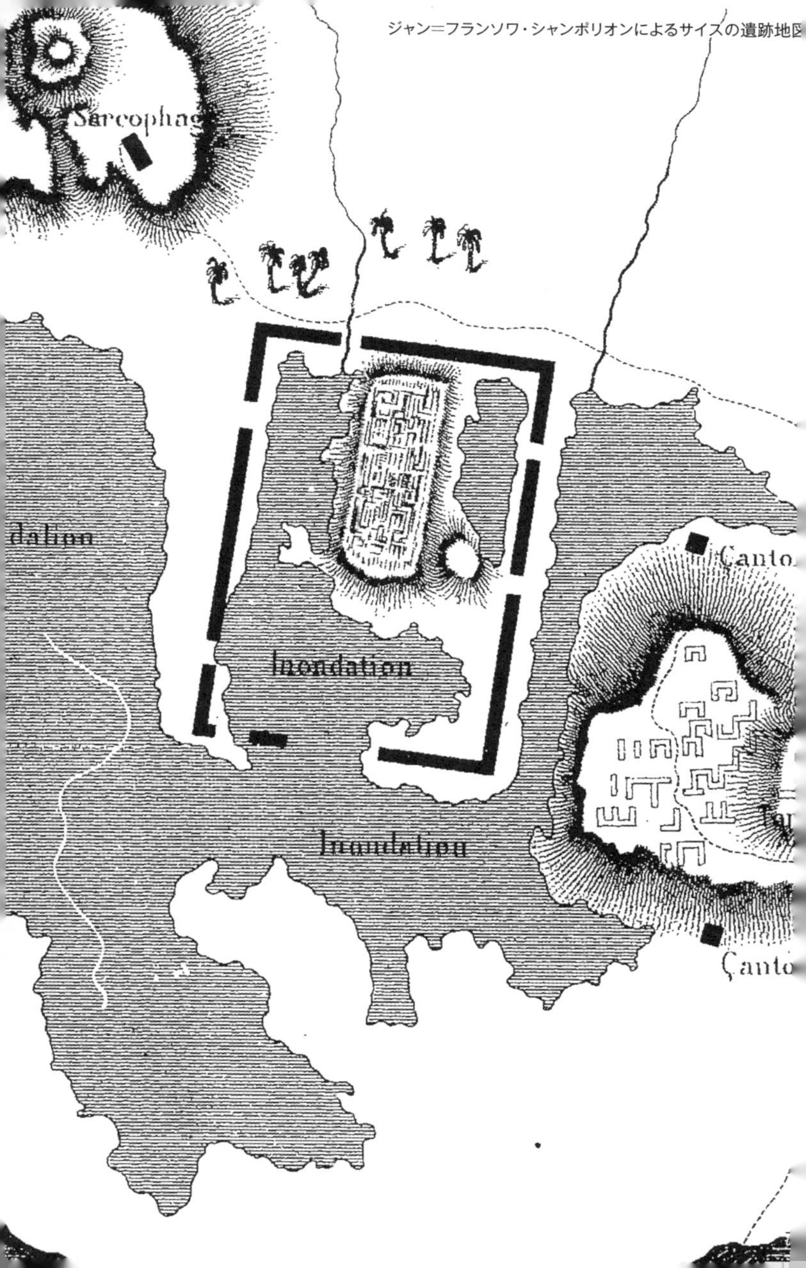

ジャン＝フランソワ・シャンポリオンによるサイスの遺跡地図

**歴史家プルタコスによって記された『イシスとオシリス』によれば古代エジプトの町サイスには神殿があり、そこには女神イシスの像があったという。像はヴェールで覆い隠されており、神殿の碑文にはこのように刻まれていたという。**

私はかつてあり、今もあり、これからもあるすべてである。
そして、私のヴェールを人間が引き上げたことはない。

## 見つけられないことの喜び…

今もなお旅の途上にいる私たちの頭に去来する思い・・・
もっとも簡単な問題にさえ、満足のいく解決方法を見つけ出すことができないのではないだろうか、という思い。
私たちの困難な探求の「隠された目的」は、実は「見つけられない」という、そのことではなかったのか。
それほどに、自分たちの仕事を通して触れることのできる人間の謎とは深いものであることに、私たちはむしろ喜びを感じる。

カルロ・ペルフェッティ　写真集「身体、物語、人生」より

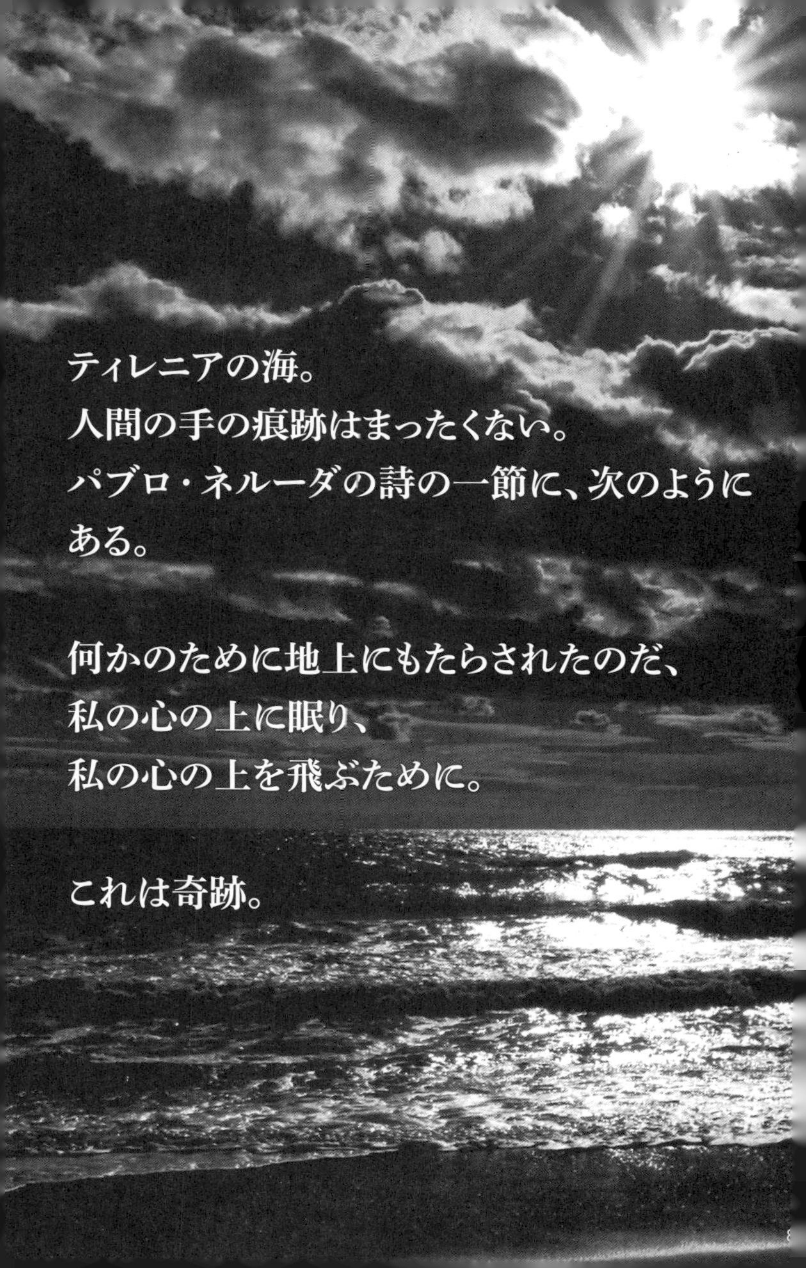

ティレニアの海。
人間の手の痕跡はまったくない。
パブロ・ネルーダの詩の一節に、次のようにある。

何かのために地上にもたらされたのだ、
私の心の上に眠り、
私の心の上を飛ぶために。

これは奇跡。

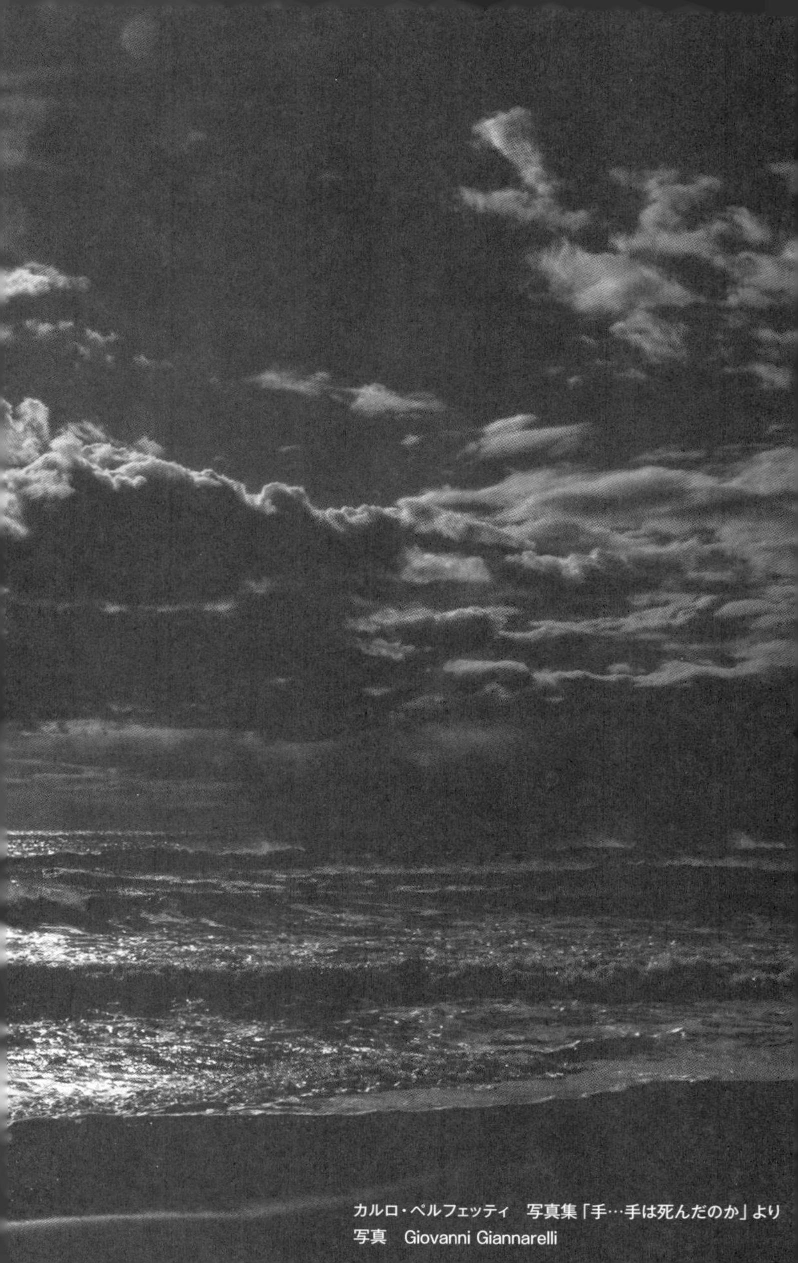

カルロ・ペルフェッティ　写真集「手…手は死んだのか」より
写真　Giovanni Giannarelli

# 人間の精神

**私は、いろいろなことを知っている・・・**

けれども、それを「どのように知ったのか」ということは言えても、そのようにして「知ることのできる私とは何なのか」を知ることはできない。

まるでそれは形や色、その肌理を注意深く観察しながら巧みな技法で自画像を描いても、それを描く自分自身はいつもその絵の外にいるということに似ている。画家はキャンバスに向かってそのような人生を送り、そして描かれた絵だけが残る。たとえ画家ではなくても、私たちは毎日のようにそのことを、鏡に映る自分を見つめることで経験している。私たちがいなくなっても、そこには鏡だけが残る。

私たちは、いつも世界の外にありながら、その世界の中に自分の居場所、すなわち「人間の世界」を見つけようとしている・・・

人間は「認知」という方法によって、その精神世界を築き上げてきた。

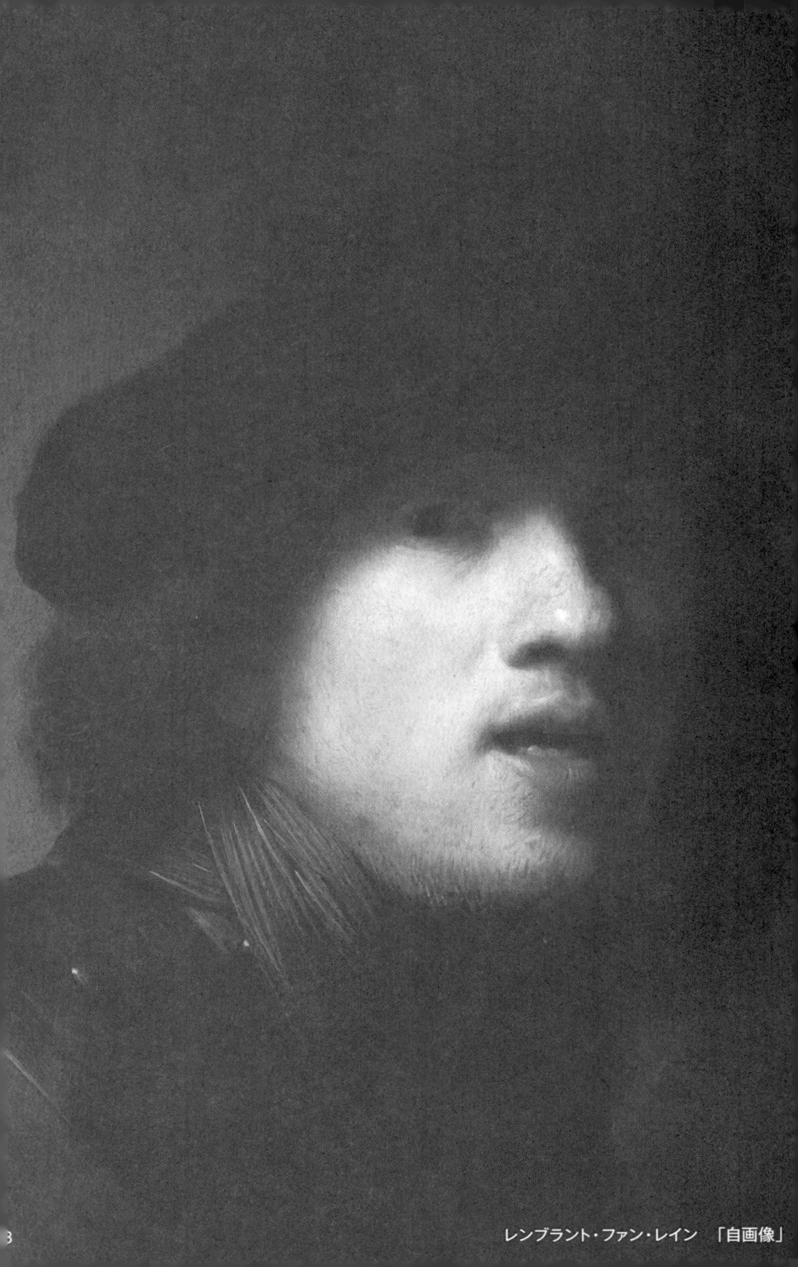

レンブラント・ファン・レイン　「自画像」

# 生きることは認知である

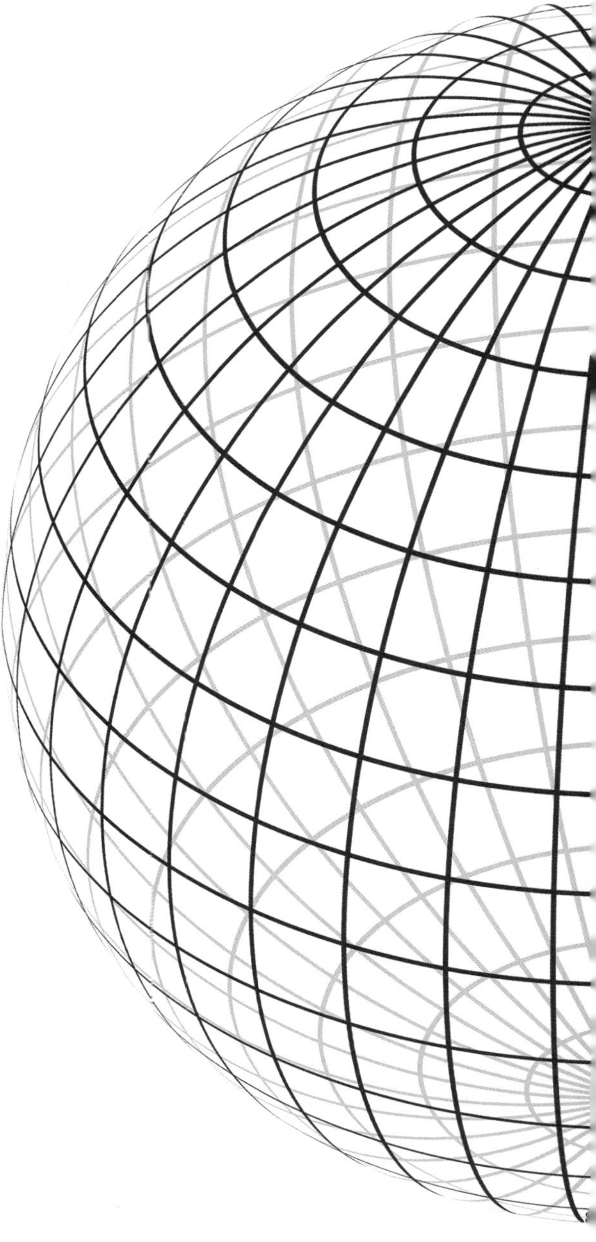

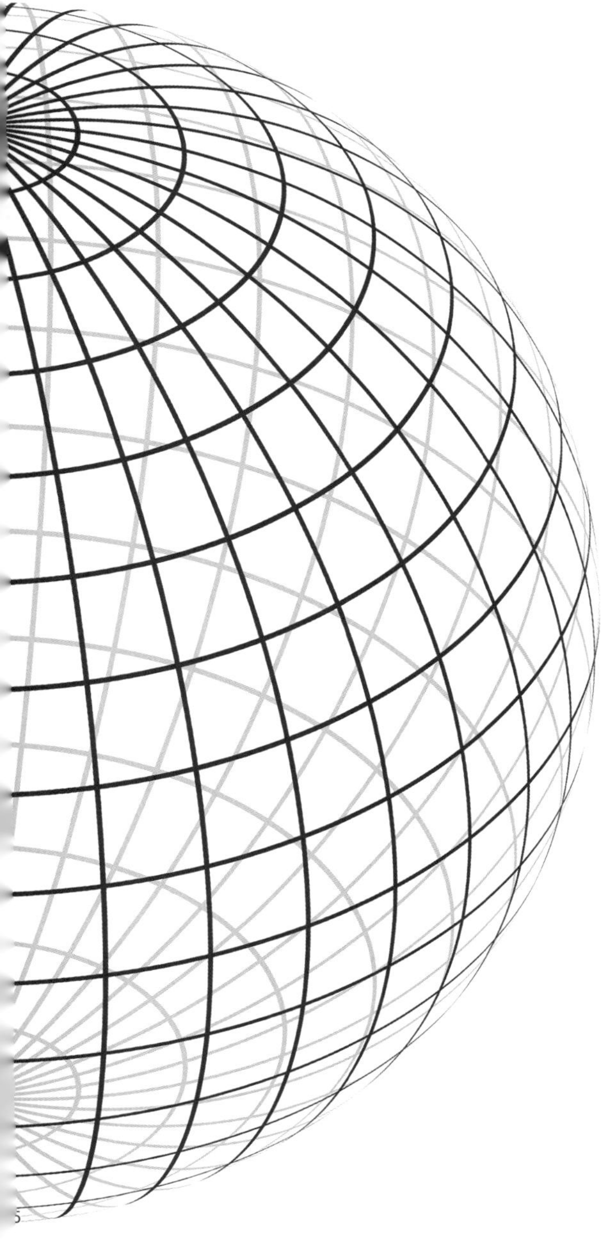

# 認知は「人間の精神」をつくっている

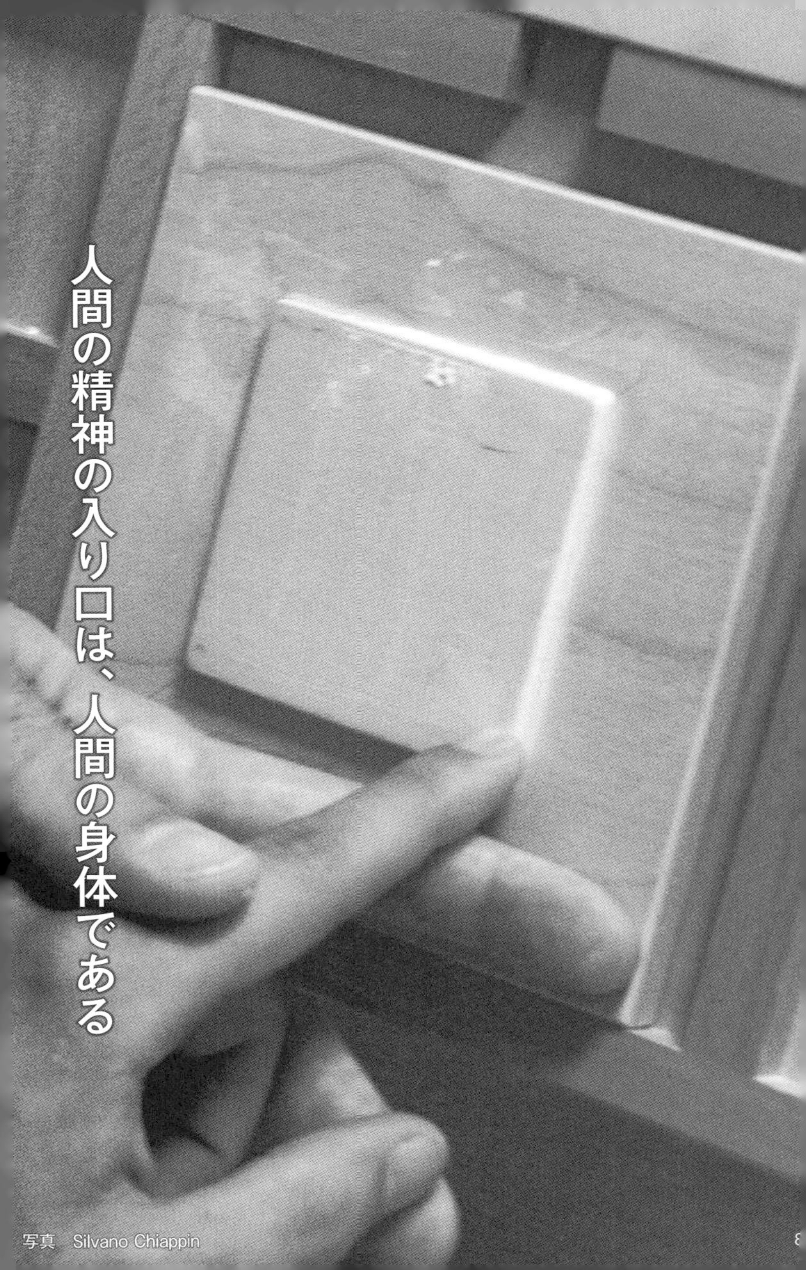

人間の精神の入り口は、人間の身体である

写真　Silvano Chiappin

私たちが生きる世界は、物理的に存在するものだけでは成立しない。

私たちの認知は、物理的に存在する多くの性質を、それぞれの性質の間に在る「差異」として検出し、それらの一つ一つ、そしてさらに、それらの相互の関係を、「意味」という「差異」に翻訳していく。

「意味がある」とは、「それはこれと同じである」「それはこれとは違う」というように「叙述できる」ということである。

二つの世界があるのだろう・・・

身体によって、物理的に存在する世界に触れながら、私たちは自分たちの「人間の世界」をつくりあげる。この「人間の世界」は、「意味」という「差異」に翻訳された「情報」にあふれる精神世界である。それは「語る」ことによってはじめて私たちの意識の中にその姿を現す世界である。

砂漠に生きたことのない人間にとって・・・
ここでは、「情報」がほとんど生まれない。

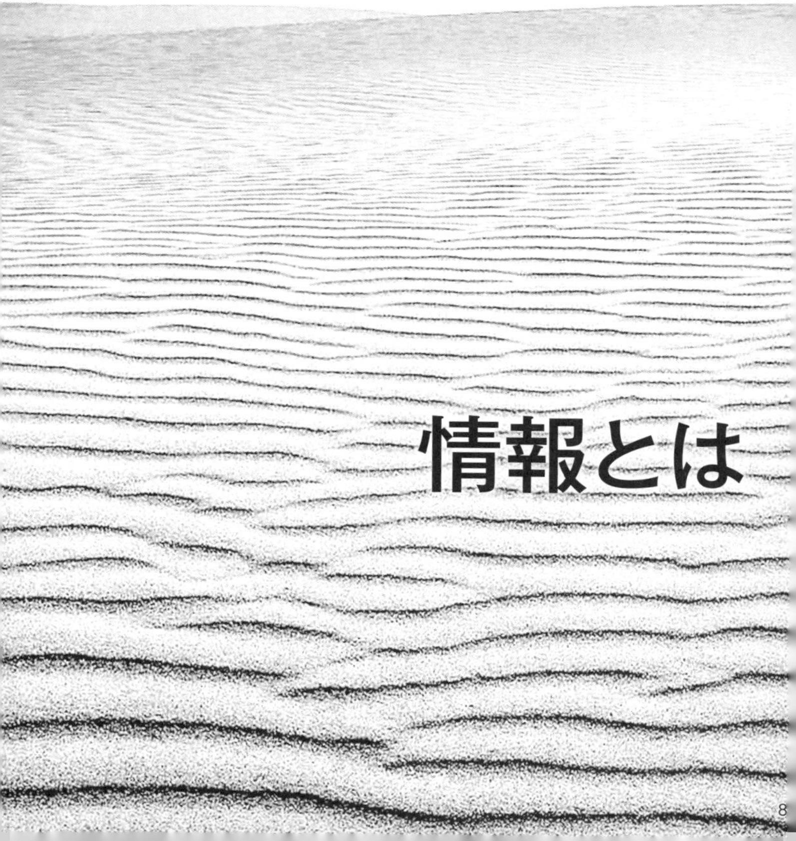

# 情報とは

延々と続く重い砂に足をとられながら、
つのっていく喉の渇きにあえぎながら、
私は次第に黙り込み、そして自分の中に閉じ込められていく・・・

これ以上、ここで私に何ができるのか・・・
私に何が残されているのだろうか・・・

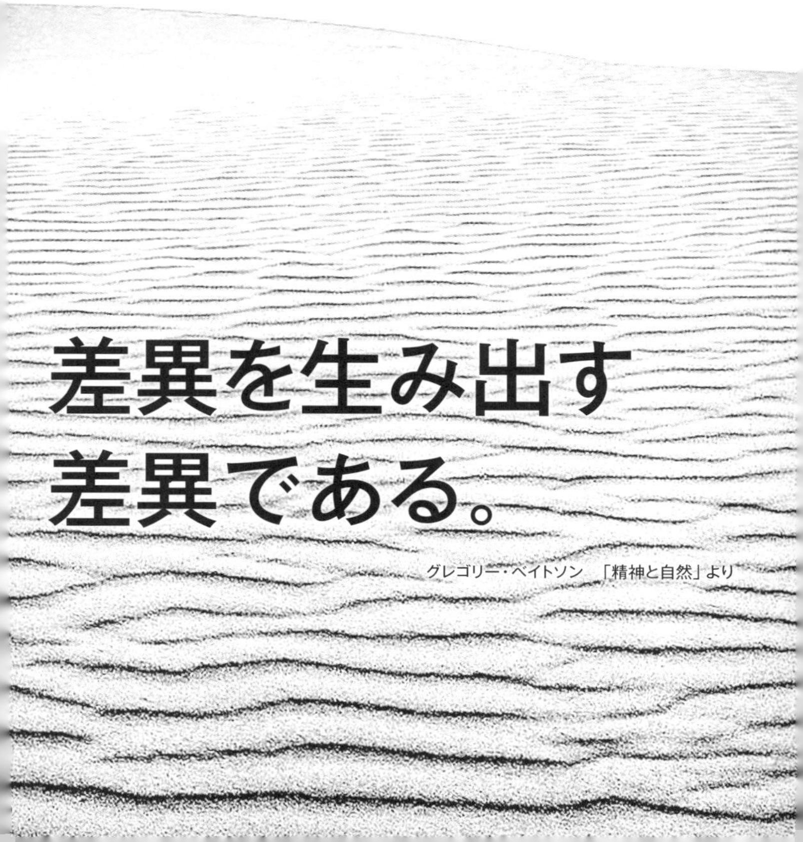

# 差異を生み出す差異である。

グレゴリー・ベイトソン　「精神と自然」より

# 精神は、物語る

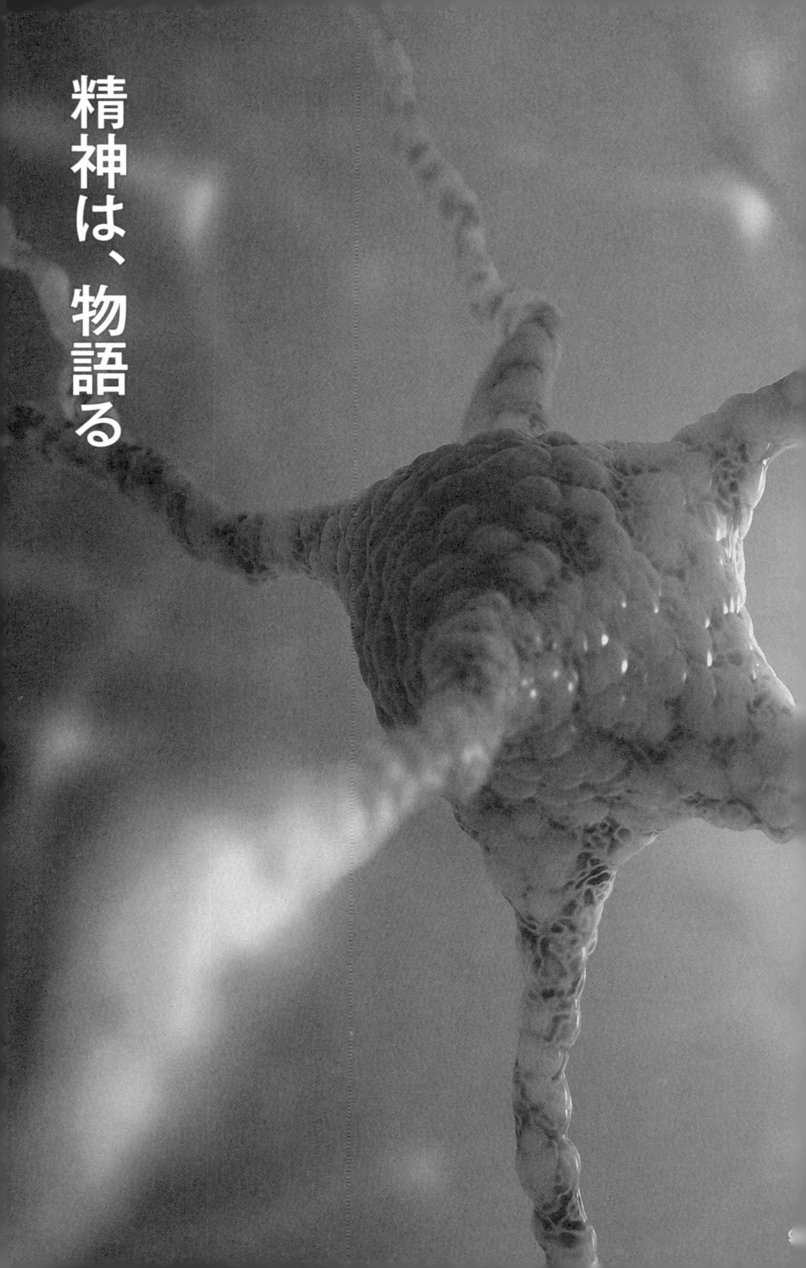

人間の精神世界は、物理的差異から認知的差異への翻訳によって生まれ、成長していく。

人間の認知過程は、物理的世界に向き合う際にどのような身体運動と五感との連関がもっとも適応的であるか、すなわち意味をもつかを学習しながら、それを中枢神経ネットワークの中に形成していく。

学習とは、何かを知る過程である。それは既知のものから未知のものを知る過程であり、試行と錯誤や修正、予測と確認を必要とする。こうした一連の長い手続きを行うために、言語が重要な役割を担っている。

言語は、移ろいゆく現象を止め、それを意味に定着させる。

人間の精神の中心に、この言語を使って思考するという能力が宿っている。そして、人間が「言葉を探し、それを選びながら物語る」生き物であることの理由も、まさにそこにある。

# 認知過程とは

知覚

注意

記憶

判断

言語

イメージ

を統合するための
「生物機構」である

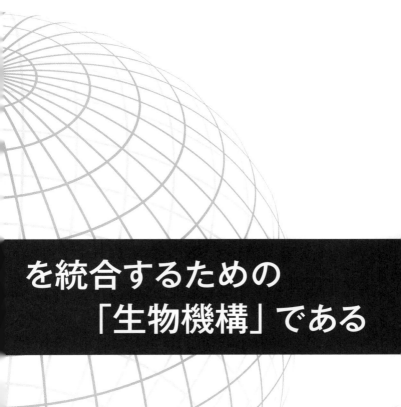

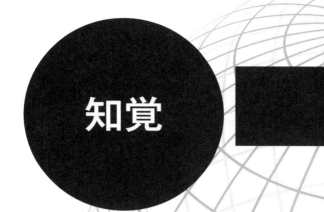

# 知覚

「在るのか」それとも「無いのか」を識別するための生物の仕組みから、どうやって意味が生まれてくるのか?
人間はその身体に数えきれない感覚受容器をはりめぐらせ、それが運動器と連結されている。五感は運動と結ばれている。知覚するために動かなければならないということと、動くために知覚しなければならないということは、この「連結」を実現し、複雑な情報を知るという目的のために課せられた人間の条件なのだ。

## 知覚は、精神の観察者

なぜ感覚と運動は結ばれるのか?
それは、この連結によって人間が自分の身体を細分化し、それによって自分と物理的世界とが接する境界に生まれることを注意深く観察できるようにするためだからだ。

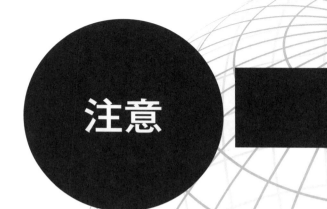

# 注意

「そこなのか」それとも「あそこなのか」が区別できなければ、知覚の扉の在り処に向き合うことはできない。
視覚には焦点や視野、触覚には感覚の持続や表面の素材感というように、五感が捉える知覚の目的にはそれぞれに特性がある。そうした特性が四散しないように一時の間繋ぎ止めておくことができなければ、それらの連結が何を意味するのかを知ることはできない。
知るためには叙述しなければならず、そのた

# 注意は、精神の方向舵

めの時間をつくらなければならない。
注意の目的とは、人間の精神が物理的世界と対話するための時間をつくりだすことである。その対話が続く間中、人間を「空間」という、その舞台に留まらせ続けることによって。

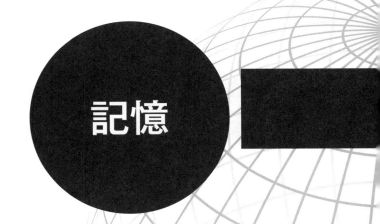

# 記憶

人間の精神は、物理的世界との対話によって自分の姿をつくり続ける。その姿には「私」という輪郭があり、そして「私」の声、モノローグがある。記憶は、人間のこうした「私」という存在の在り方が必要とする二つの特性を定着させる。一つは「何が（記憶の成分）」、もう一つは「どのようにして（記憶の想起）」である。

記憶は「私」を生み出し、「私」をそのように在り続けさせる。

人間の脳は、記憶の「何が」と「どのようにして」のために、巨大で複雑な神経ネットワークを構築し、その力は人間の認知過程のすべてに及ぶ。

この仕組みの目的は、物理的世界と「私」との対話の記録であり、その活用である。だから「私」の行為には大量の記憶に裏づけられた複雑さが備わる。そこに在り、変わらず持続することに対する安心とやすらぎ、そして時には変われないことに対する苦悩を生み出す。

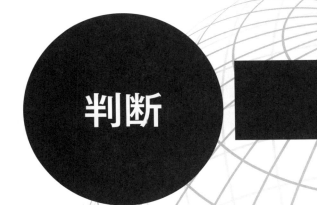

# 判断

「なぜ?」と問うことは、精神の根源であり、その原動力である。
人間の認知過程においてそれがもっとも重要な意味を帯びるのは、それを問うている主体が「私」だからだ。問いは差異の知覚、注意の在り処、記憶との照合を促し、私を行為へと導く。そしてそれが確認や、新たな問いの発見に繋がっていく。それは私にとって、自分が生きているという実感を生み出す根源になるのだ。
人間の精神は「問い」によって行為を生み出

# 判断は、精神の問いかけ

す。それは、私の外で起こるさまざまな変化を、私の知覚や記憶の持続性の秩序に組み込むことで自分を守ろうという試みなのだ。判断は人間にとって、単純、複雑を問わずすべての行為に先立って、問いかけとして生まれ、その行為の成り行きと、その終わりを見守るのである。

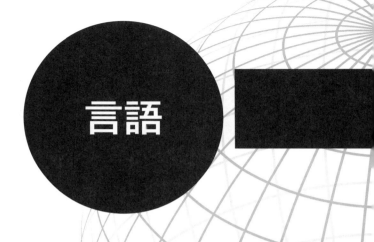

# 言語

人間の精神の中心には、言語を使う、すなわち「思考」という能力がある。言語は、ものごとの意味を分析することでその成分を記憶の中に定着させるだけではなく、そのものごとを行為へと変えていく役割がある。人間は、自分の意図を言語で思考することによって、行為のための身体を準備する。たとえば手を前に出すという一つの動作にも、その意図に応じて多くの意味が生まれる。行為のもつ意味の多様さは、動作の限られたレパートリーという限界を超えること

# 言語は、行為への誘導路

ができるからだ。「手を前に出す」という動作は、たとえば、何かに触れたいという意図をもって動くための方法の一つになる。その時の手の差し出し方は、「触れたい」気持ちの内容に応じた知覚、注意、記憶、判断の繋がり方と連結している。

言語は、行為を「意図」として言語化することで一つの行為を導き、そしてその行為によってその意図の結果を経験し、その意図の意味することを理解し、記憶の中に定着させるのである。

# イメージ

行為は意図に導かれる身体の運動によって生まれる。それは身体による物理的世界への働きかけであり、干渉である。行為は、私と世界との間にある関係そのものを動かすのである。

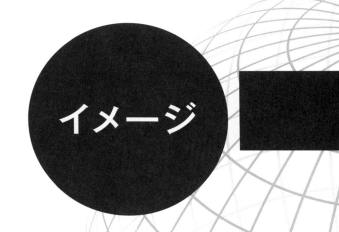

そうした干渉によって私という存在の在り方も同時に変化していく。行為に媒介されて物理的世界に生じた変化は、人間の精神世界にもそのこだまの反響を残し、人間はそれを記憶していくからだ。

イメージするとは、実際の運動を介さずに、

# イメージは、行為のこだま

その記憶が認知過程の中で再現（表象）されるということである。
認知過程は身体の五感と連結されている。
人間の精神世界は、かつて物理的世界と関わるために行為し、そこで受け取った行為のこだまを記憶の中から呼び起こし、その「事実」ではなく、そこに関わった五感の繋がりを再現（表象）するのだ。

# 私とは
# 単体の精神世界

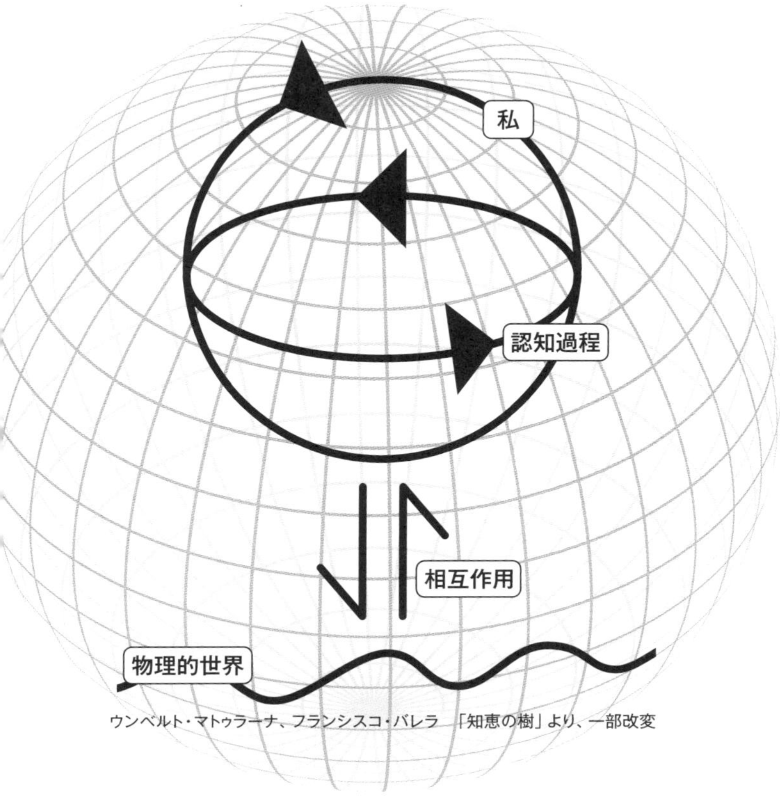


ウンベルト・マトゥラーナ、フランシスコ・バレラ　「知恵の樹」より、一部改変

だから・・・

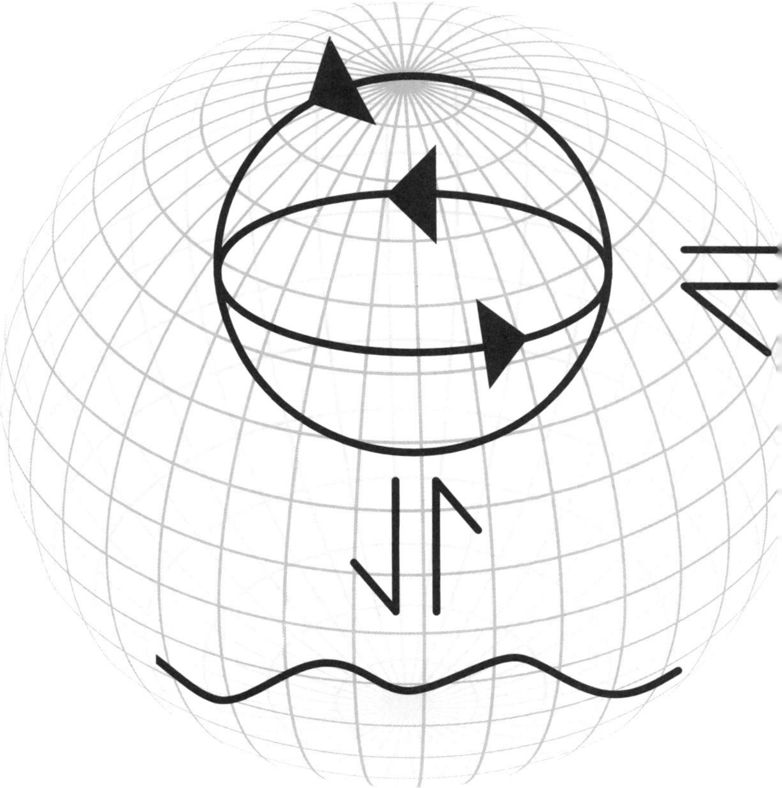

# 私たちとは

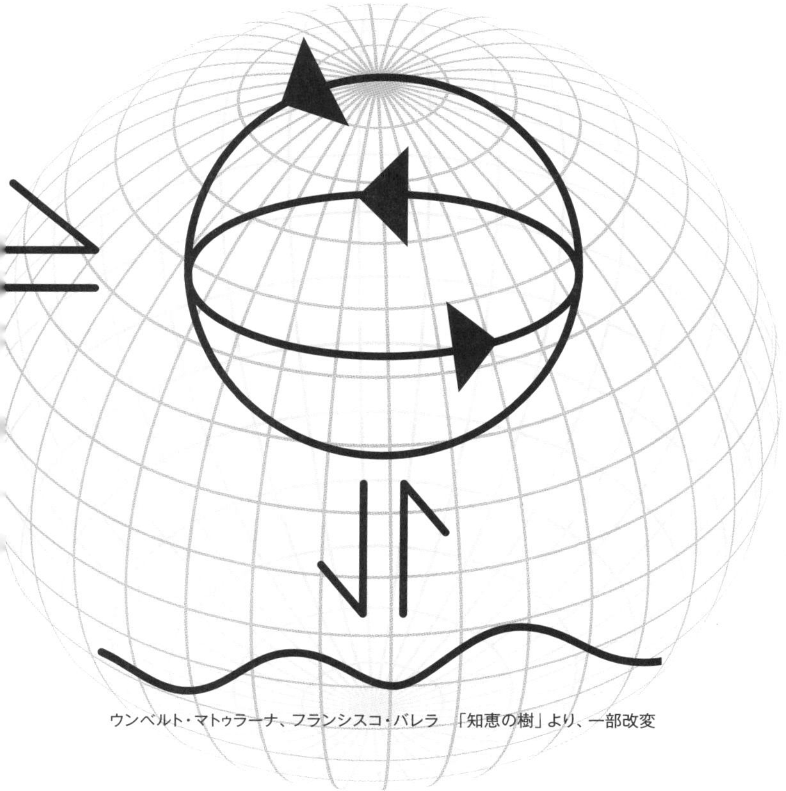

ウンベルト・マトゥラーナ、フランシスコ・バレラ　「知恵の樹」より、一部改変

# 複数の精神世界

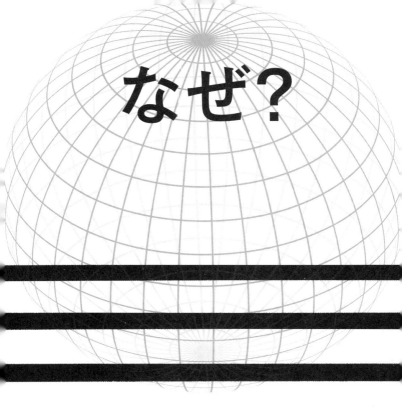

# なぜ?

複数の精神世界は、
「なぜ?」と問いかけ合うことで、意識への扉を開き、
対話することができる。
「なぜ?」という言葉は、互いがそこに注意を向けて一つの意味を探そうとする、その行為への契機となる。

治療とは、メタ精神世界で生まれる対話である。
治療者は、その手と言葉で患者に問いかける。

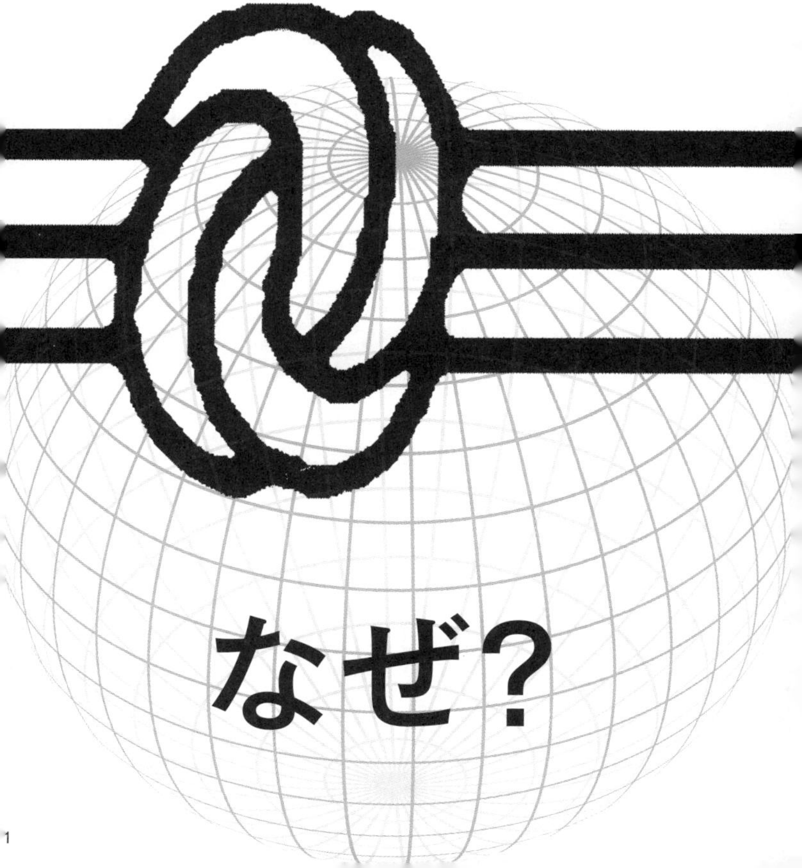

# なぜ?

# 治療者の手

目と手は、どちらも世界を知るが、目は世界を目に見える光と影に変えることによってそれを行い、手はその実在に触れることによってそれを行う。

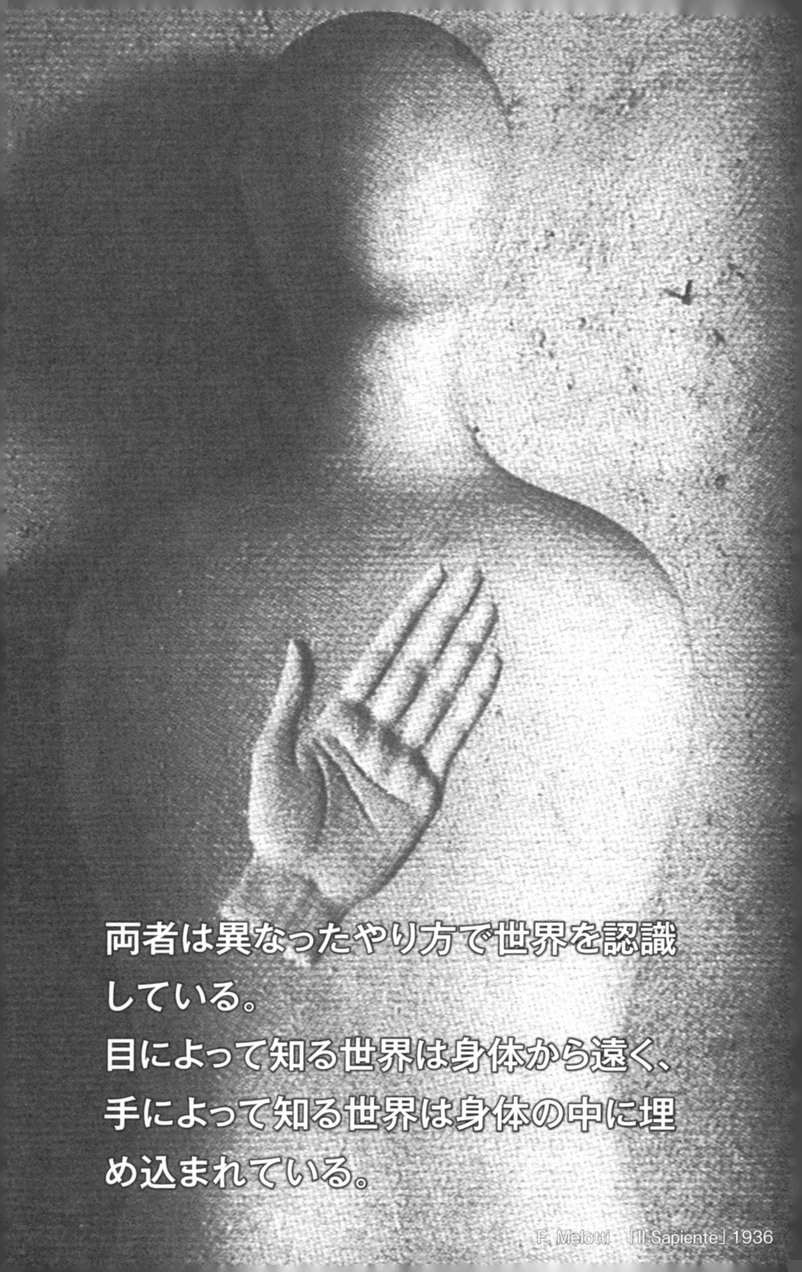

両者は異なったやり方で世界を認識している。
目によって知る世界は身体から遠く、手によって知る世界は身体の中に埋め込まれている。

F. Melotti 「Il Sapiente」1936

# 手は人間の記憶に寄り添ってきた

カルロ・ペルフェッティ　写真集「手…手は死んだのか」より

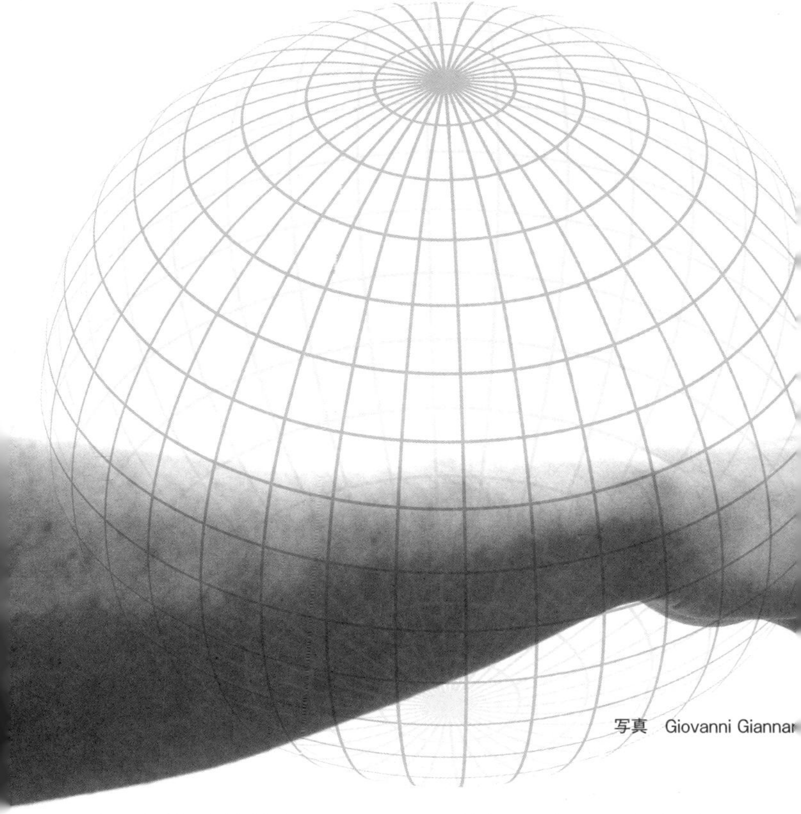

写真　Giovanni Giannar

手が記憶に寄り添えるのは、それが私の五感の繋がりを一つの物語として指し示す時だ。
手は、身体の中でもっとも私に近く、精神の求めるものへと動き、精神が知り得たことを伝えられる。

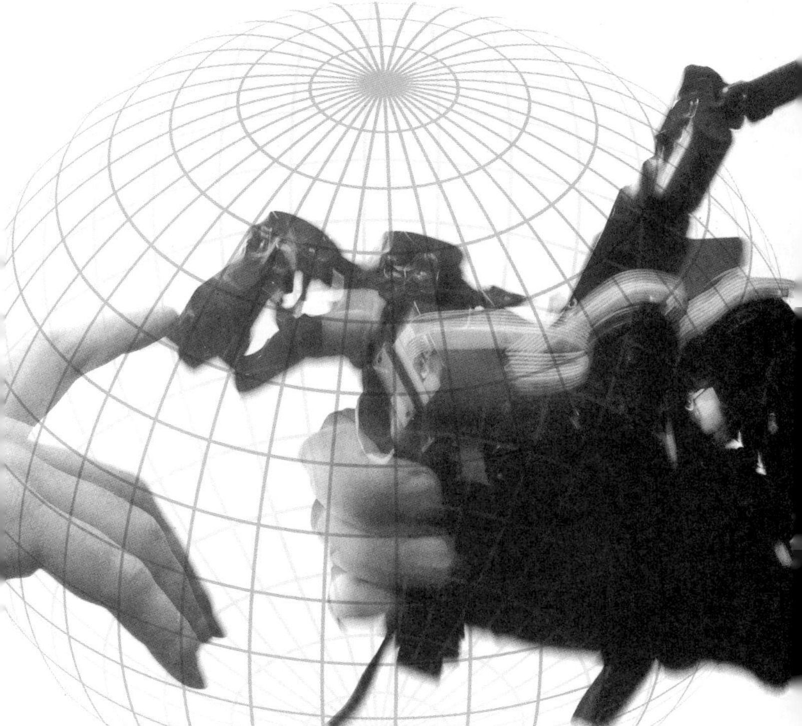

治療者は、自身の手を差し出し、治療の中でそうした患者の手に触れる。

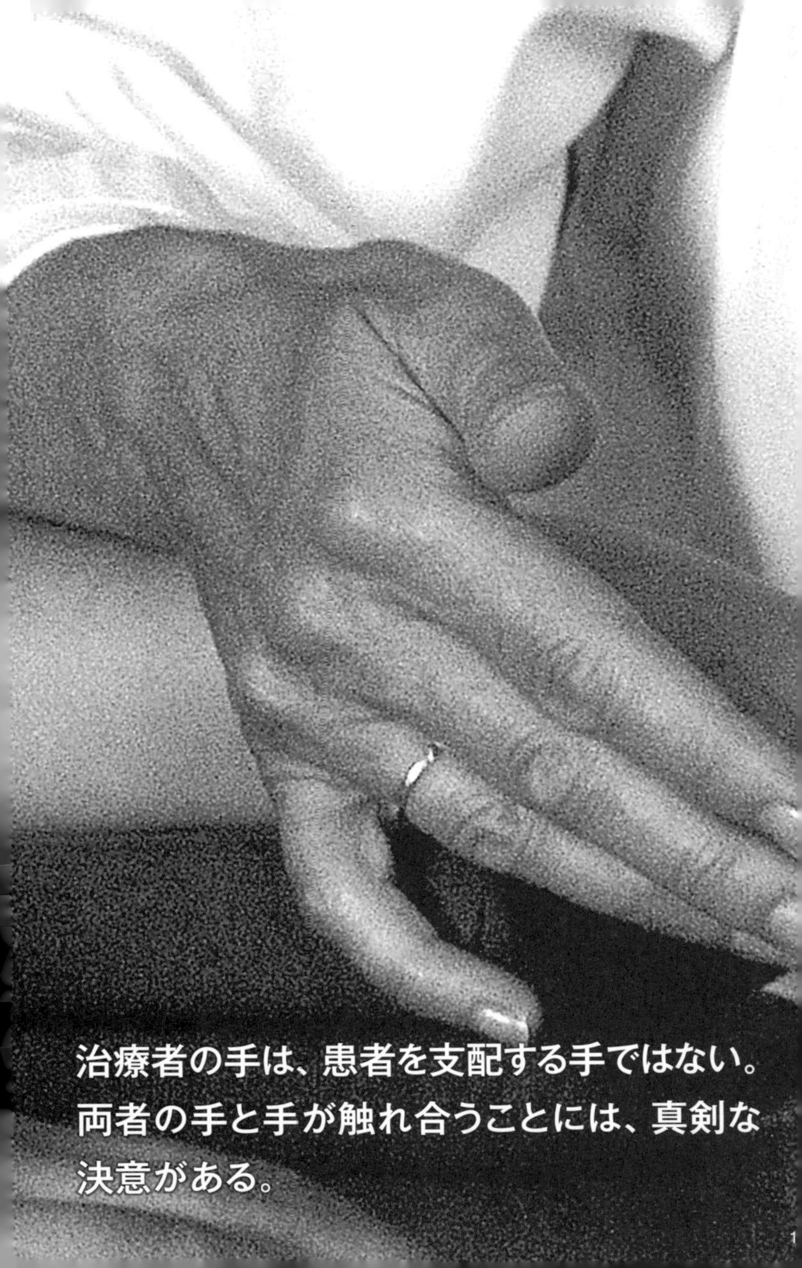

治療者の手は、患者を支配する手ではない。
両者の手と手が触れ合うことには、真剣な
決意がある。

かつて「リハビリテーション医療」の中で、
治療者の手が操作や矯正のためではなく、
対話のための身体として意識されたことが
あったろうか？

その手が互いの精神に向き合っている身体
であると意識されたことがあったろうか？

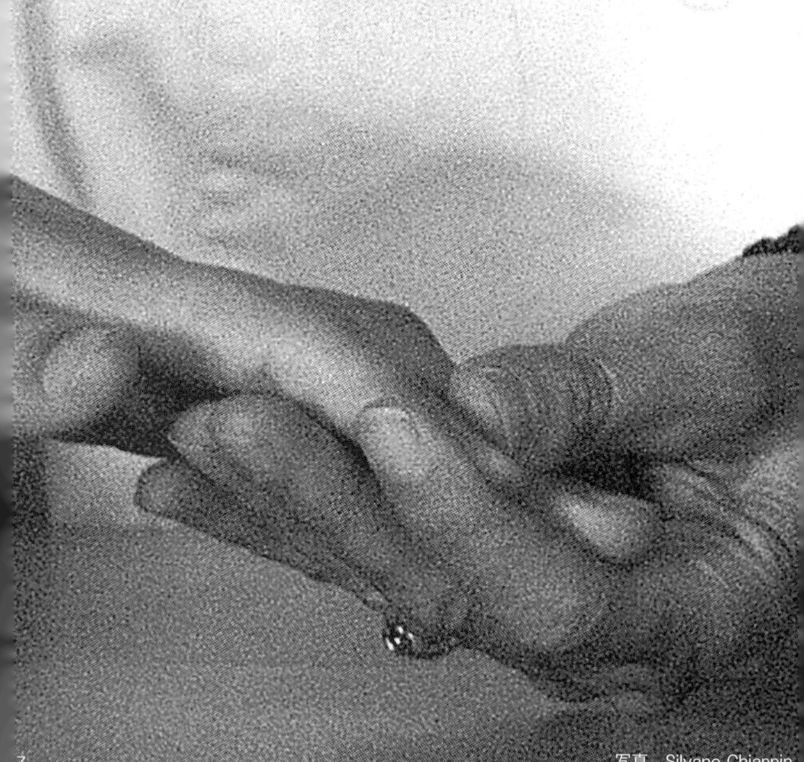

写真　Silvano Chiappin

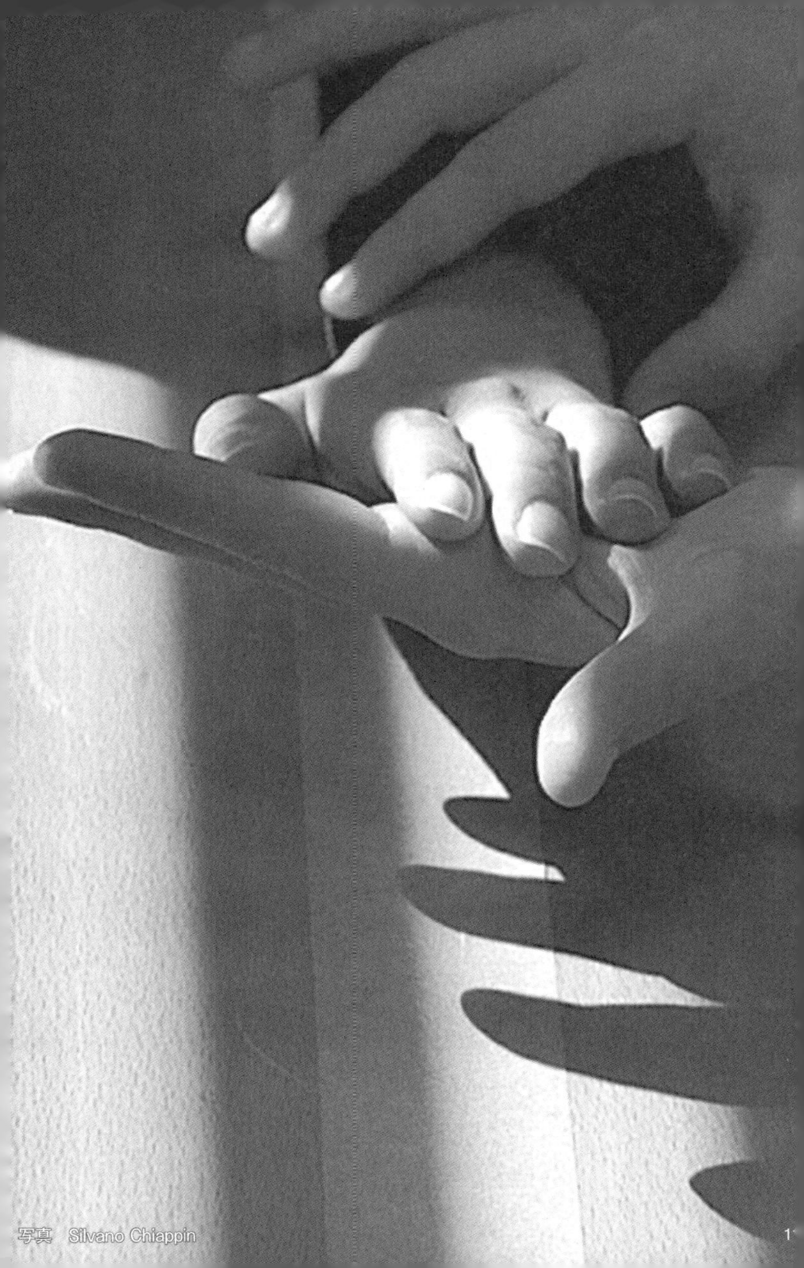

写真　Silvano Chiappin

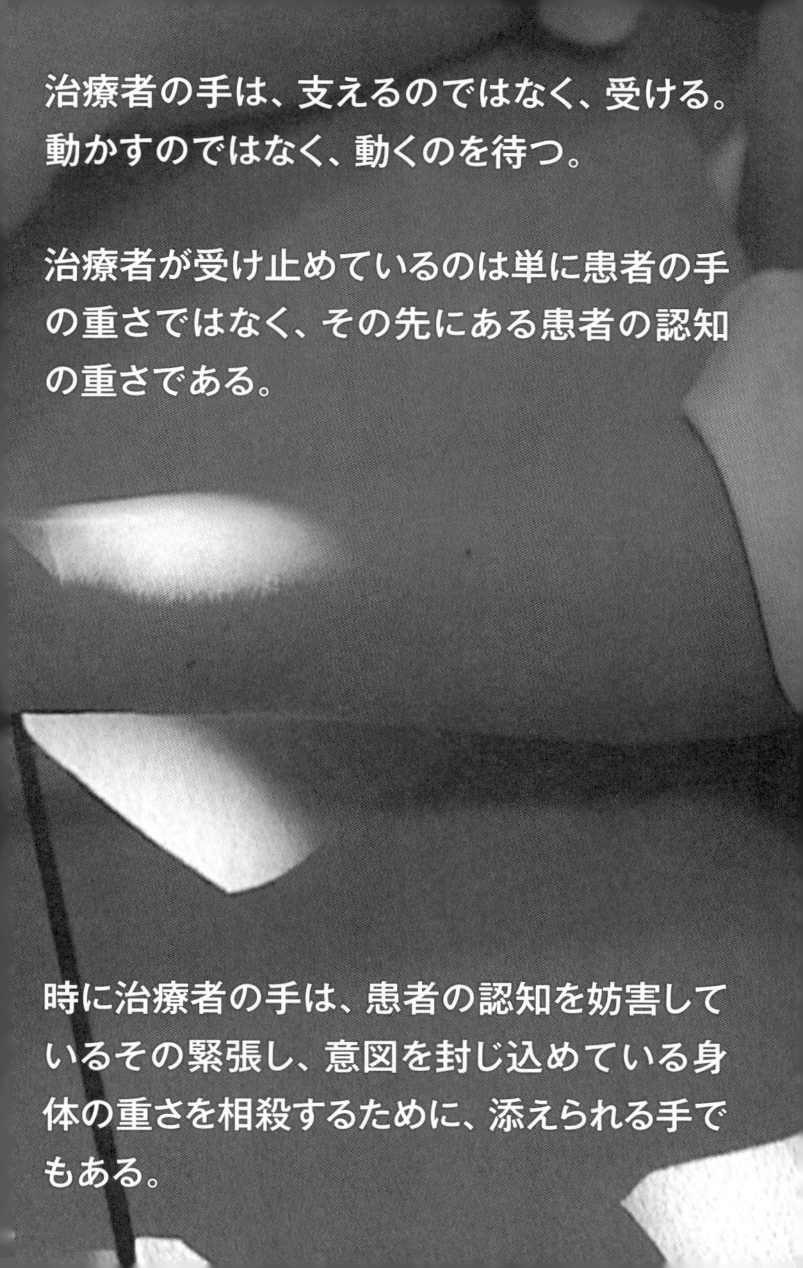

治療者の手は、支えるのではなく、受ける。
動かすのではなく、動くのを待つ。

治療者が受け止めているのは単に患者の手の重さではなく、その先にある患者の認知の重さである。

時に治療者の手は、患者の認知を妨害しているその緊張し、意図を封じ込めている身体の重さを相殺するために、添えられる手でもある。

治療者の手は、患者の意識をその認知の出発点へと誘導する。
それは、患者が自分に出された問いかけの答えを探せる場所にある。

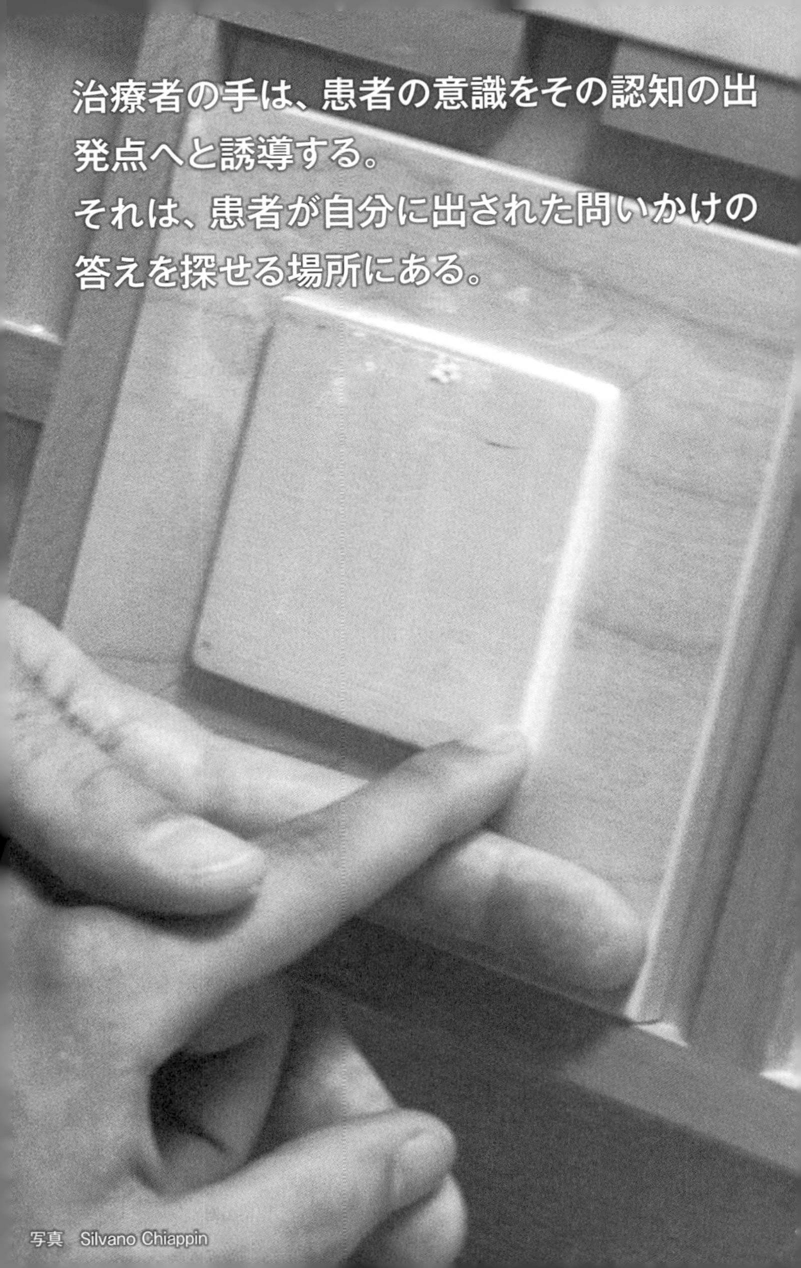

写真　Silvano Chiappin

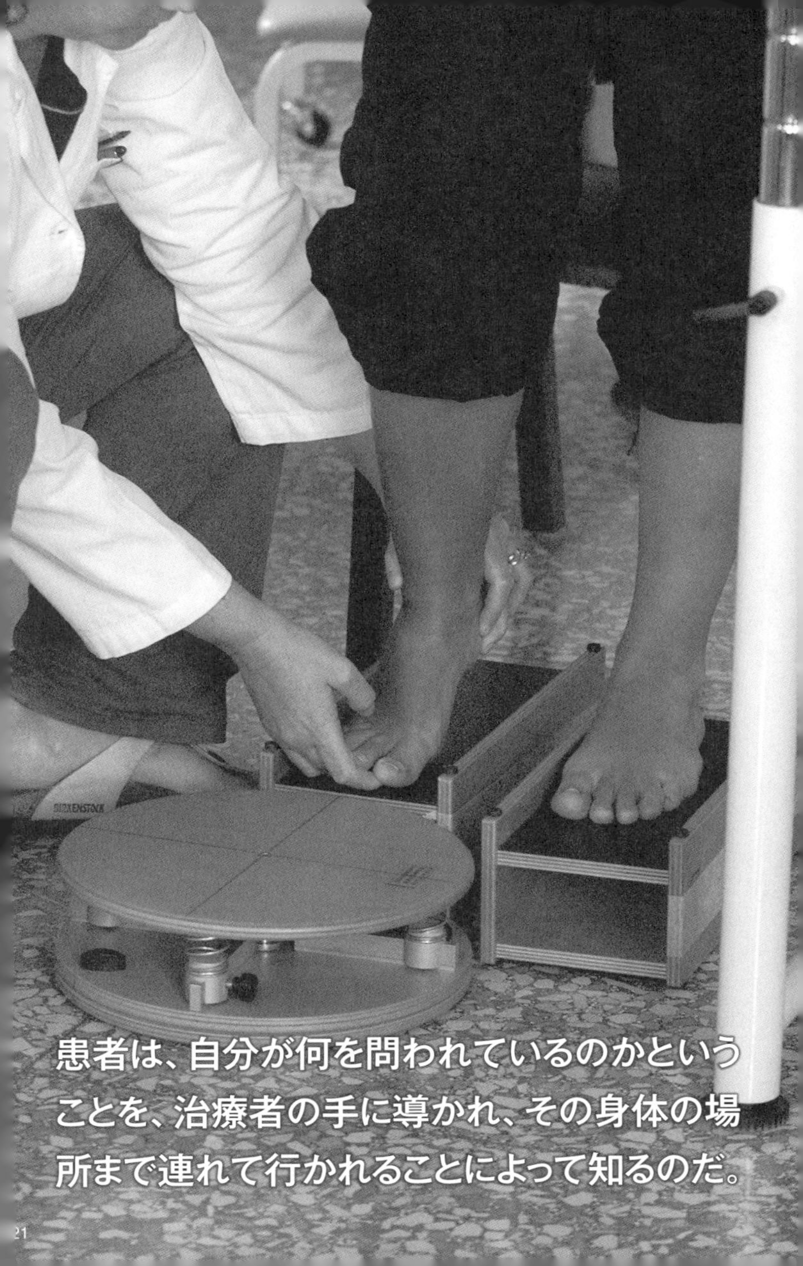

患者は、自分が何を問われているのかということを、治療者の手に導かれ、その身体の場所まで連れて行かれることによって知るのだ。

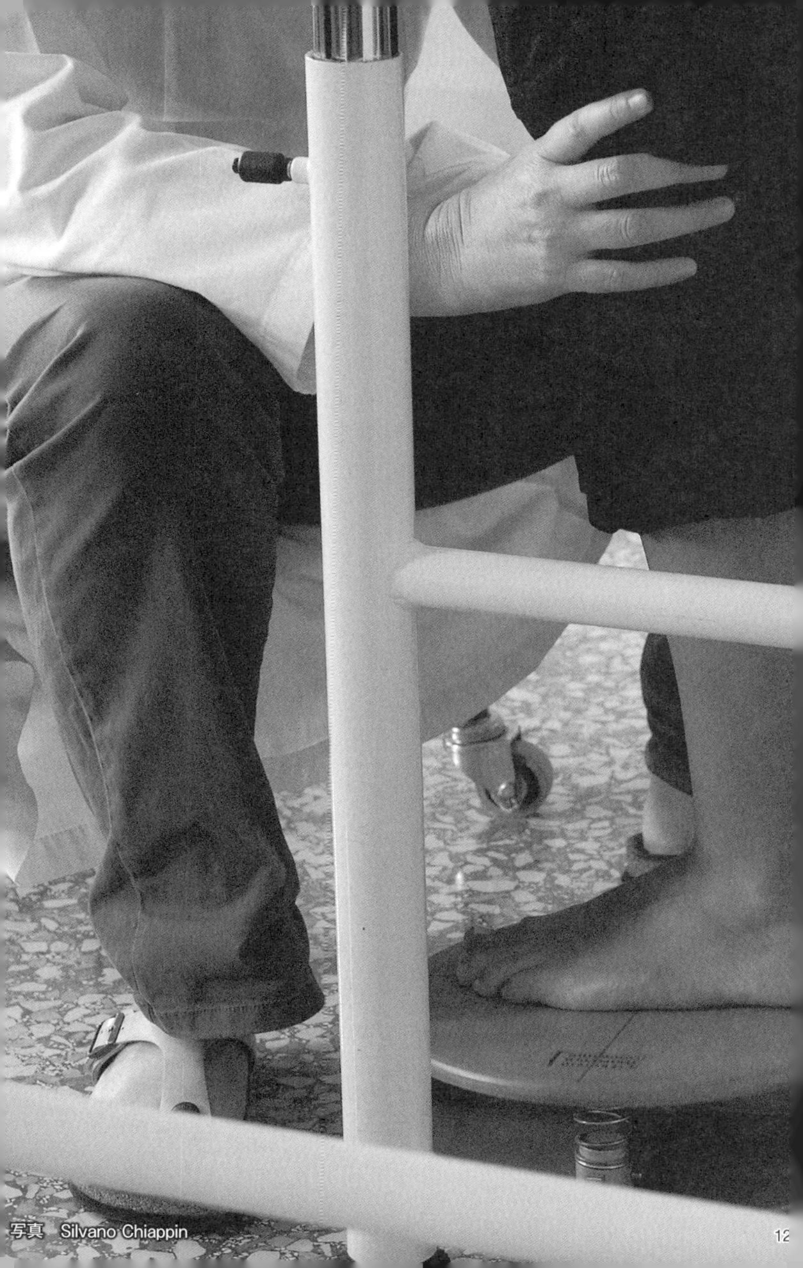

写真　Silvano Chiappin

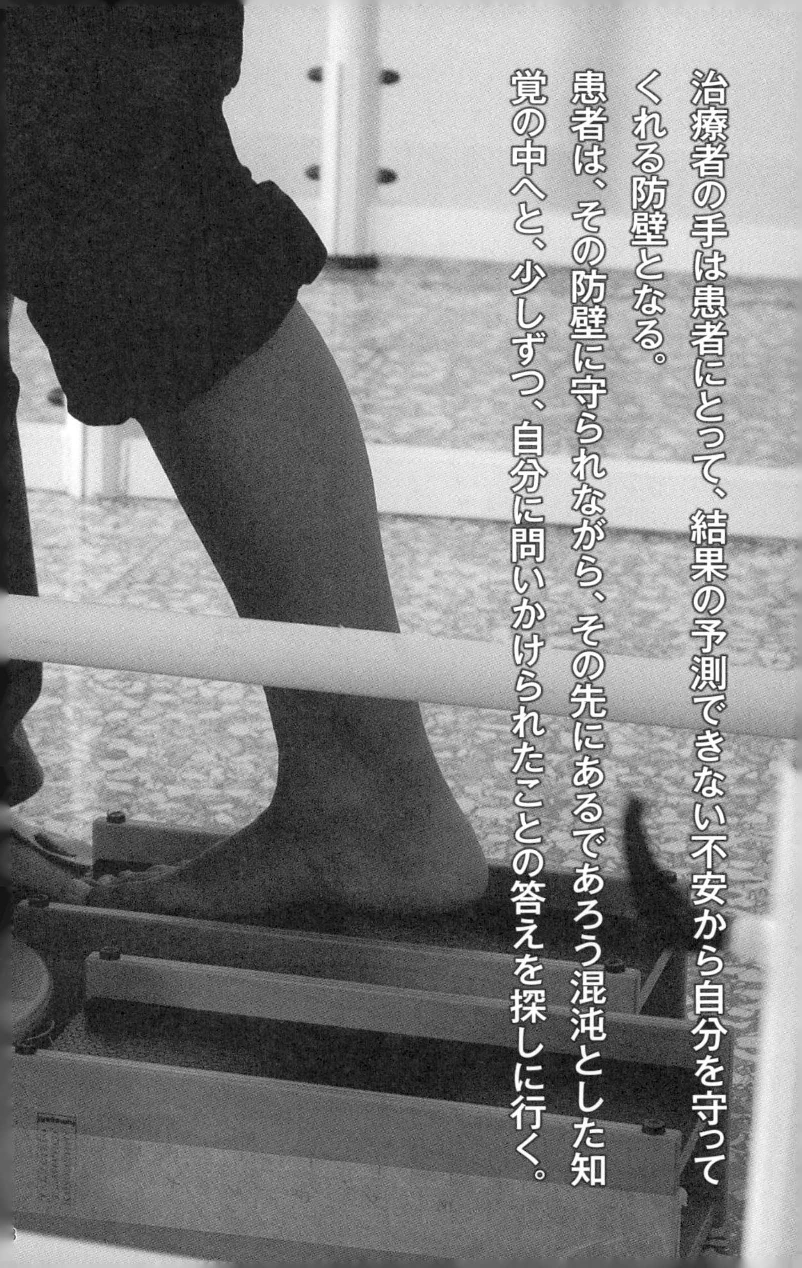

治療者の手は患者にとって、結果の予測できない不安から自分を守ってくれる防壁となる。
患者は、その防壁に守られながら、その先にあるであろう混沌とした知覚の中へと、少しずつ、自分に問いかけられたことの答えを探しに行く。

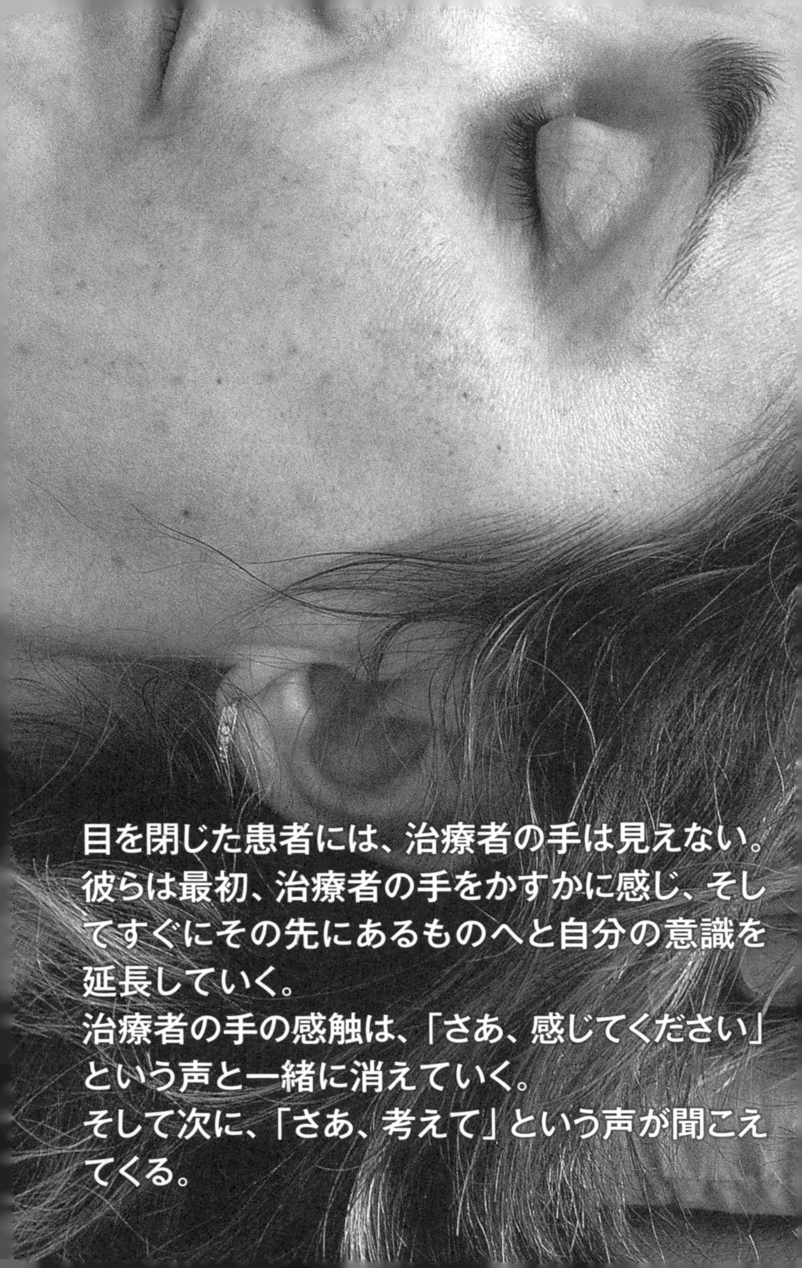

目を閉じた患者には、治療者の手は見えない。
彼らは最初、治療者の手をかすかに感じ、そしてすぐにその先にあるものへと自分の意識を延長していく。
治療者の手の感触は、「さあ、感じてください」という声と一緒に消えていく。
そして次に、「さあ、考えて」という声が聞こえてくる。

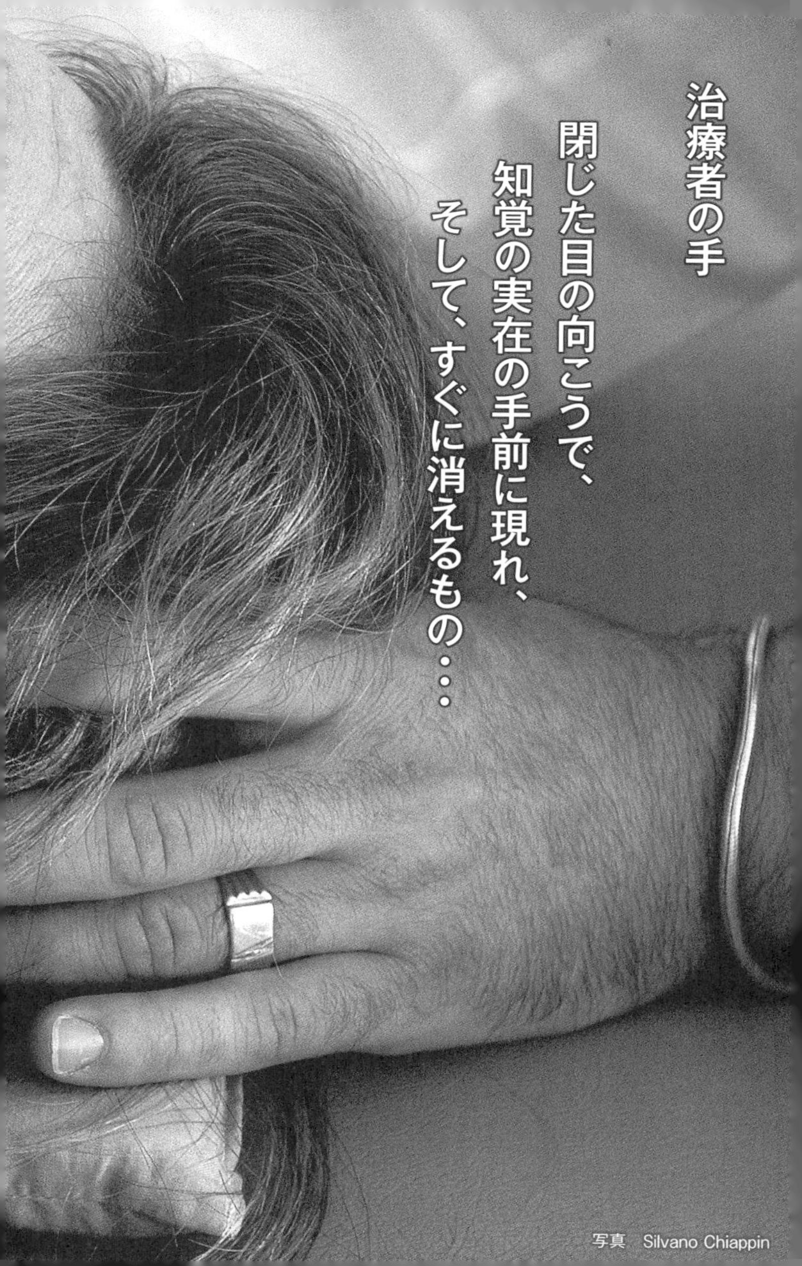

# 治療者の手

閉じた目の向こうで、
知覚の実在の手前に現れ、
そして、すぐに消えるもの…

写真　Silvano Chiappin

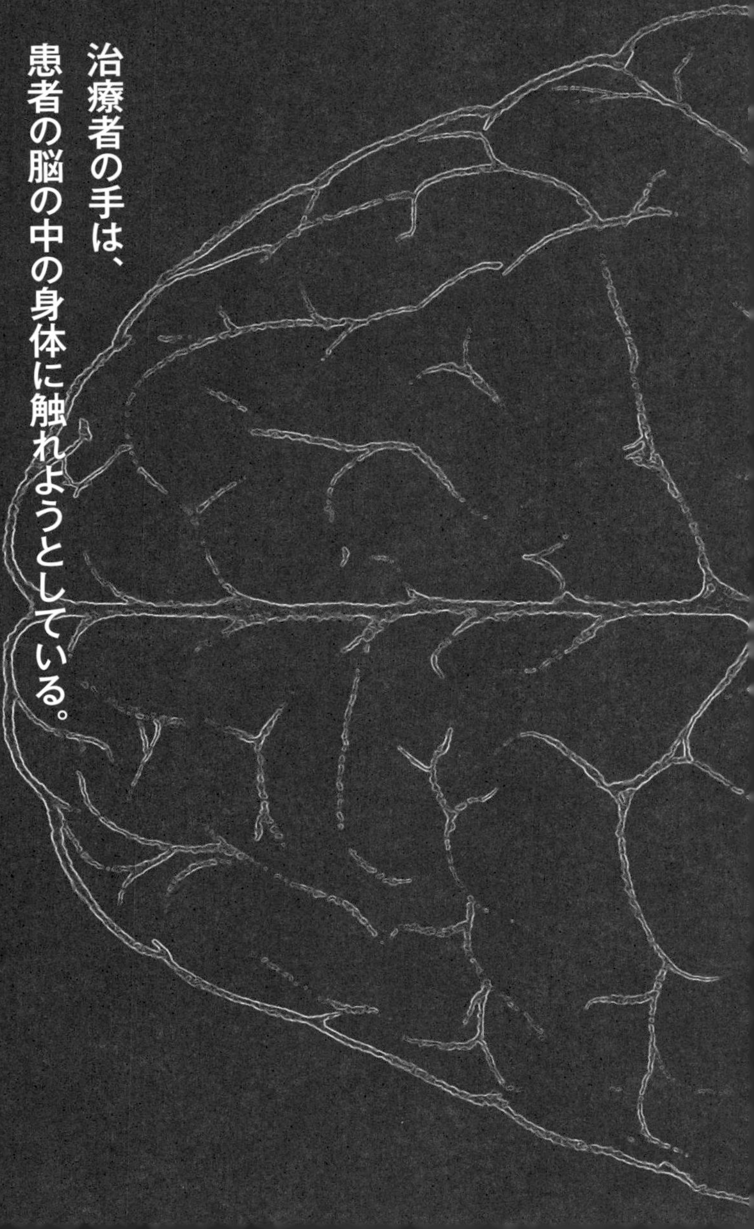

治療者の手は、
患者の脳の中の身体に触れようとしている。

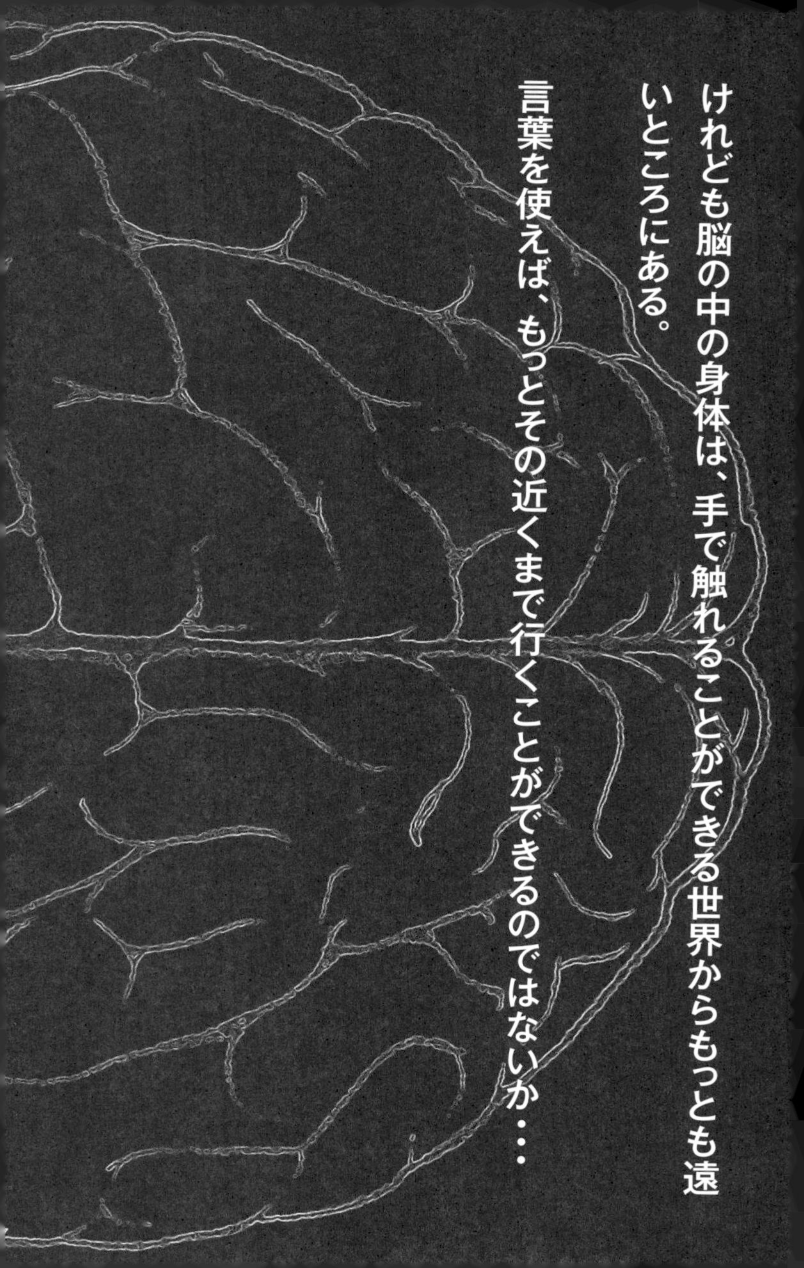

けれども脳の中の身体は、手で触れることができる世界からもっとも遠いところにある。

言葉を使えば、もっとその近くまで行くことができるのではないか・・・

# 治療者の言葉

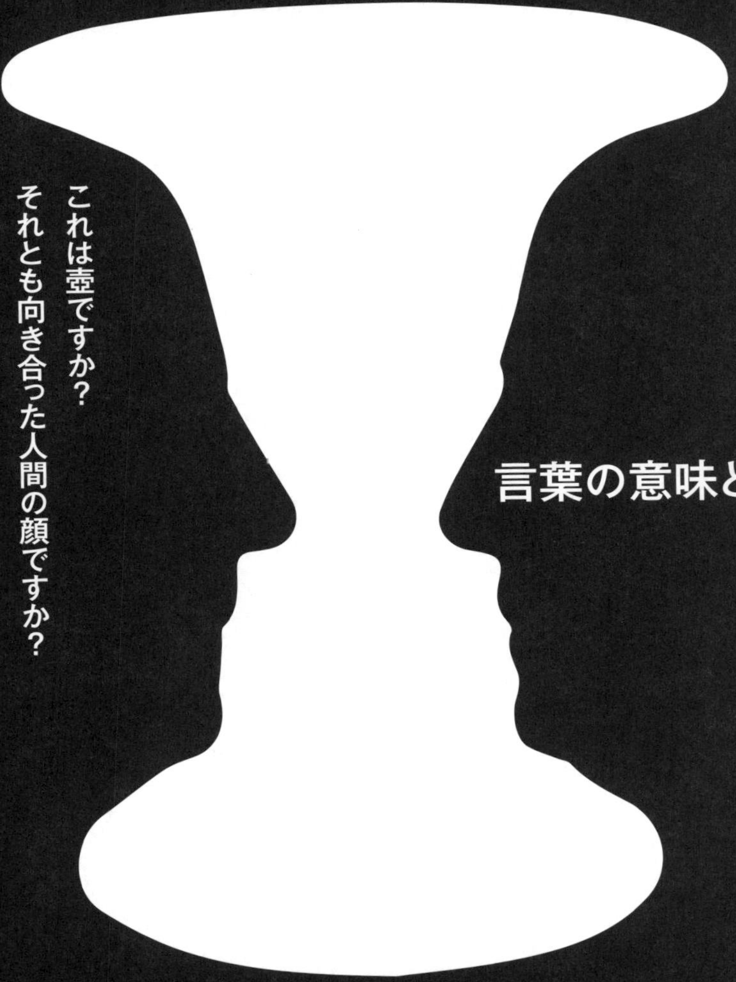

これは壺ですか？
それとも向き合った人間の顔ですか？

言葉の意味と

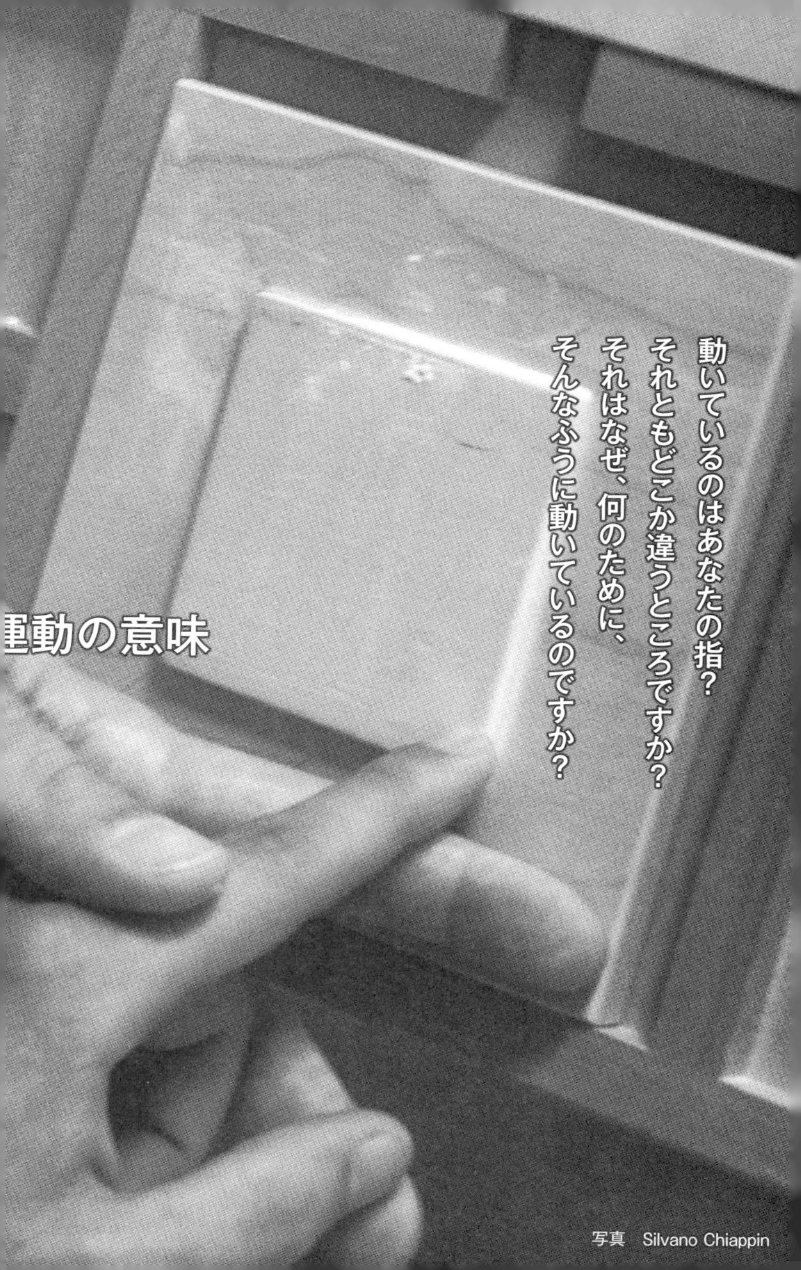

# 運動の意味

動いているのはあなたの指？
それともどこか違うところですか？
それはなぜ、何のために、
そんなふうに動いているのですか？

写真　Silvano Chiappin

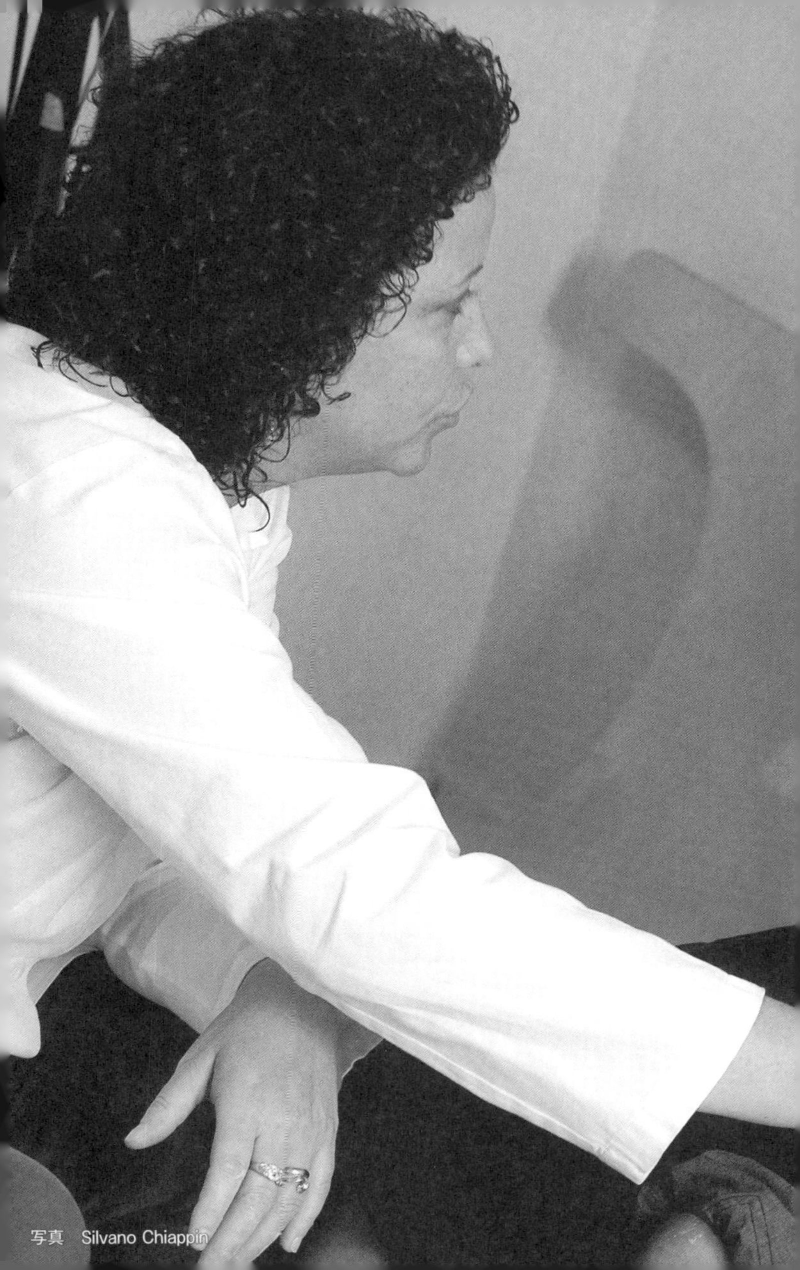

写真　Silvano Chiappin

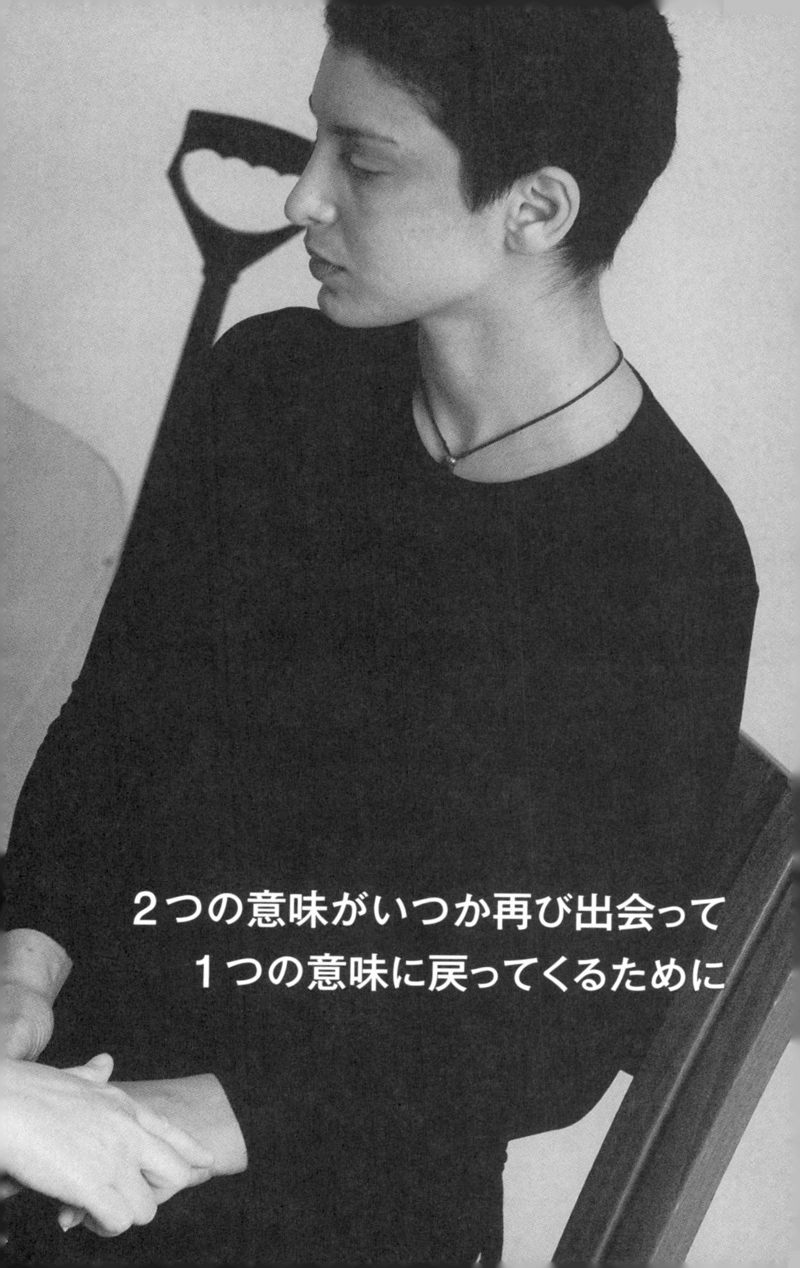
２つの意味がいつか再び出会って
１つの意味に戻ってくるために

この物理的世界が形や色やその他のもの・・・それらの差異がつくりだす「意味」に満ちているのであれば・・・

## 私たちも、
## その「意味」の中で生きましょう。

[redacted]

[redacted]

[redacted]

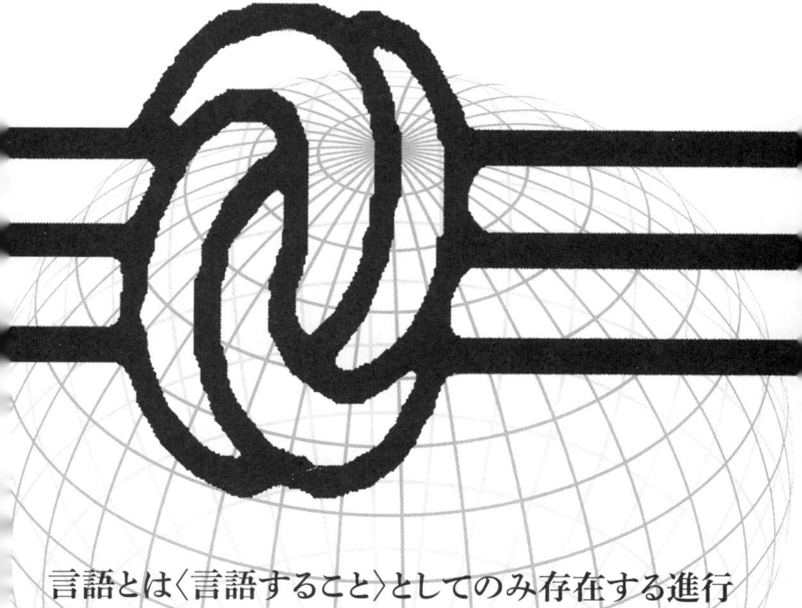

言語とは〈言語すること〉としてのみ存在する進行的プロセスであり、行動の孤立したひとつのアイテムなのではない。

ウンベルト・マトゥラーナ、フランシスコ・バレラ　「知恵の樹」より

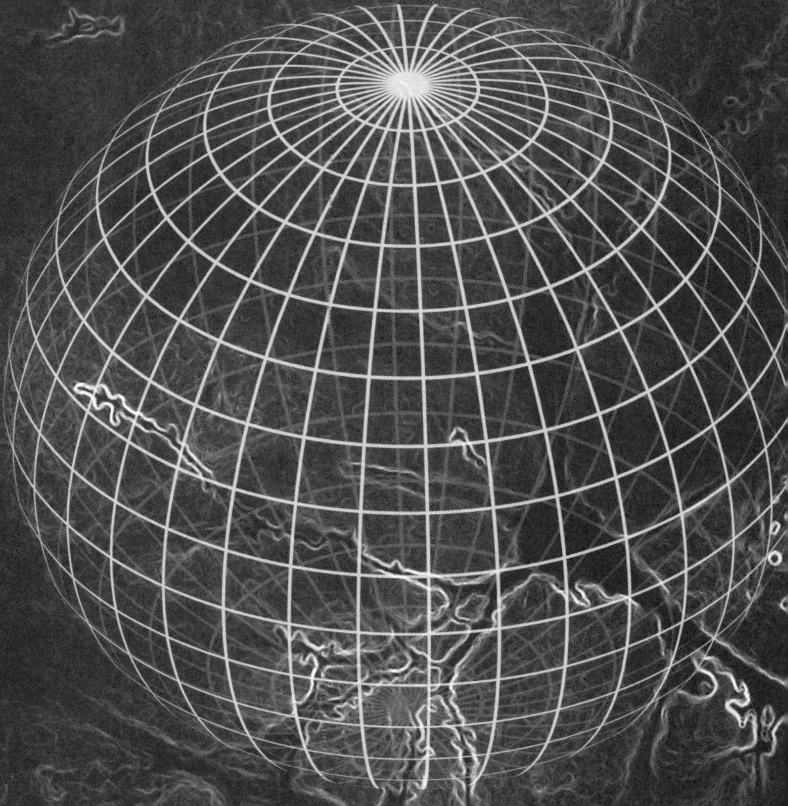

治療者の言葉は

治療者の生きてきた意味の来歴

患者の言葉は

患者の生きてきた意味の来歴

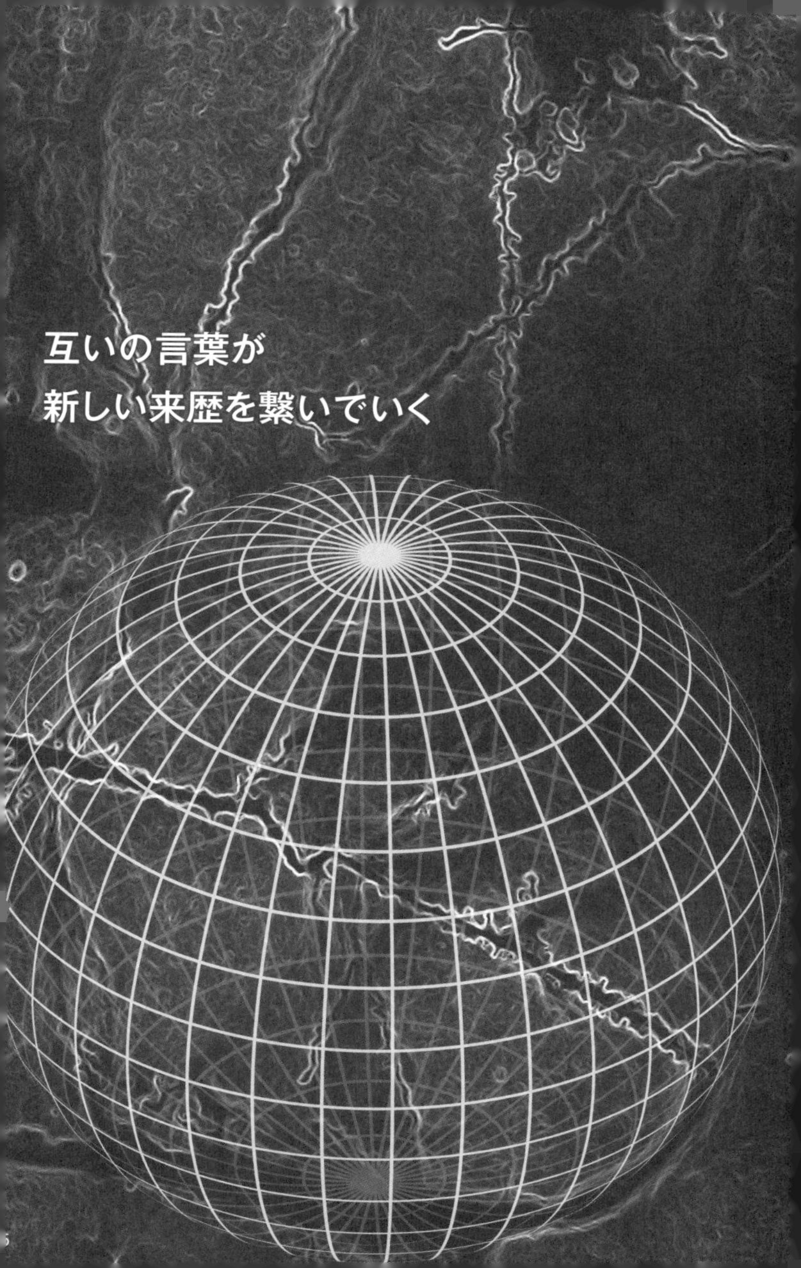
互いの言葉が
新しい来歴を繋いでいく

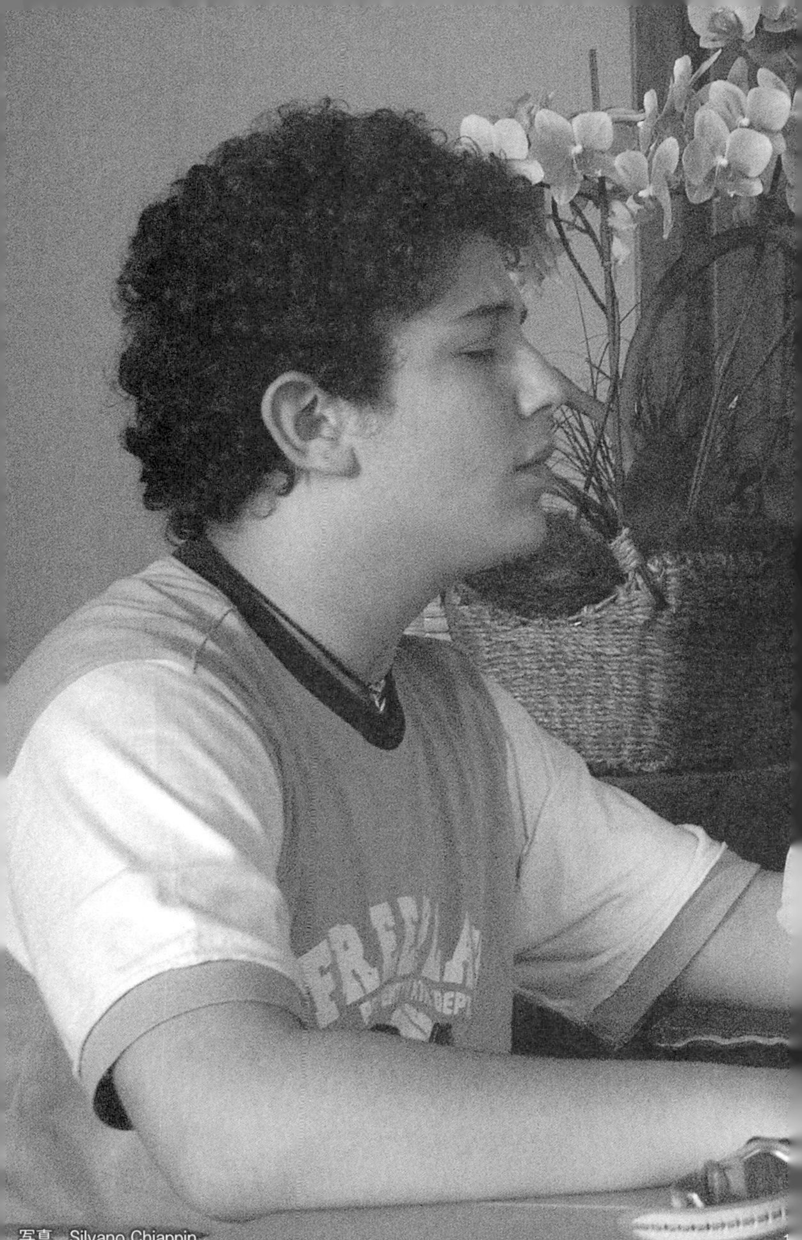

写真　Silvano Chiappin

私たちは今、ここに生まれてくる世界をつかまえようとしている。
この知覚が何を意味しているのかを、一つ一つ吟味しながら。

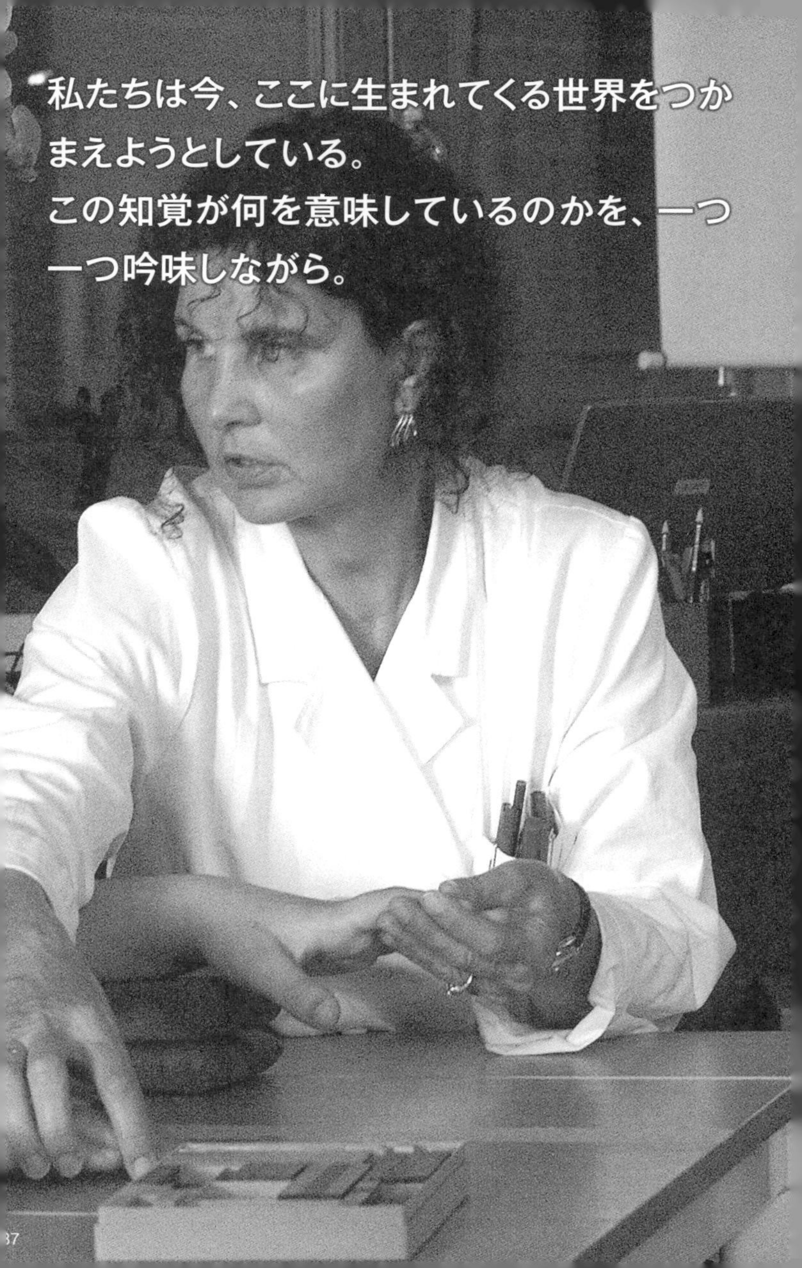

じゃあ、その・・・
世界全体が・・・
何かのメタファーになっているんですか?

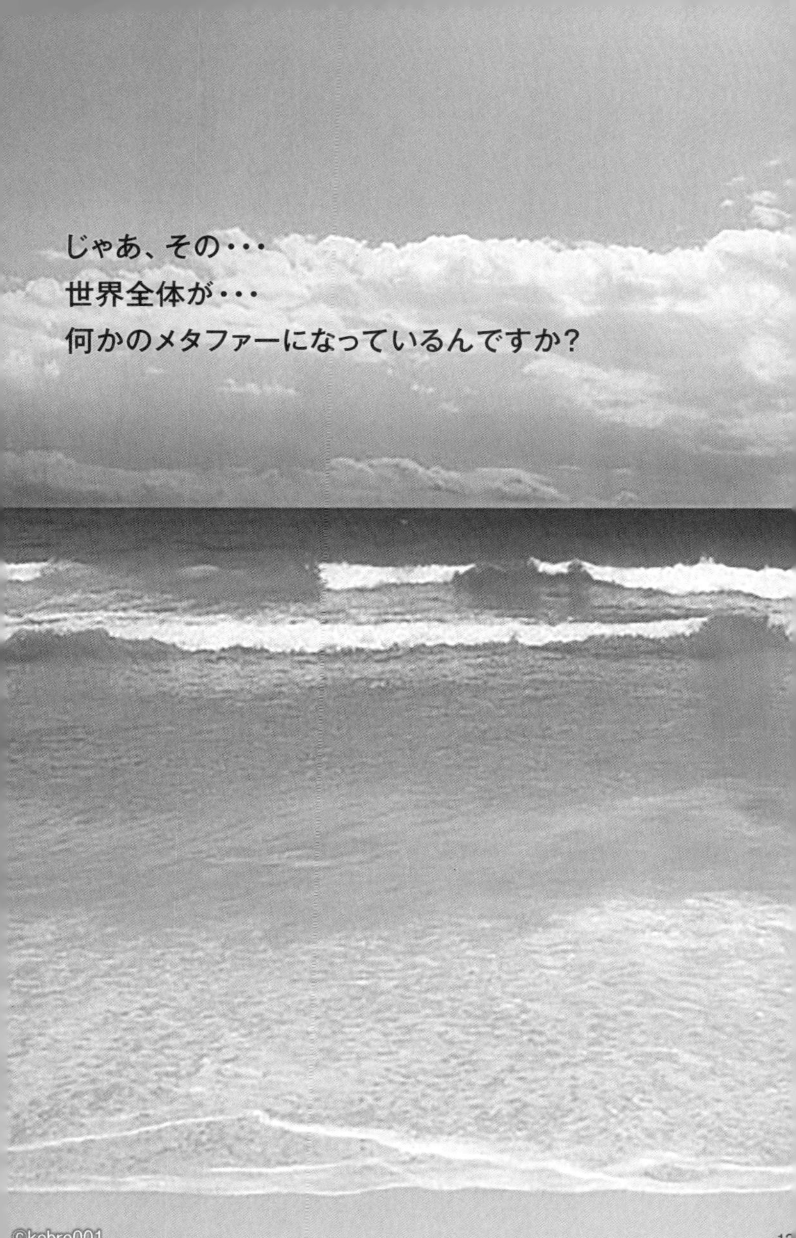

©kebre001

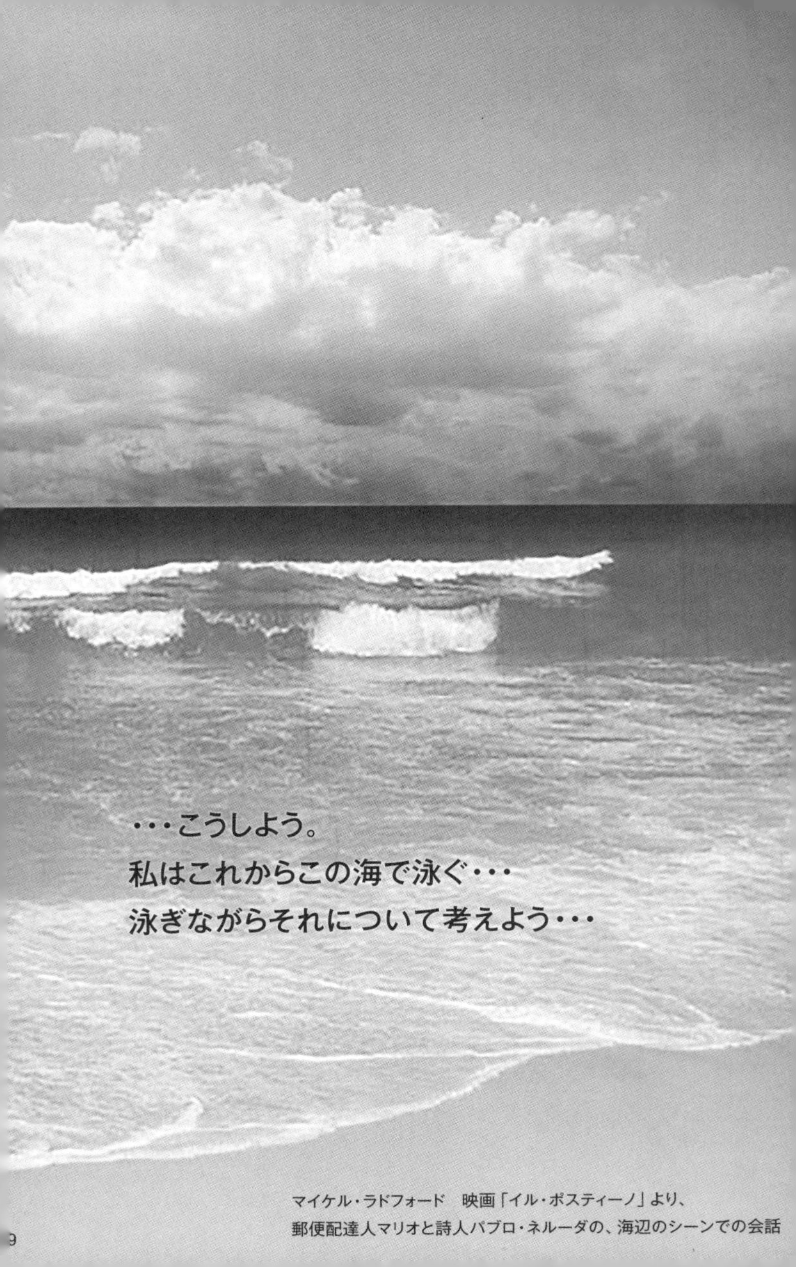

・・・こうしよう。
私はこれからこの海で泳ぐ・・・
泳ぎながらそれについて考えよう・・・

マイケル・ラドフォード　映画「イル・ポスティーノ」より、
郵便配達人マリオと詩人パブロ・ネルーダの、海辺のシーンでの会話

# 訓練室

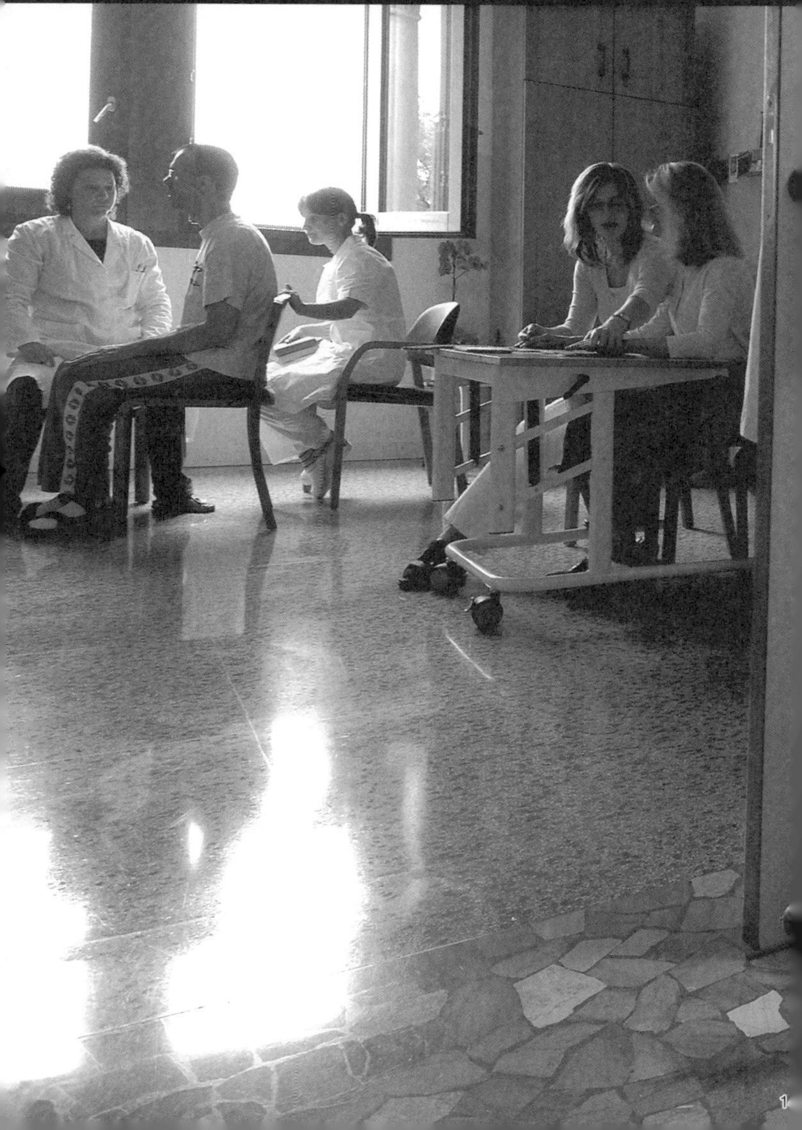

脳の中の訓練室は、
メタ精神世界で生まれる対話の場所である。
「問う」ことによって、
世界の空白を「意味」で満たしていくことができる。

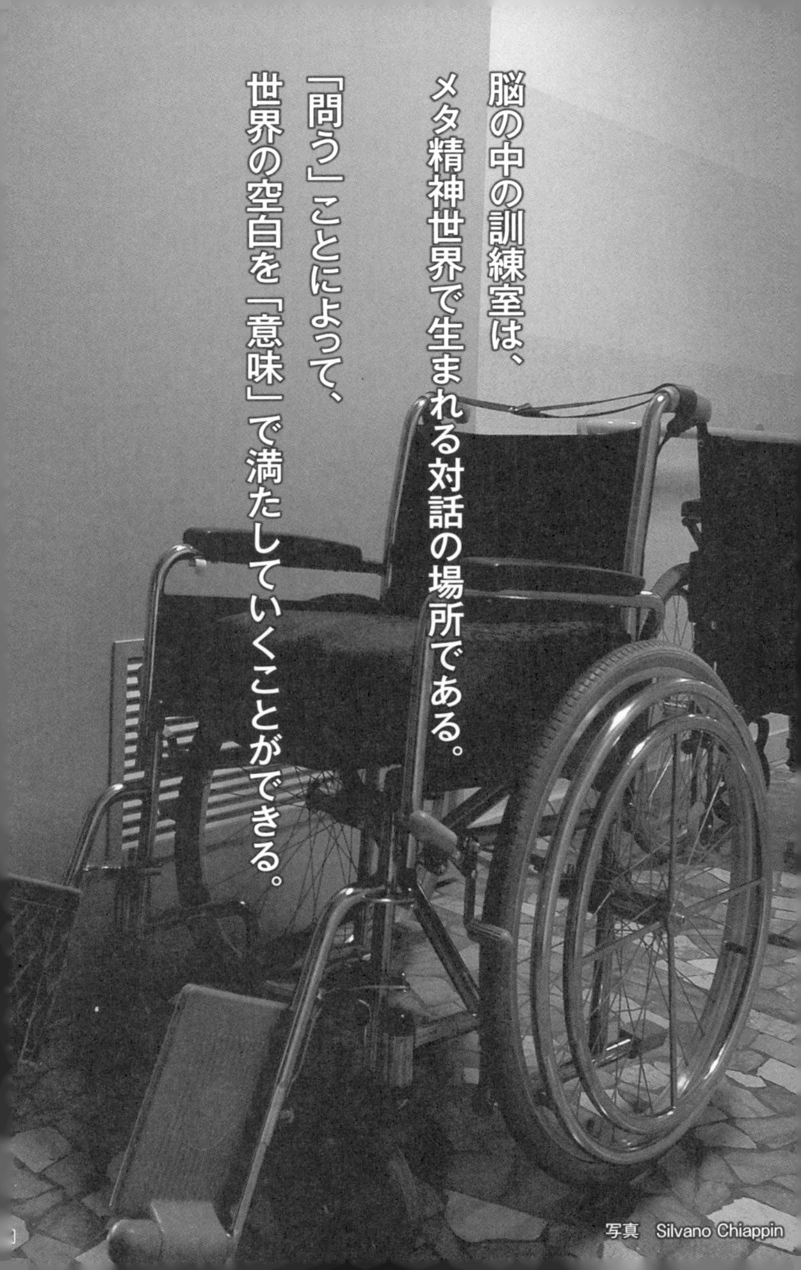

写真　Silvano Chiappin

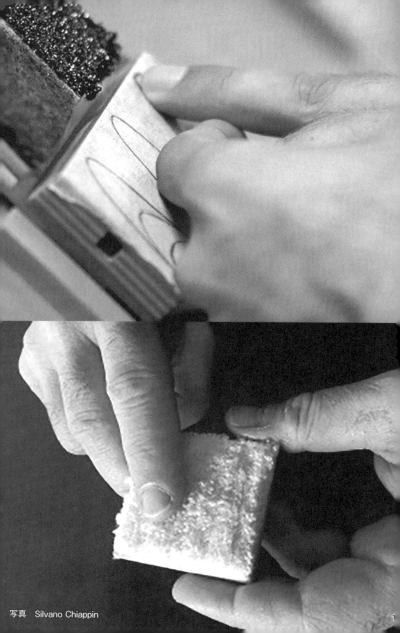

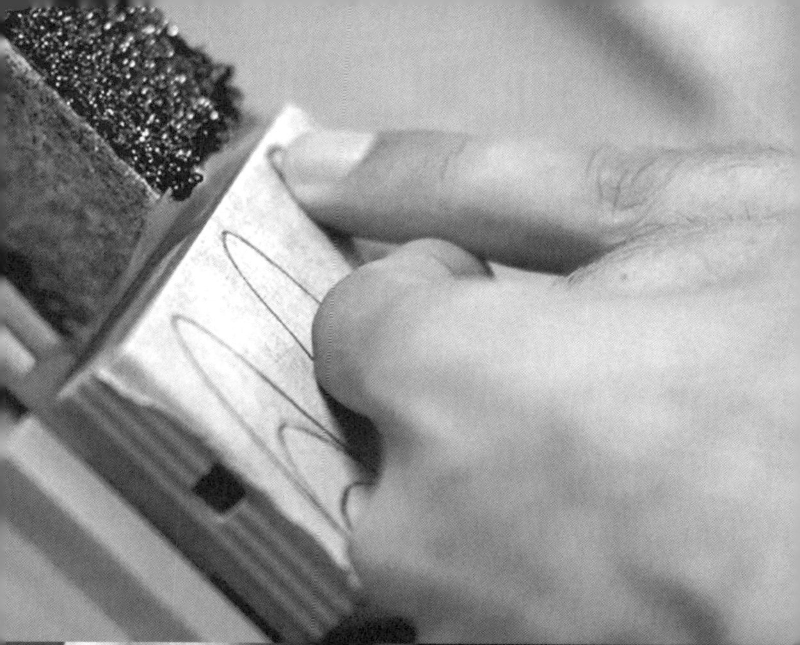

写真　Silvano Chiappin

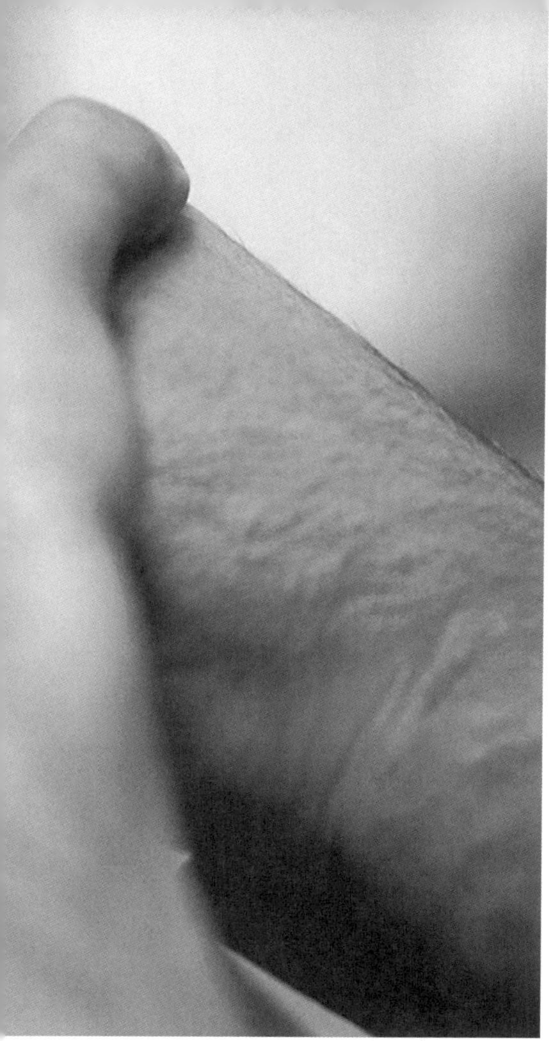

# 私たちは、
# 手によってどのような世界を知るのか？

どのような表面素材ですか？

ザラザラしていますか？　それとも・・・

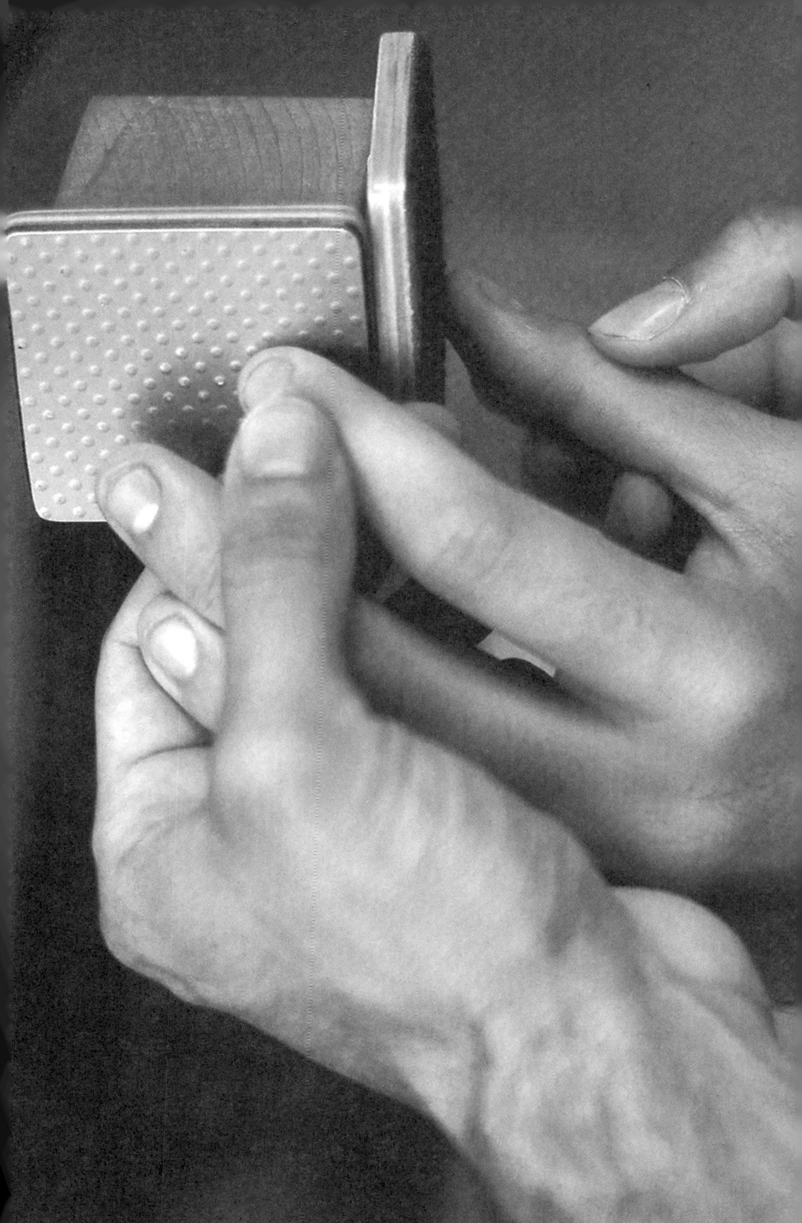

写真　Franco Maria Vigabo

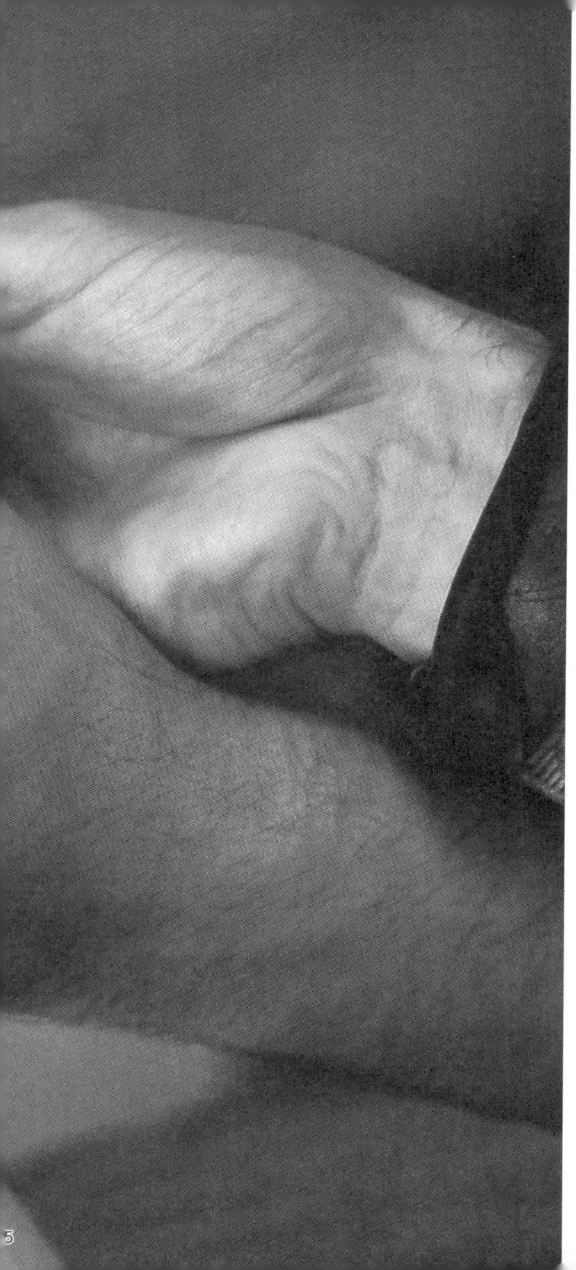

親指と人差し指の指腹の、触覚の違うところ、似ているところを、
私に言葉で教えてください。

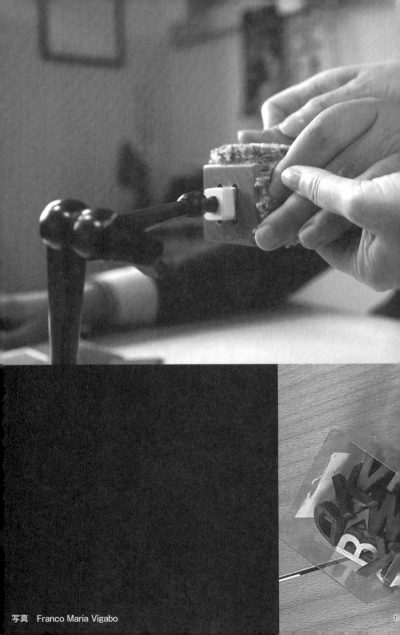

写真　Franco Maria Vigabo

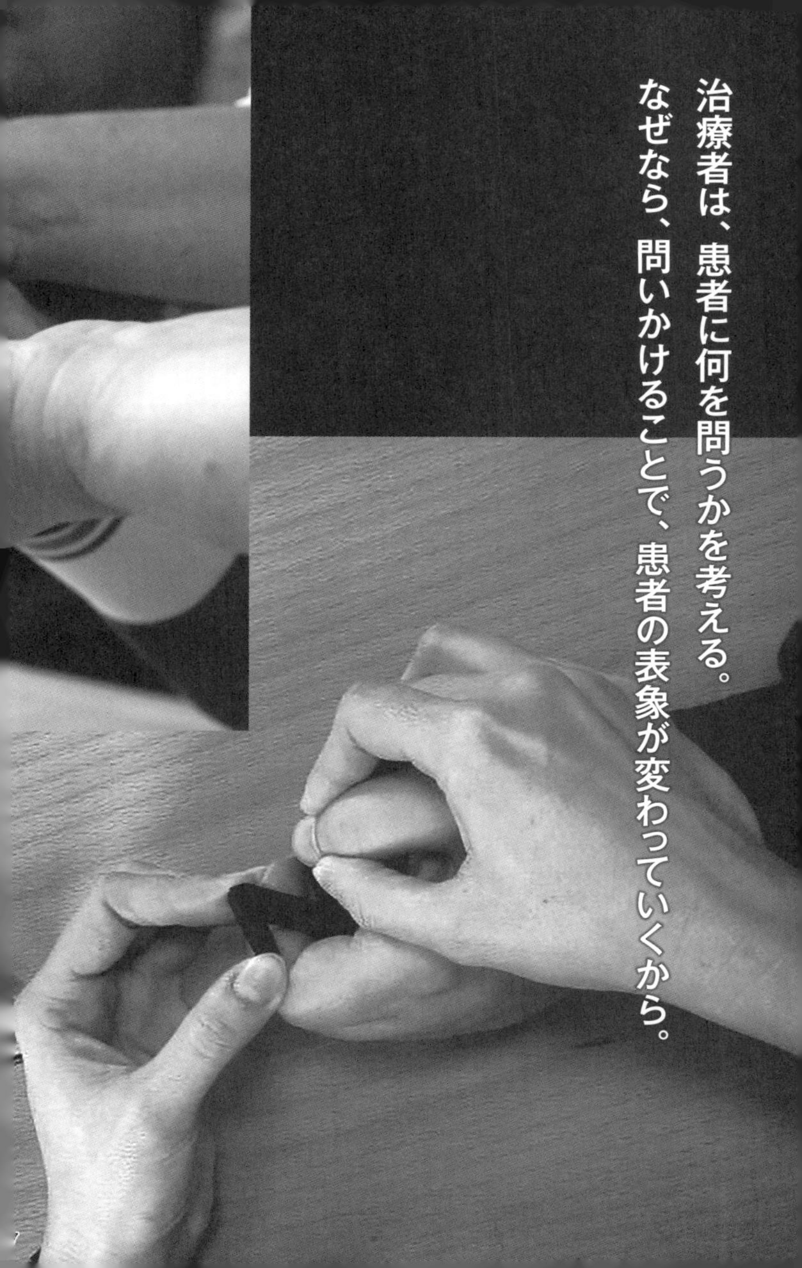

治療者は、患者に何を問うかを考える。
なぜなら、問いかけることで、患者の表象が変わっていくから。

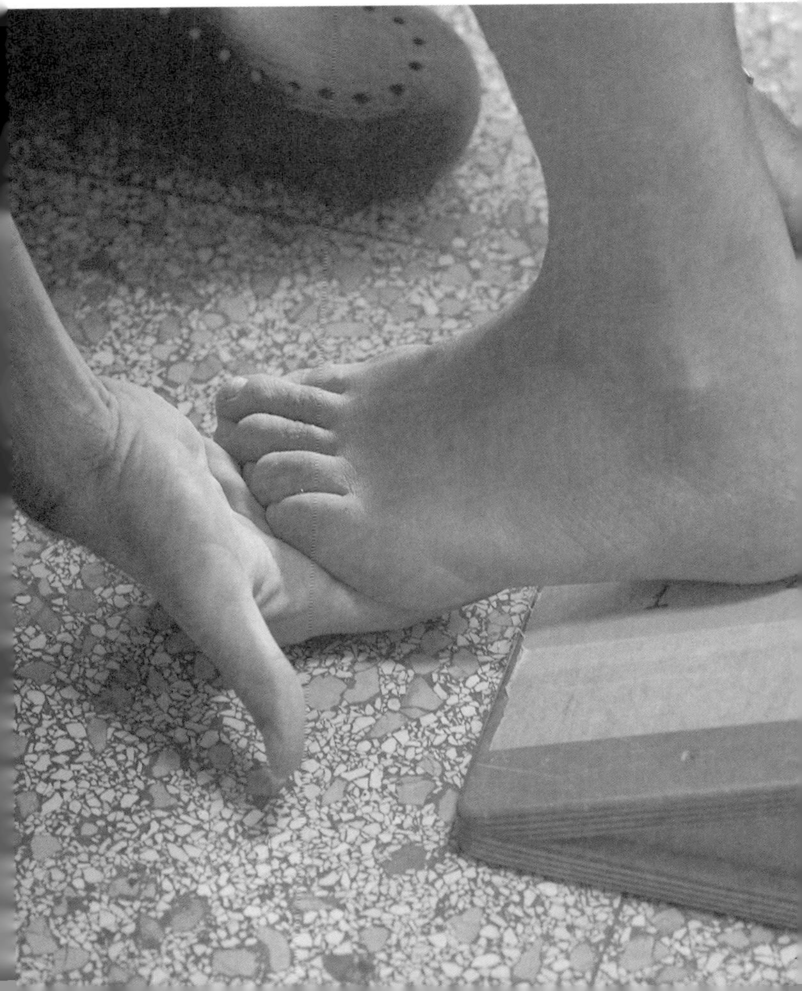

# 私たちは、足によってどのような世界を知るのか？

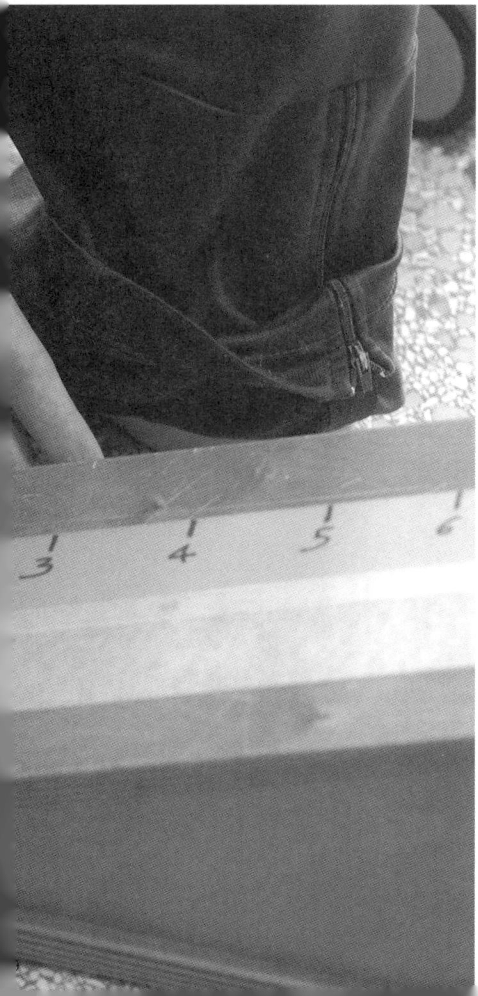


写真　Silvano Chiappin

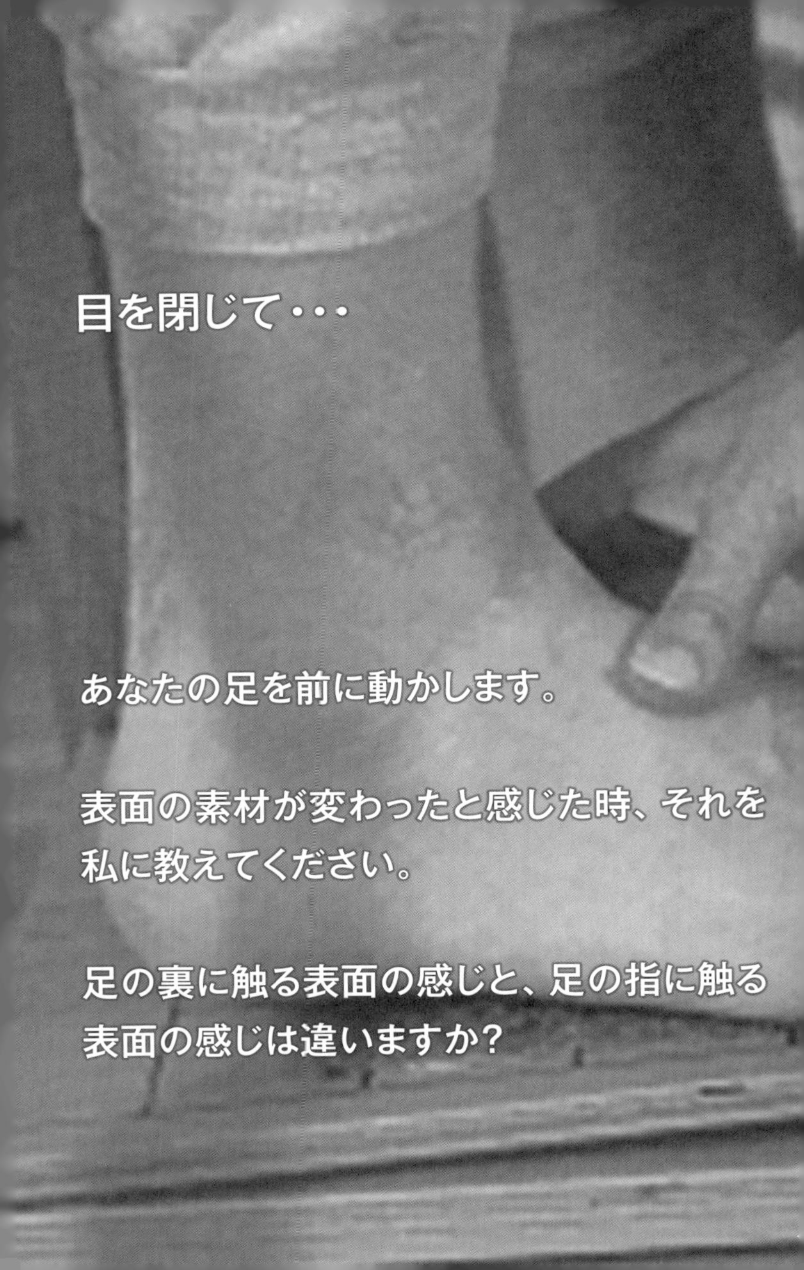

目を閉じて・・・

あなたの足を前に動かします。

表面の素材が変わったと感じた時、それを私に教えてください。

足の裏に触る表面の感じと、足の指に触る表面の感じは違いますか?

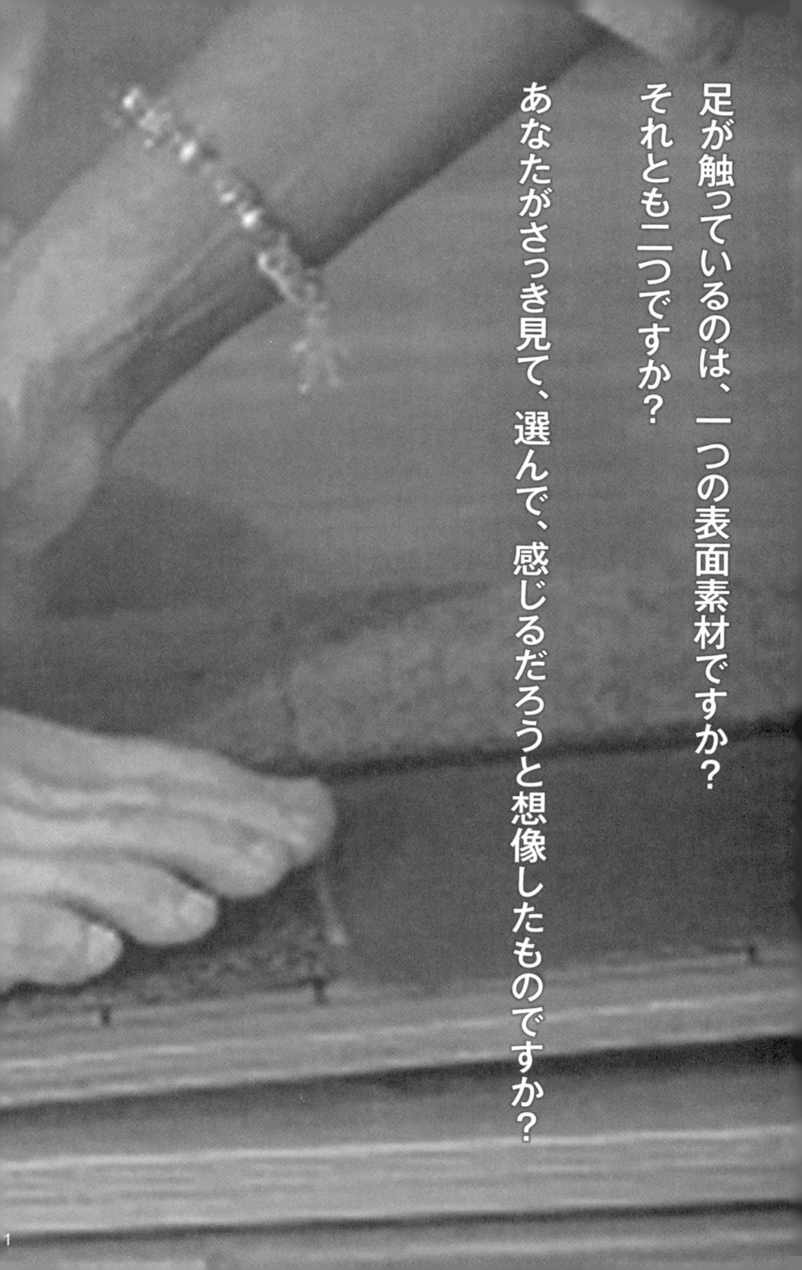

足が触っているのは、一つの表面素材ですか？
それとも二つですか？
あなたがさっき見て、選んで、感じるだろうと想像したものですか？

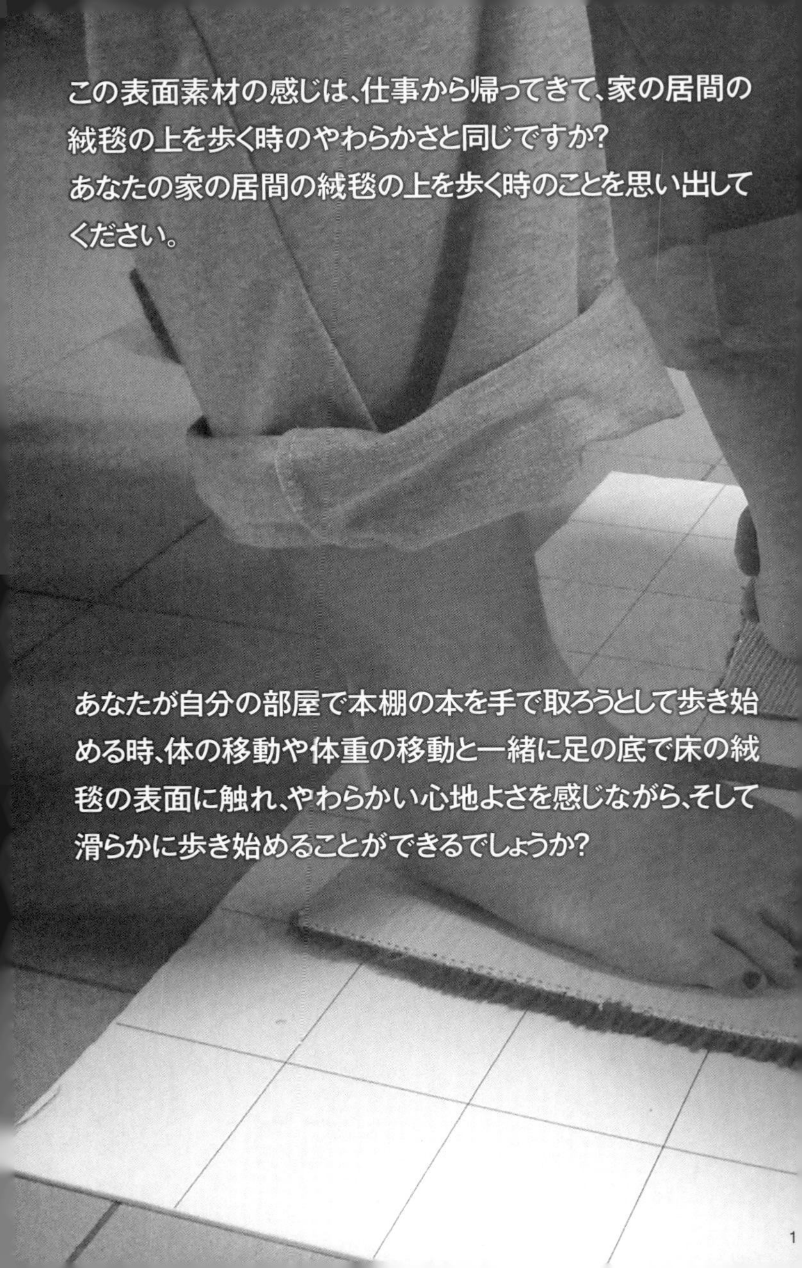

この表面素材の感じは、仕事から帰ってきて、家の居間の絨毯の上を歩く時のやわらかさと同じですか?
あなたの家の居間の絨毯の上を歩く時のことを思い出してください。

あなたが自分の部屋で本棚の本を手で取ろうとして歩き始める時、体の移動や体重の移動と一緒に足の底で床の絨毯の表面に触れ、やわらかい心地よさを感じながら、そして滑らかに歩き始めることができるでしょうか?

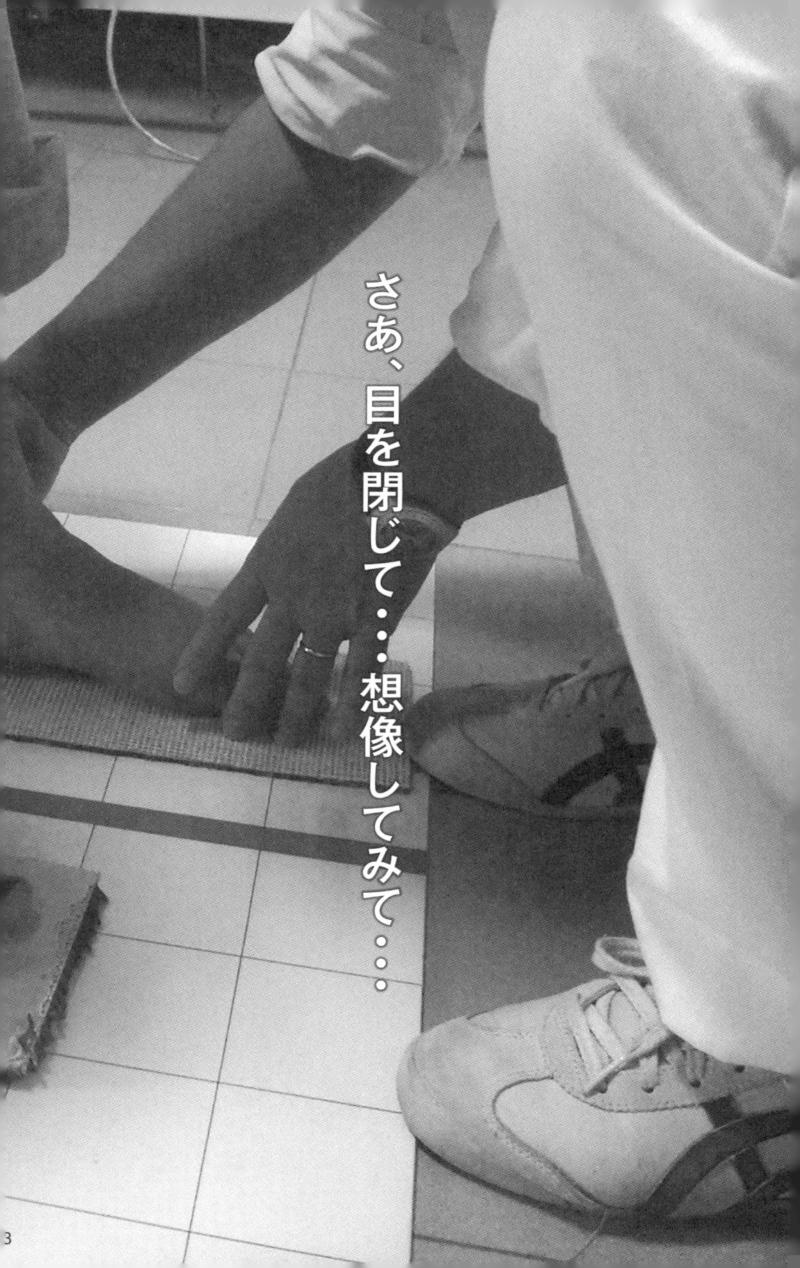
さぁ、目を閉じて・・・想像してみて・・・

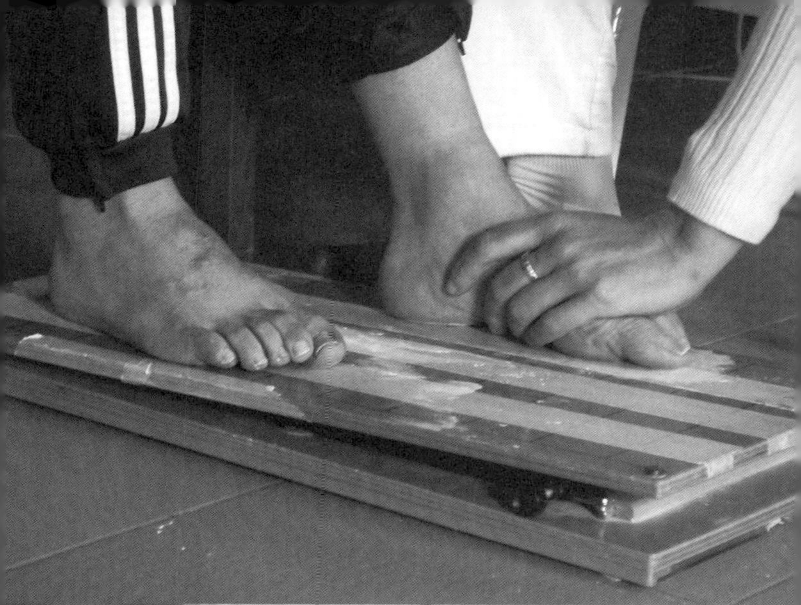

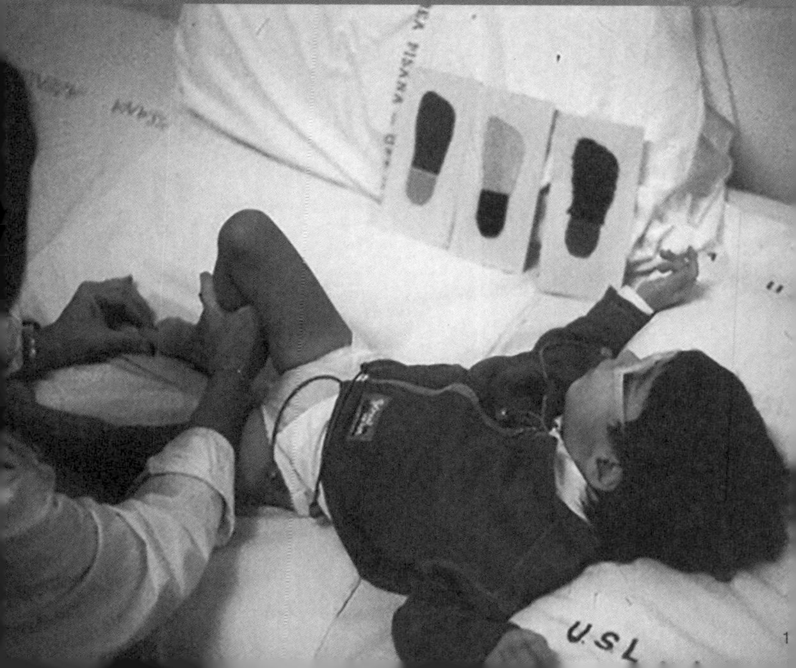


1

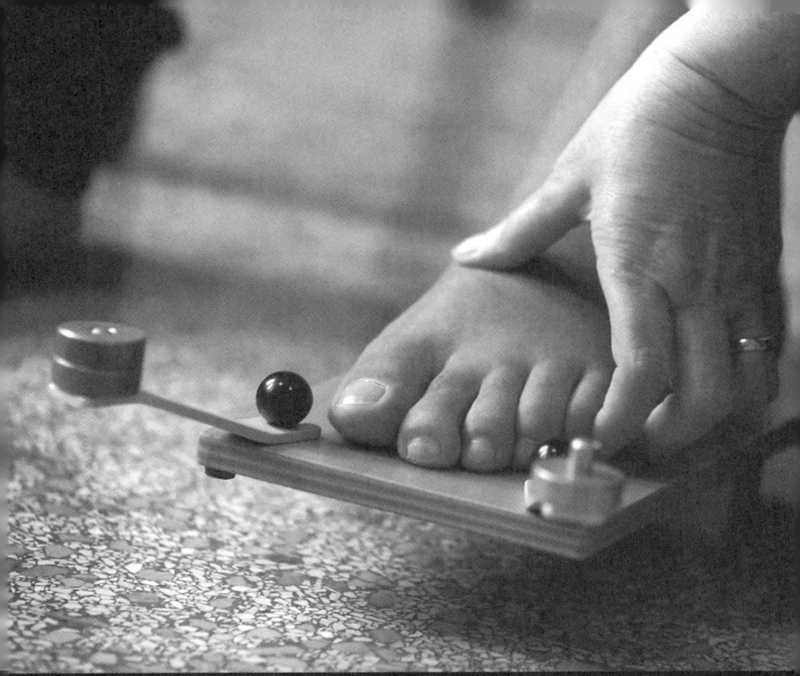

# 対話の中で・・・

# 患者は、何を見つければいいのか?

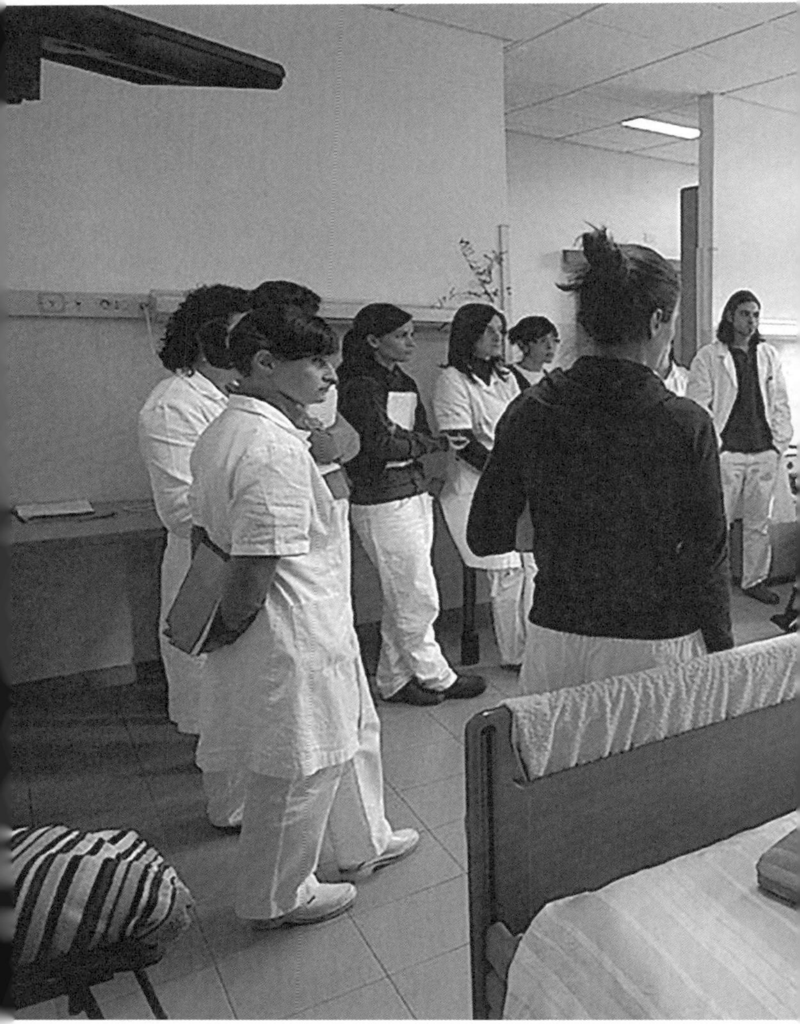

写真　Silvano Chiappin

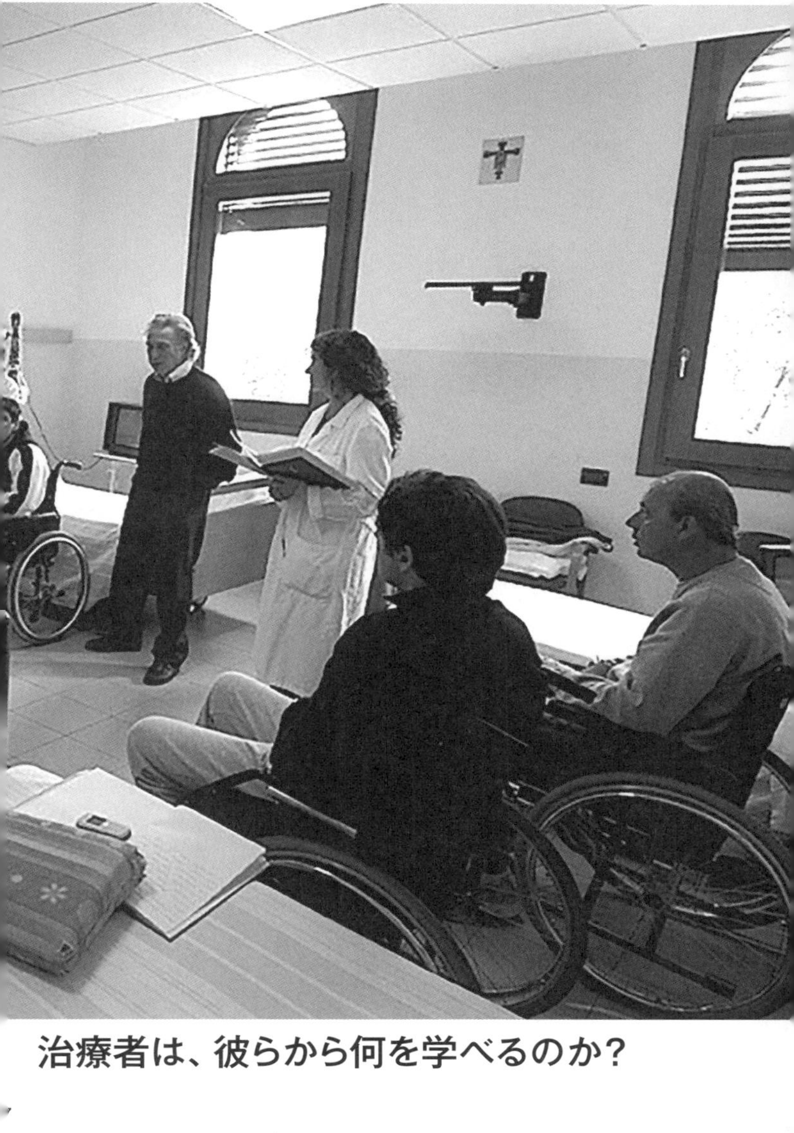

治療者は、彼らから何を学べるのか？

人間は不思議だ。
何をどのように認知するかで行為が変わる。

Miyamoto S

# 第Ⅱ部

# 世界の空白を克服する

「上腕二頭筋を使って
肘関節を屈曲してください」

だが、ここで重大な問題が・・・

脳は筋肉のことなど
何も知らない

・・・何か大切なものを
忘れてはいないか・・・

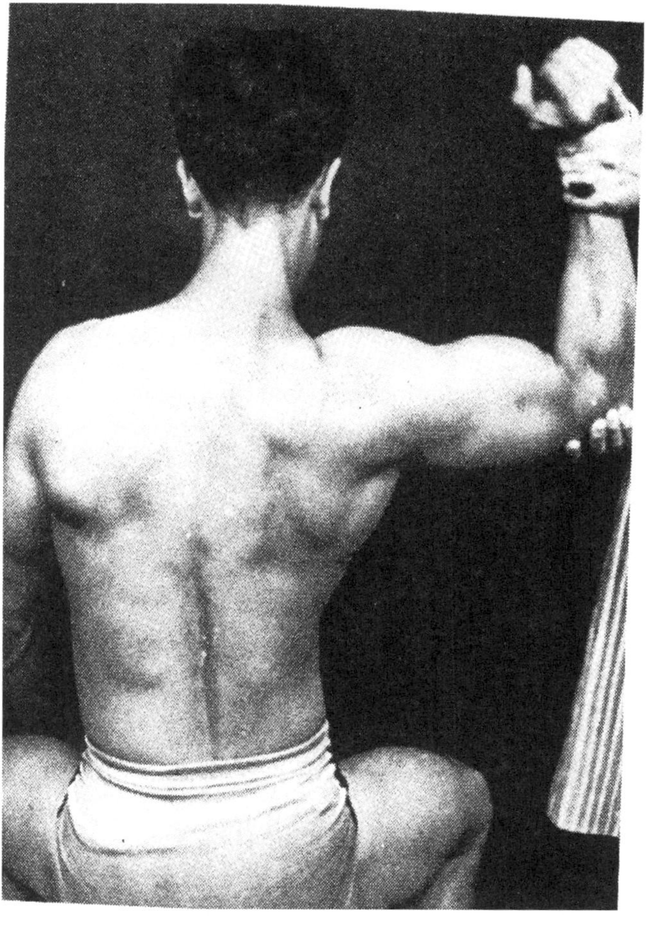

写真　Wells K, 1976

運動することで回復するのではない
思考することで回復するのだ

カルロ・ペルフェッティ　写真集「身体、物語、人生」より

私たちは・・・
「考える人間」の存在を忘れていたのではないのか？

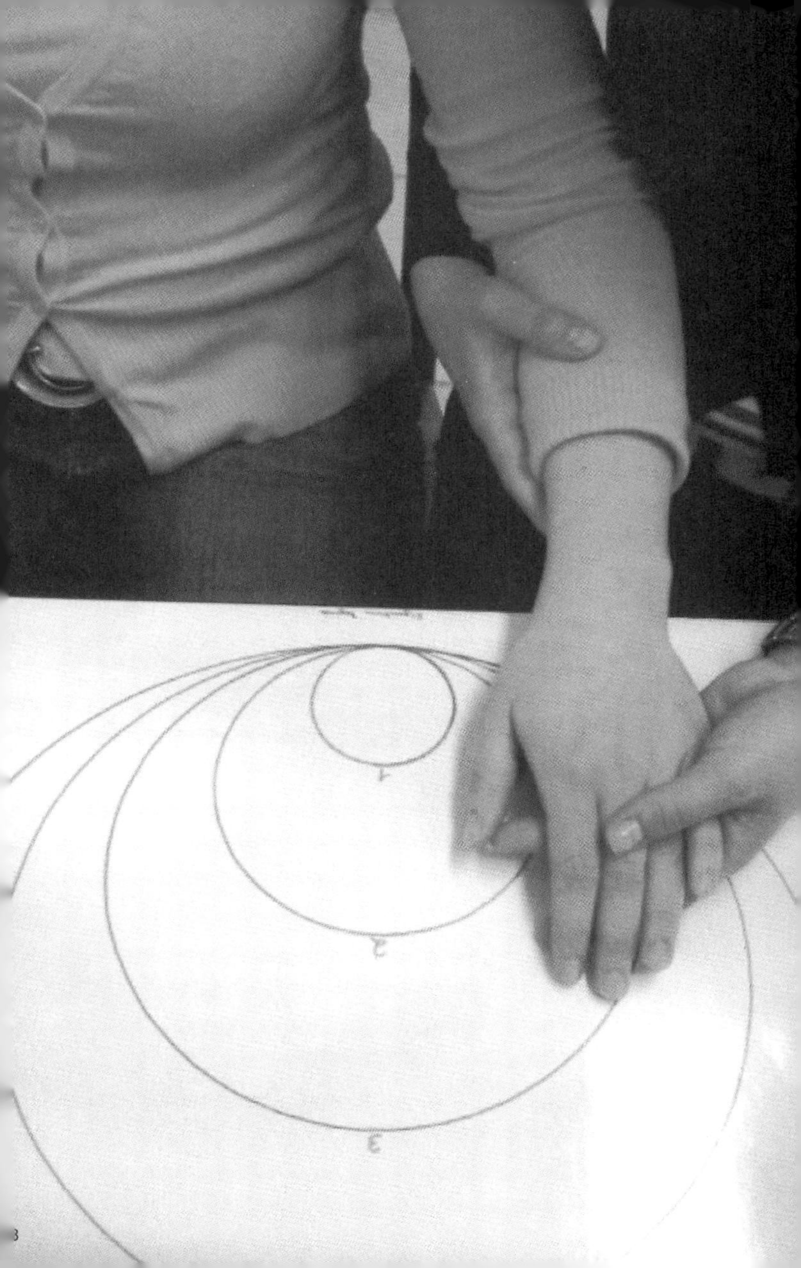
1
2
3

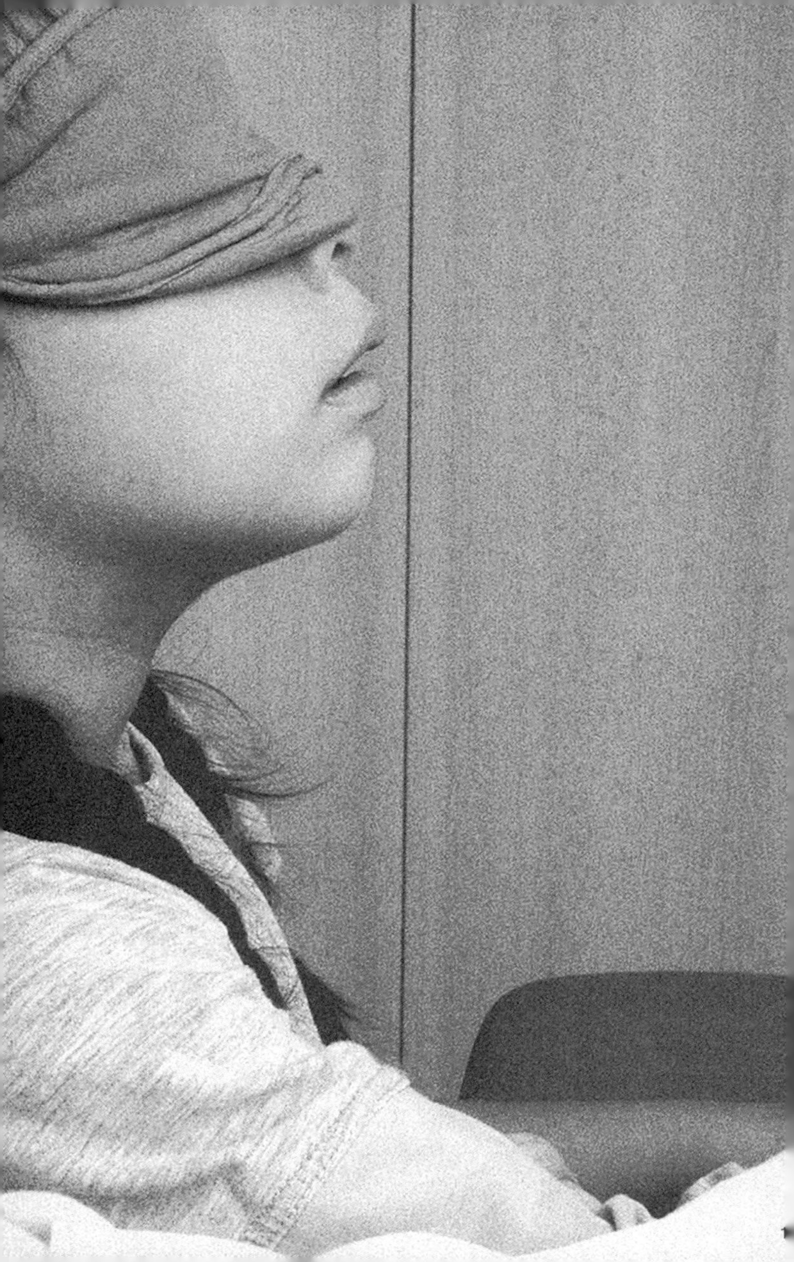

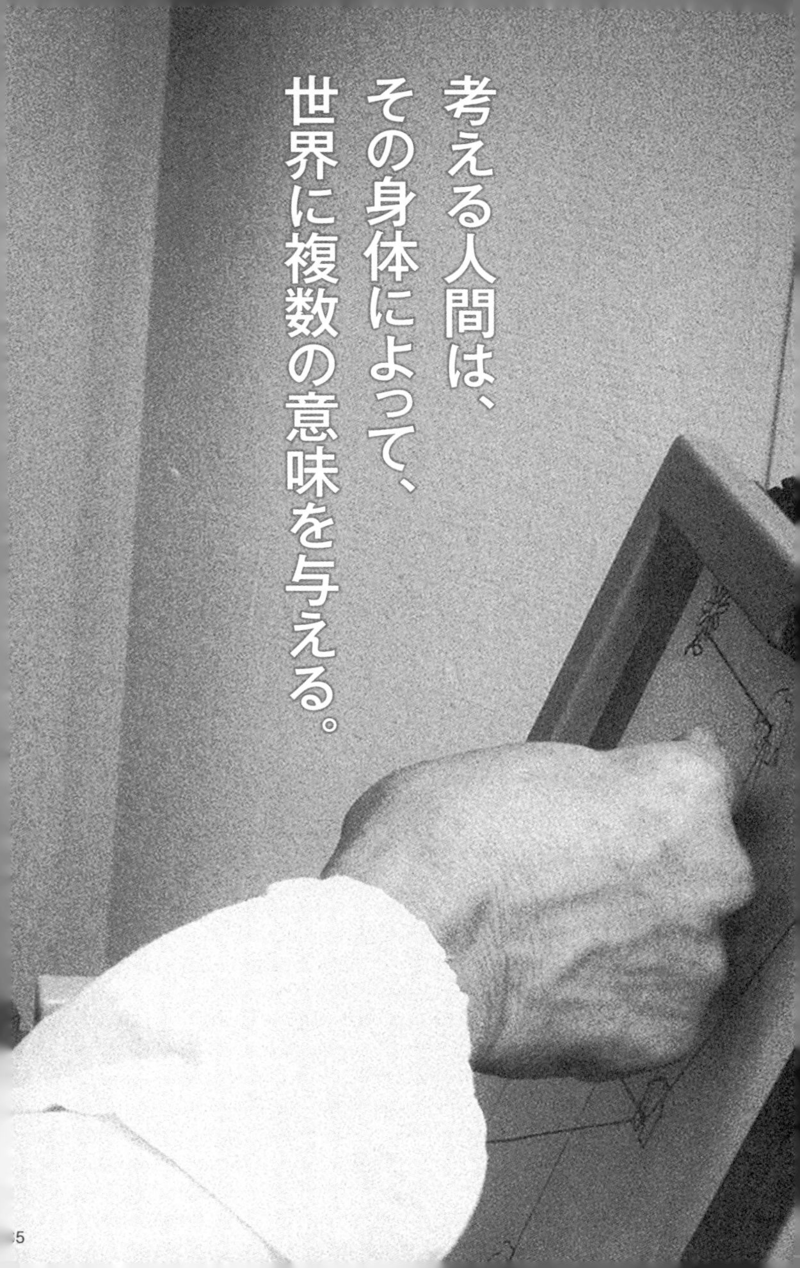

考える人間は、
その身体によって、
世界に複数の意味を与える。

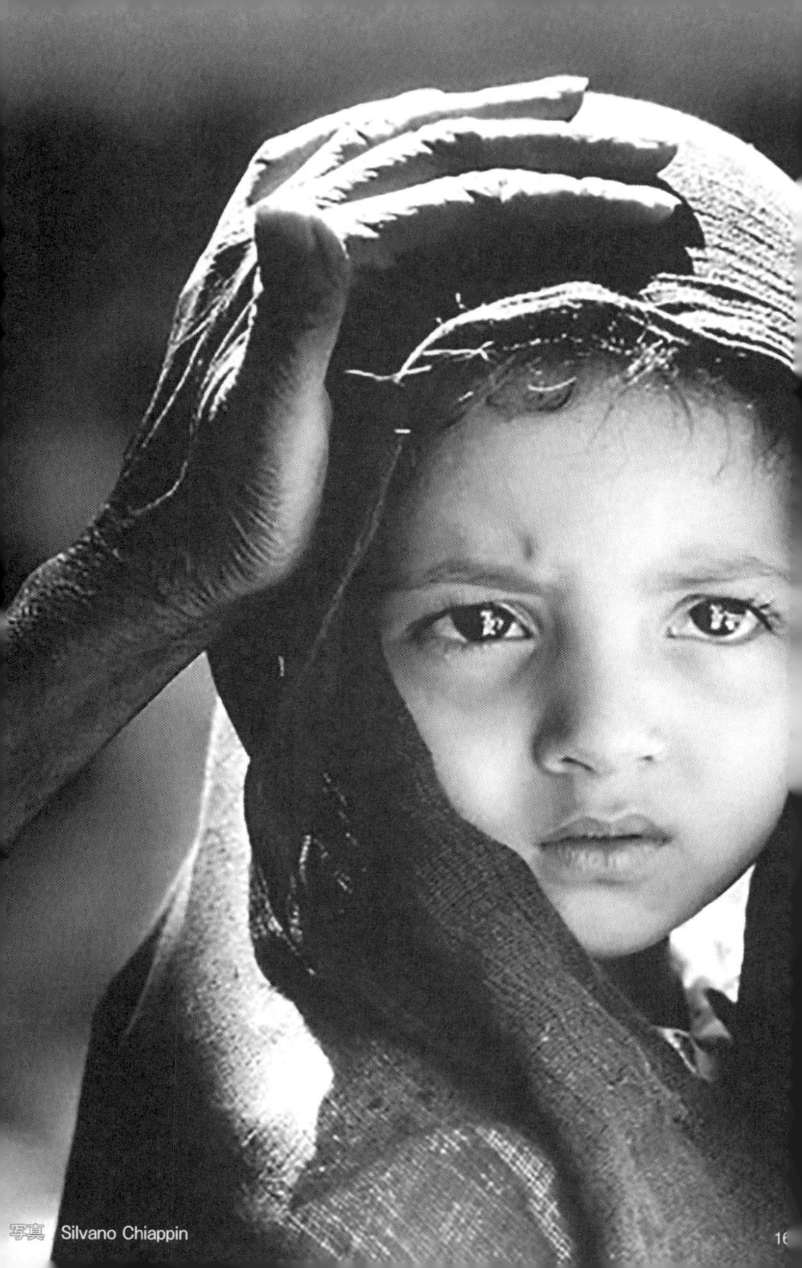

写真 Silvano Chiappin

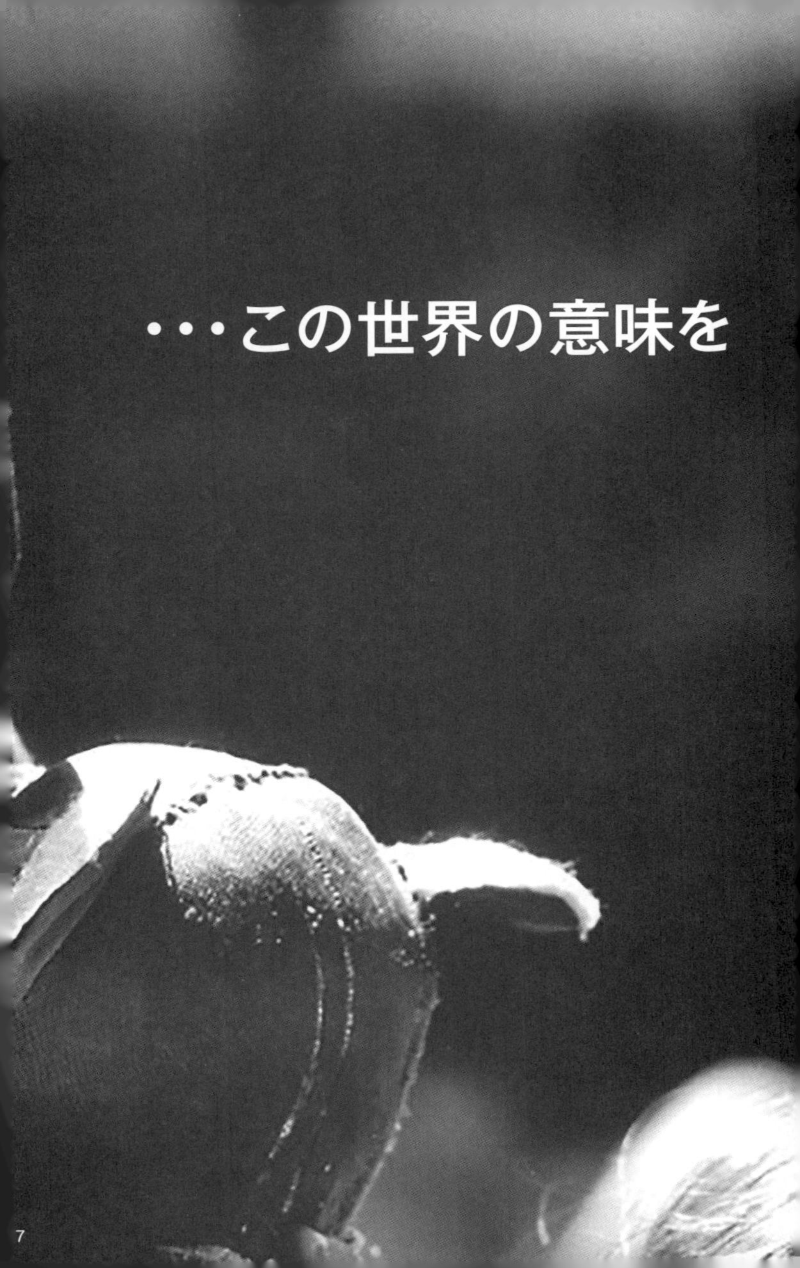
・・・この世界の意味を

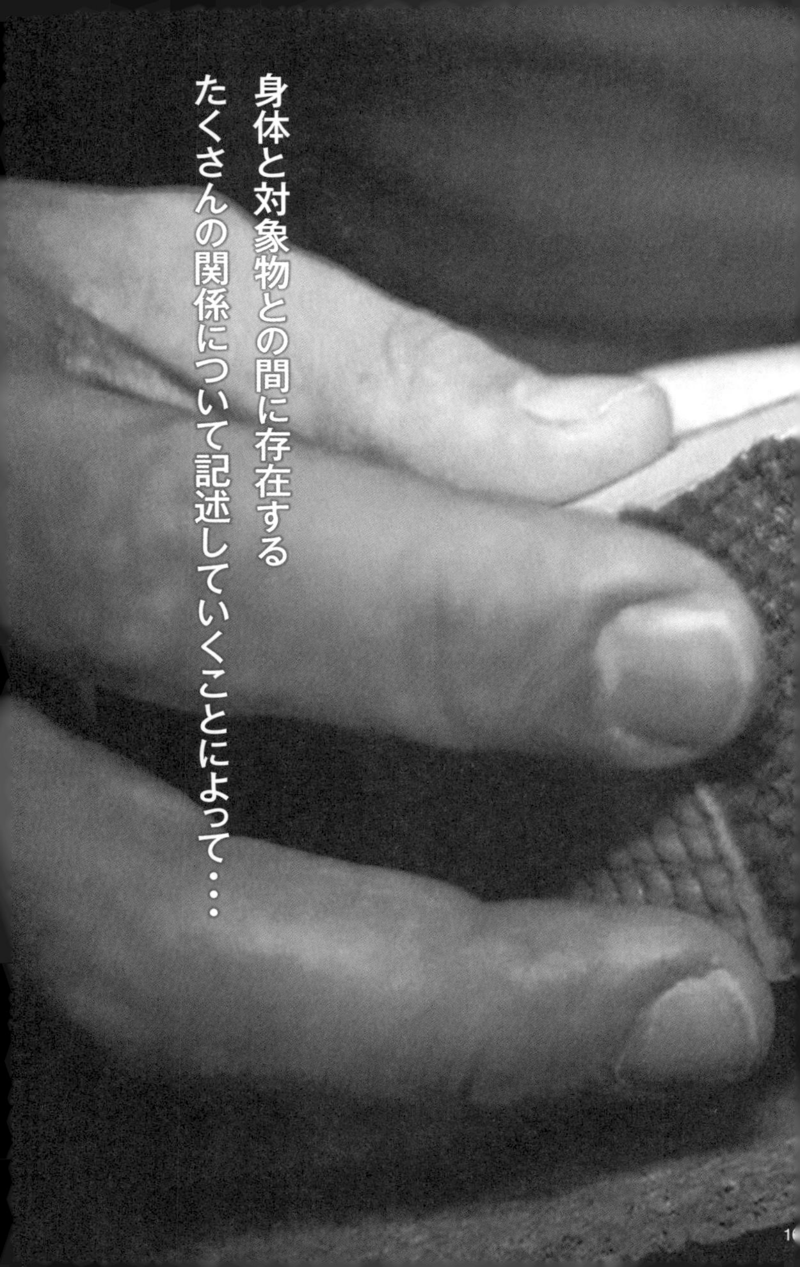

身体と対象物との間に存在する
たくさんの関係について記述していくことによって・・・

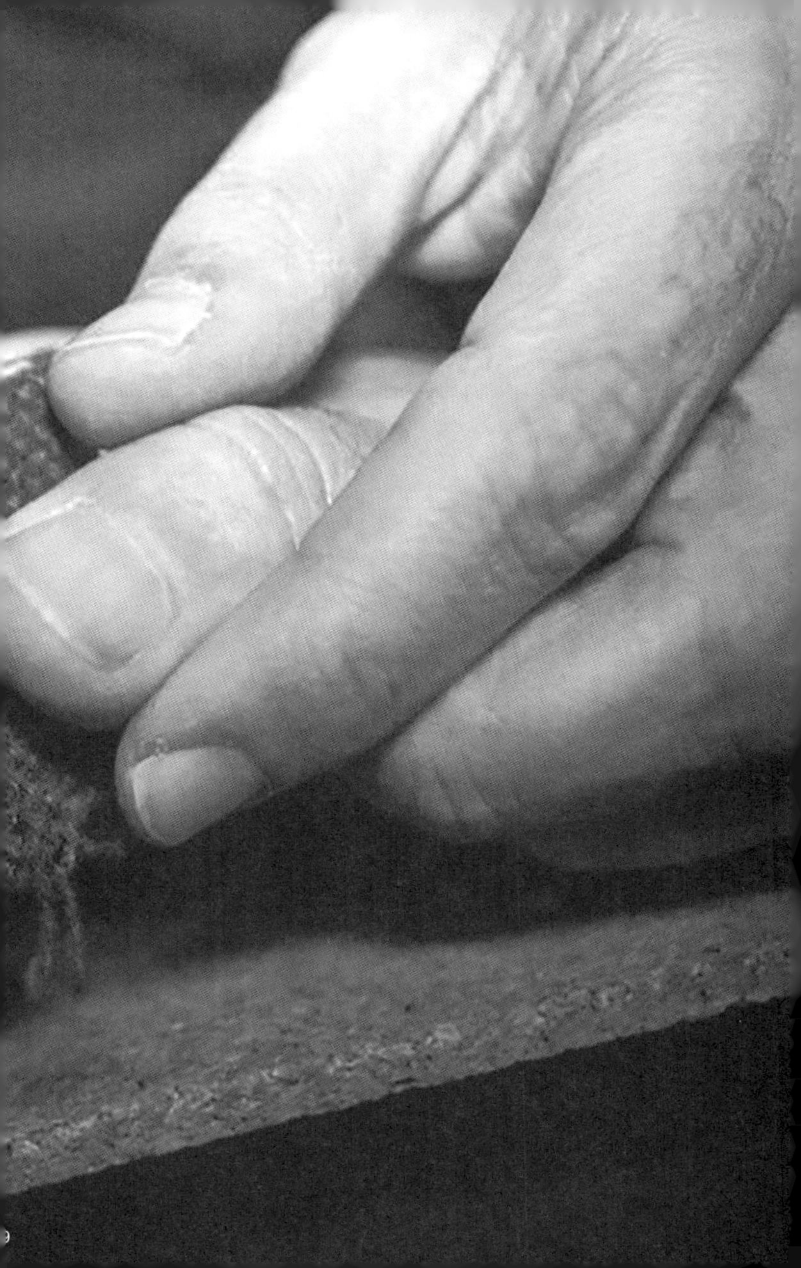

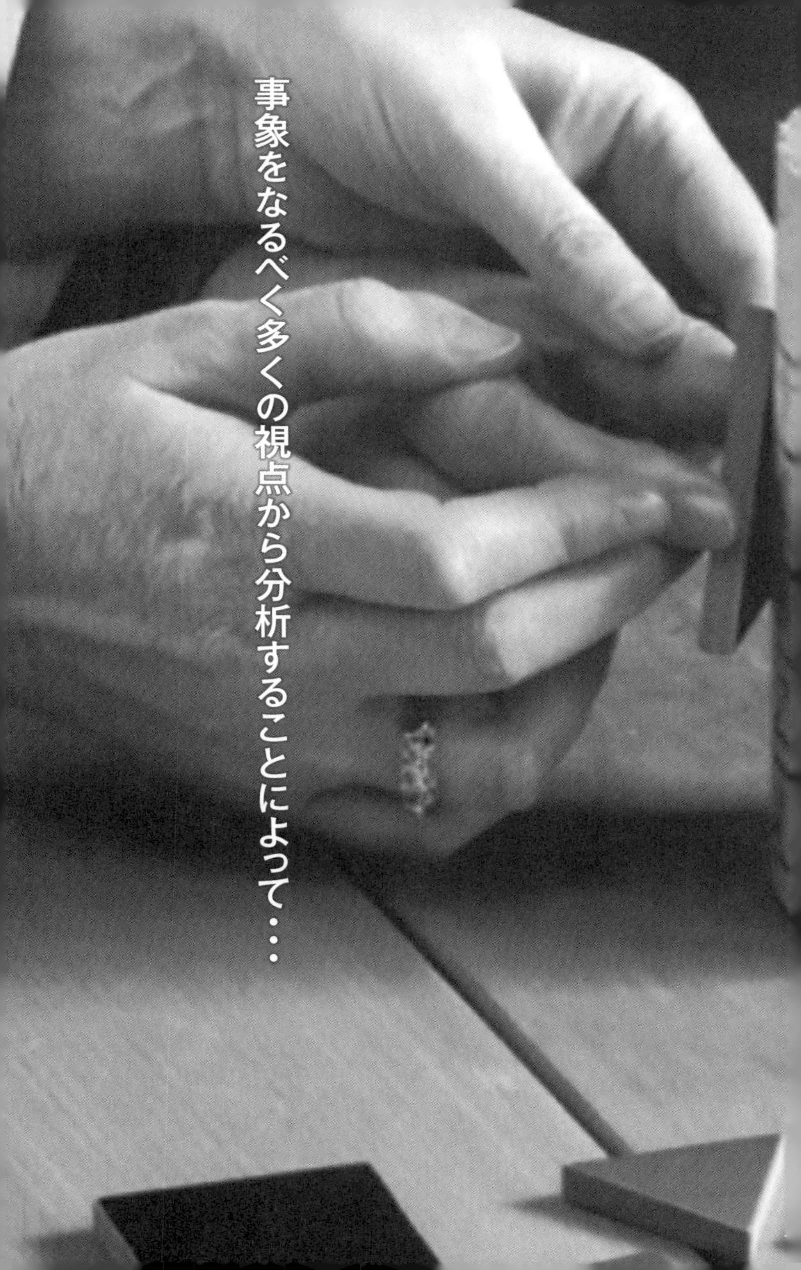

事象をなるべく多くの視点から分析することによって・・・

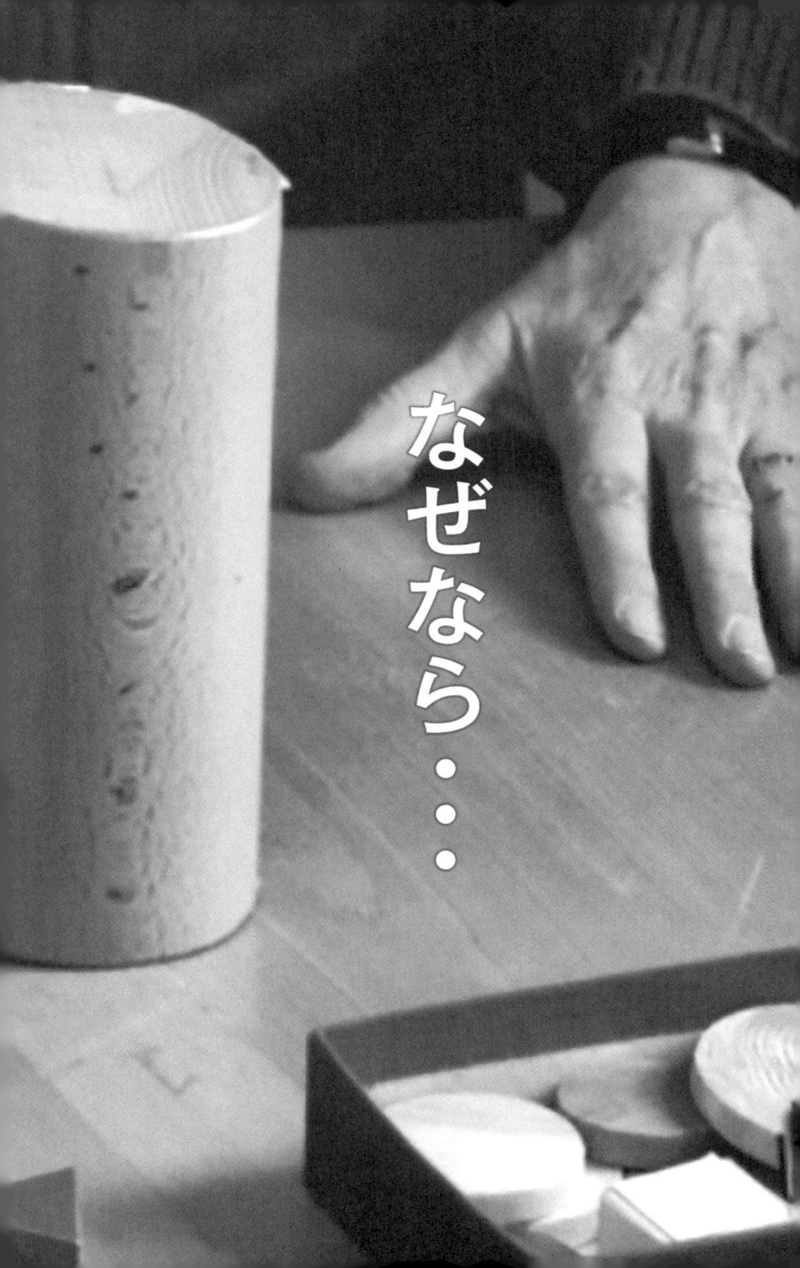

なぜなら・・・

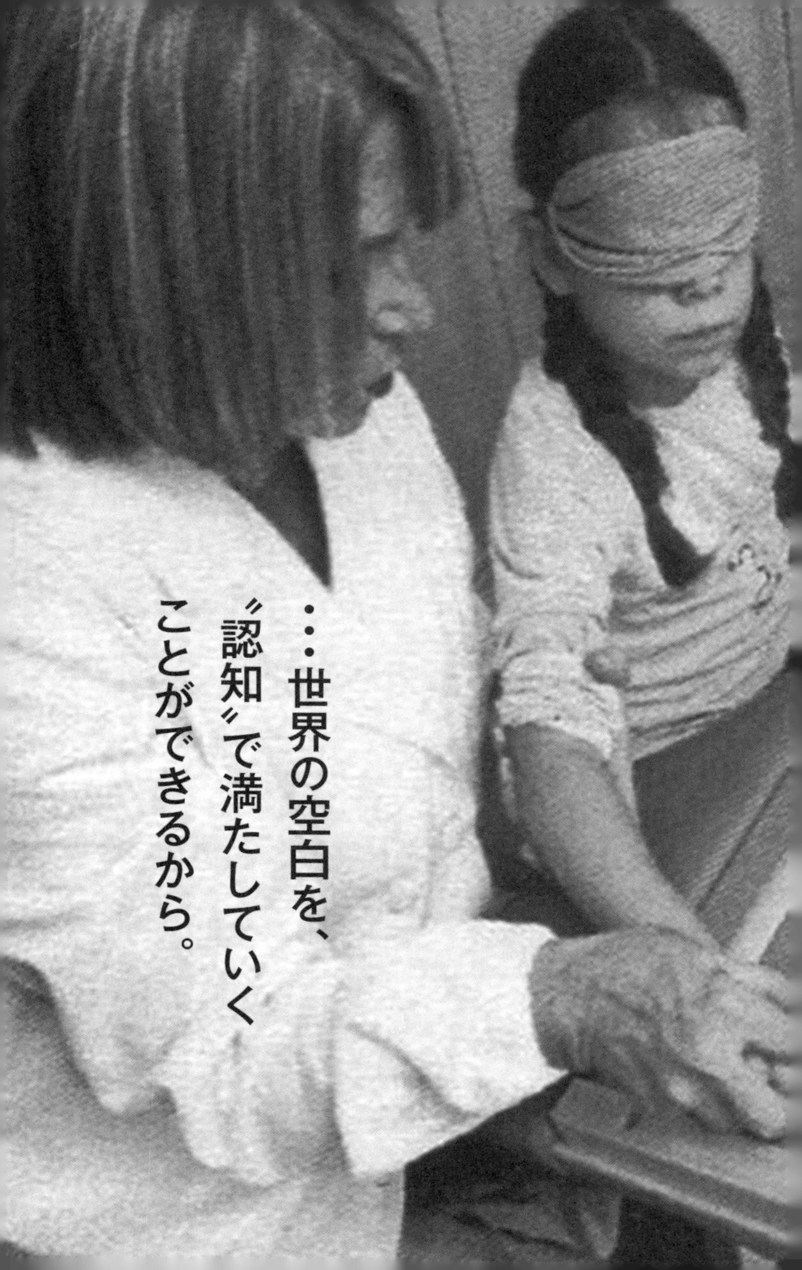

‥世界の空白を、
〝認知〟で満たしていく
ことができるから。

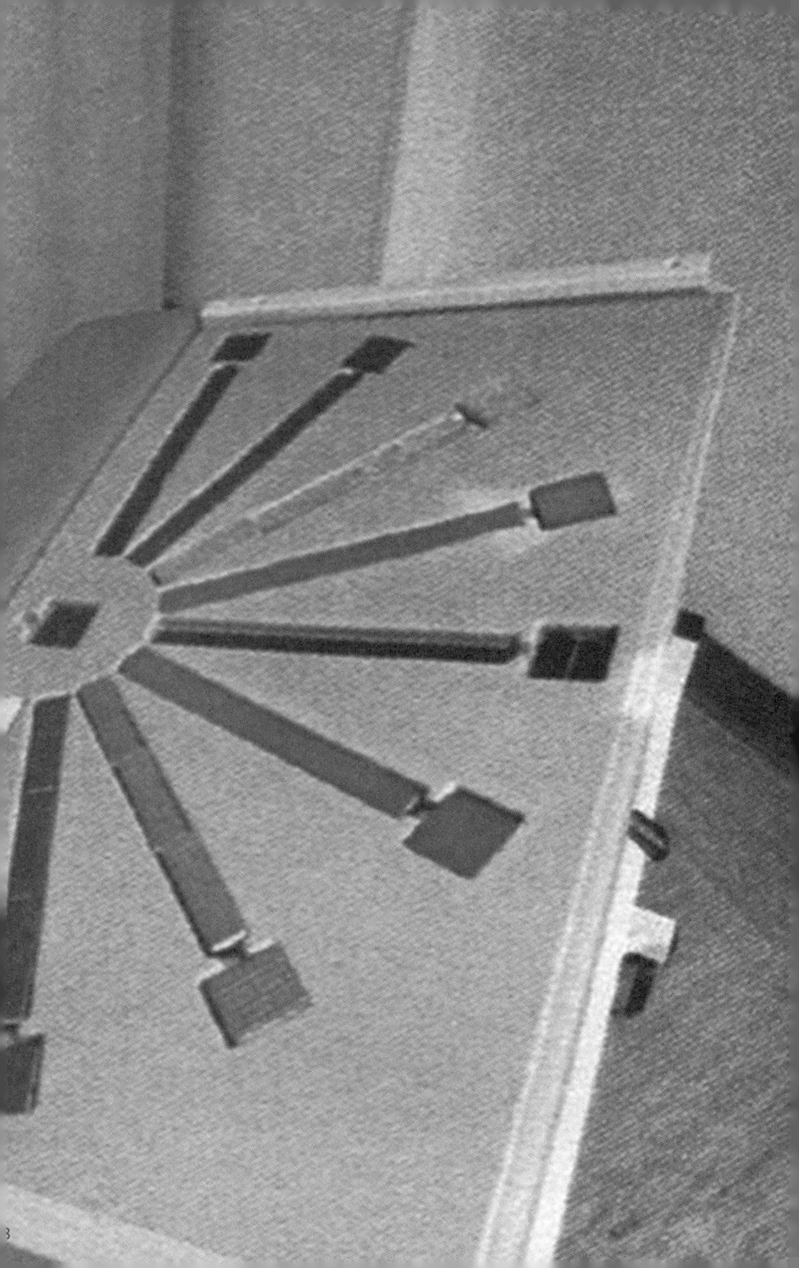

3

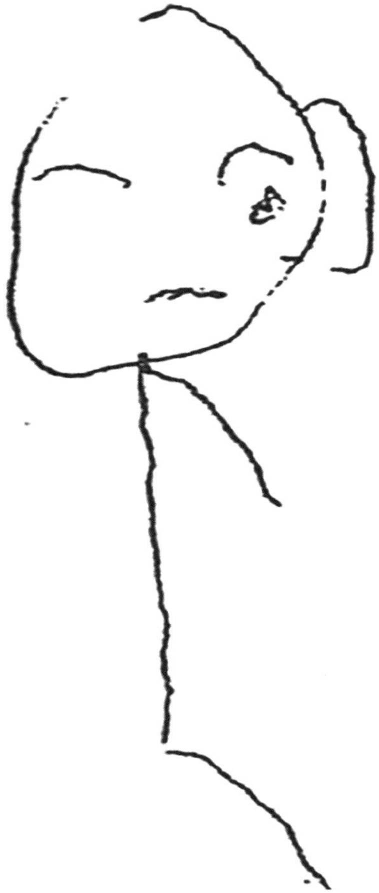

私の身体（半側空間無視患者の自画像、Miyamoto S）

# 身体の声を聴け！

患者の地平、患者の生きる世界は縮小しており、
世界との関係は部分的で、創造性に欠けている。

脳表象の可能性、意識の志向性のある活動、
外部環境に対する行為の減少が生じている。

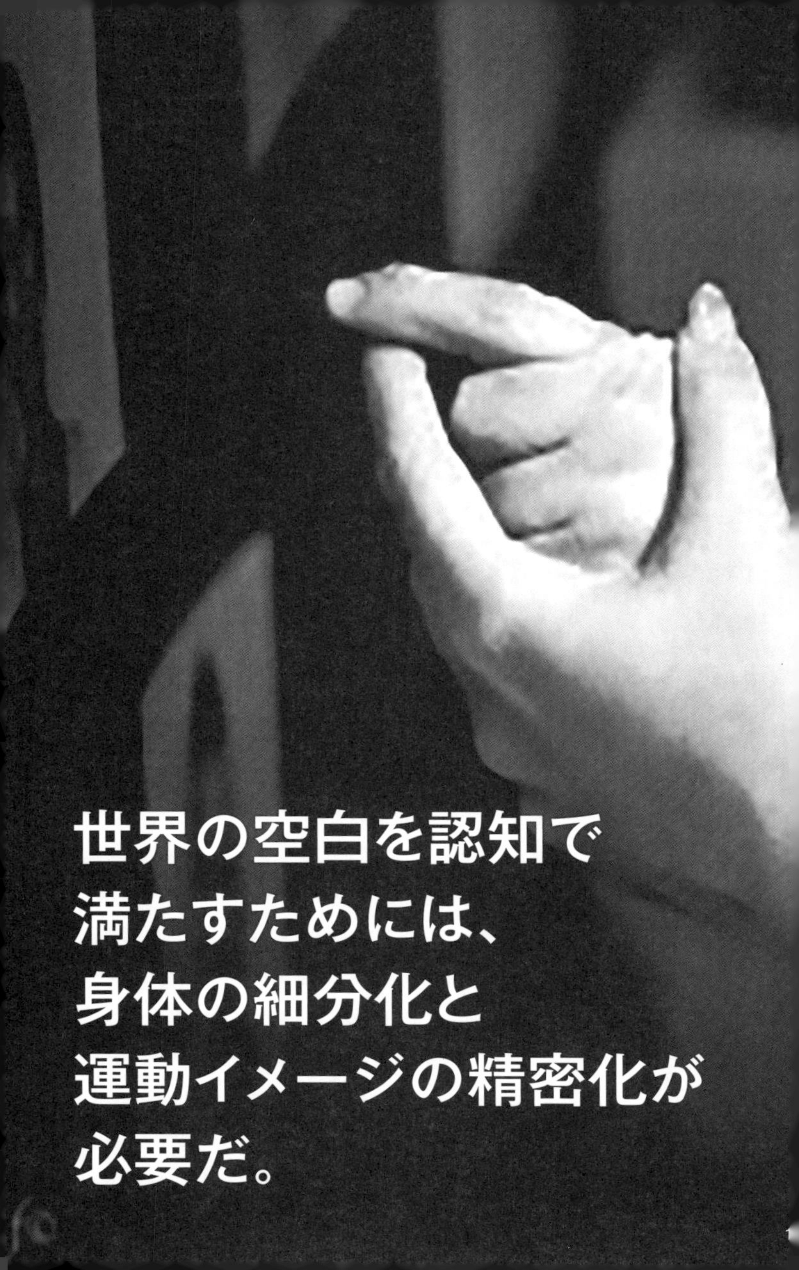

世界の空白を認知で
満たすためには、
身体の細分化と
運動イメージの精密化が
必要だ。

それは
「複数の関節を異なる方向に動かして世界を空間化する能力」と「行為を表象する能力」の学習に由来している。

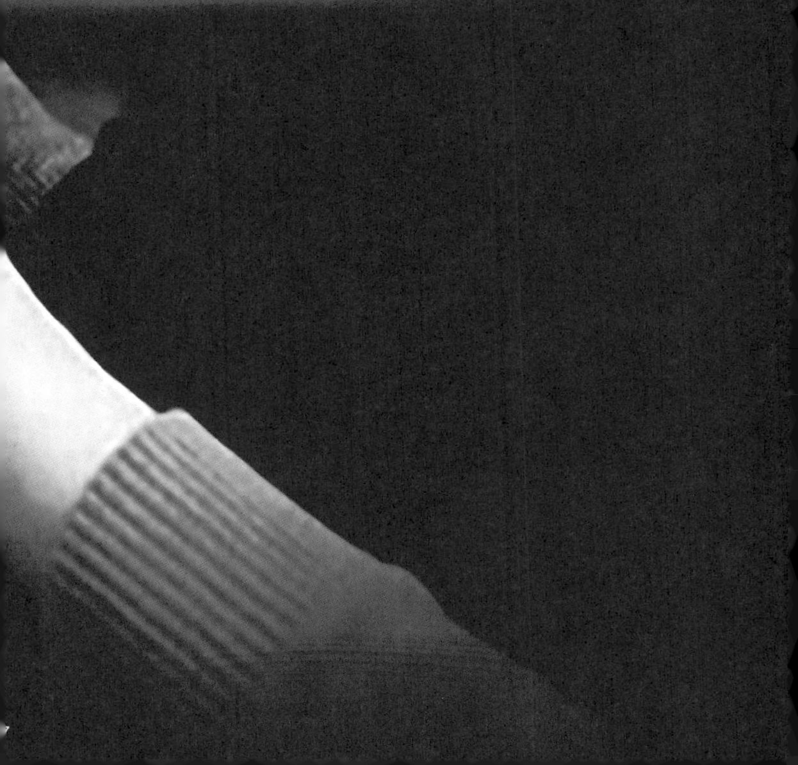

身体とその運動は、
精神の一部である。

人間がある一定の方法で感じ、思考し、判断し、心を動かされるのは、人間の身体がこのようにつくられているからである。

こうした身体があるから、そのように感じ、考え、心を動かすのである。

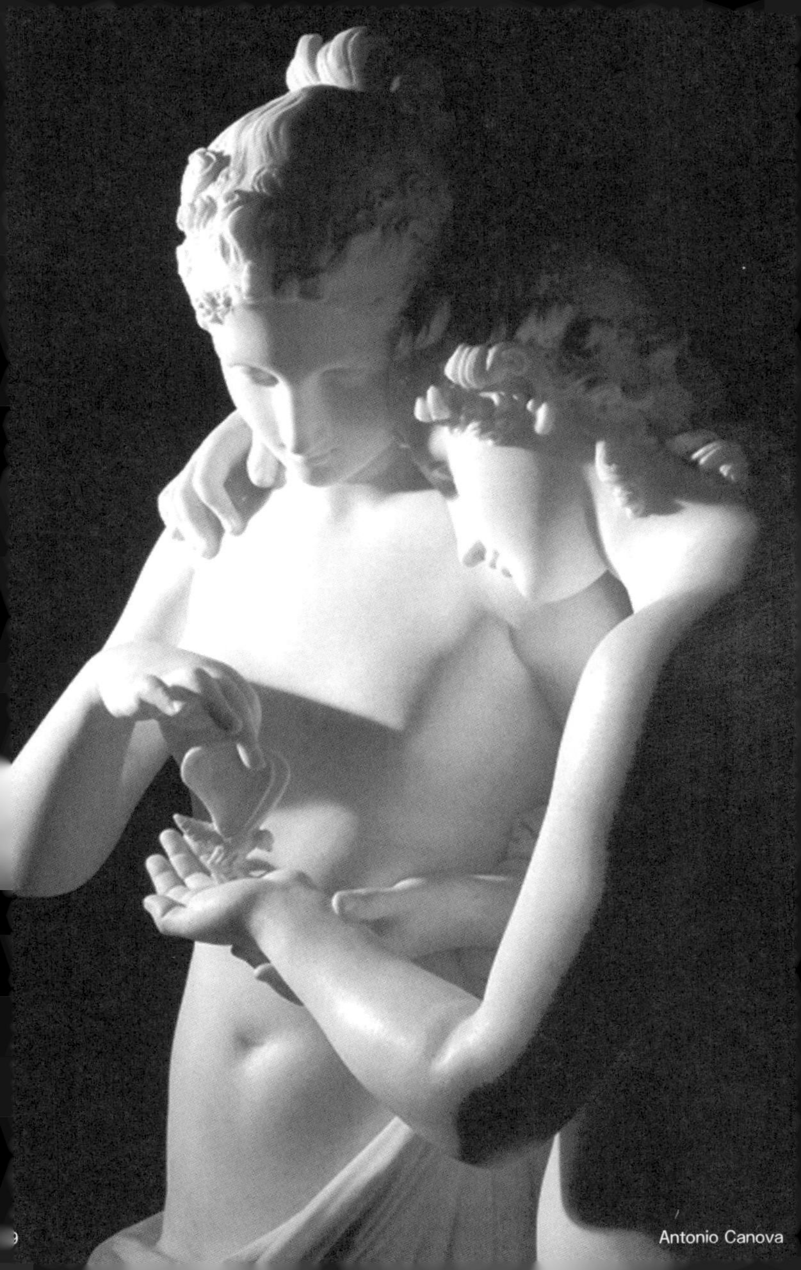

Antonio Canova

人間は、「認知を生きる」。

世界は、すでに
何かで満ちているのではなく、
これから満たしていくものである。

カルロ・ペルフェッティ　「身体と精神」より

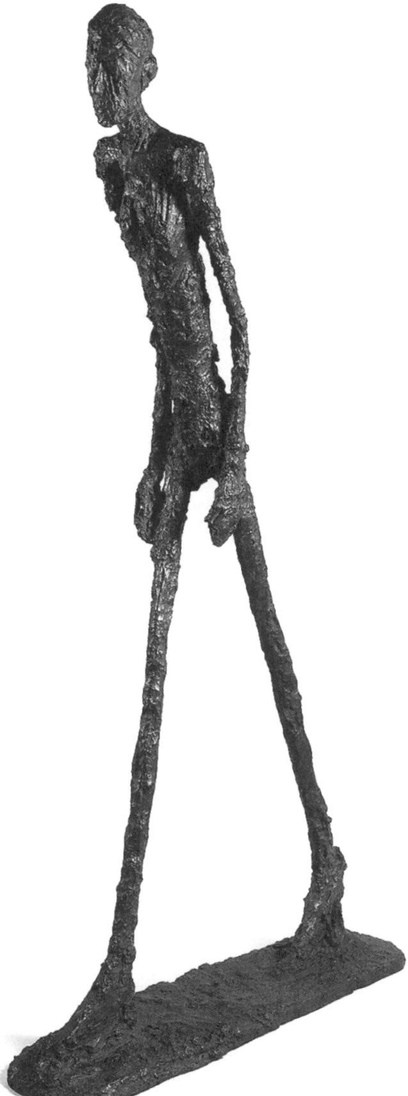

Alberto Giacometti

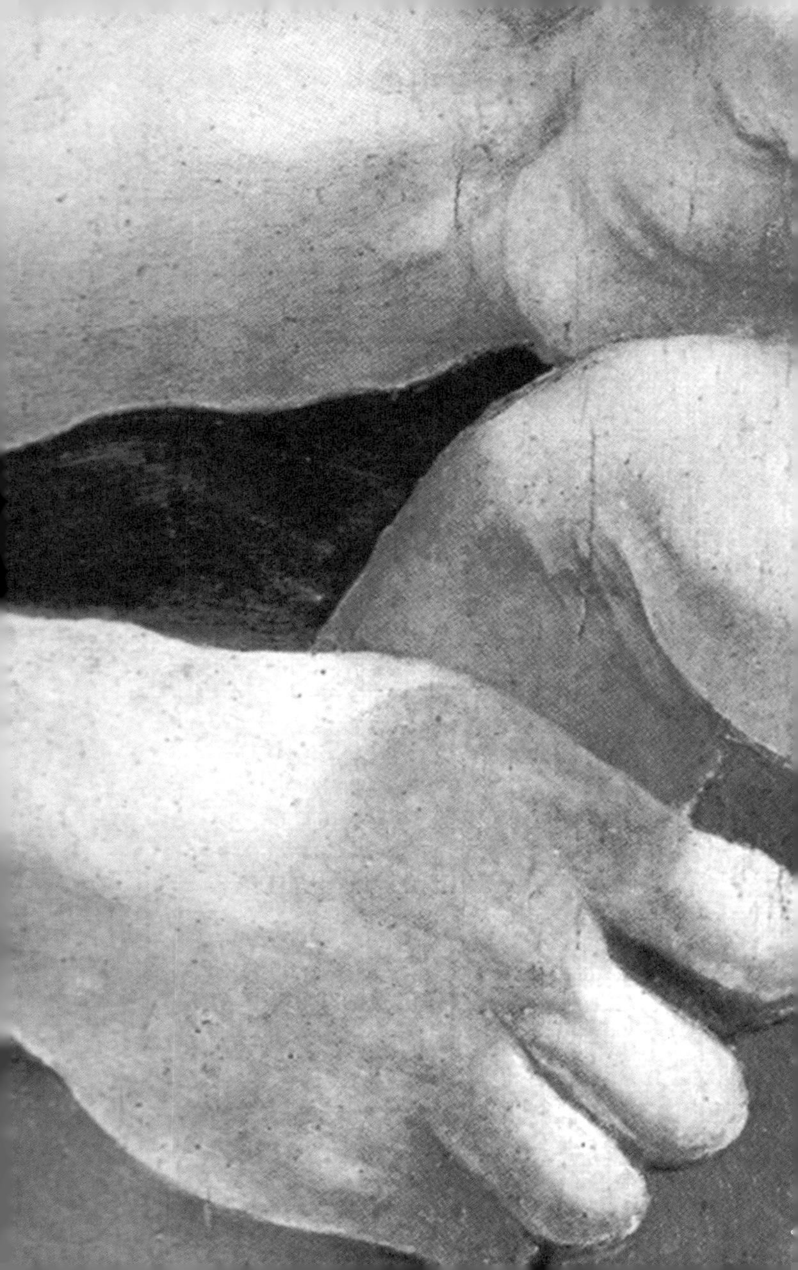

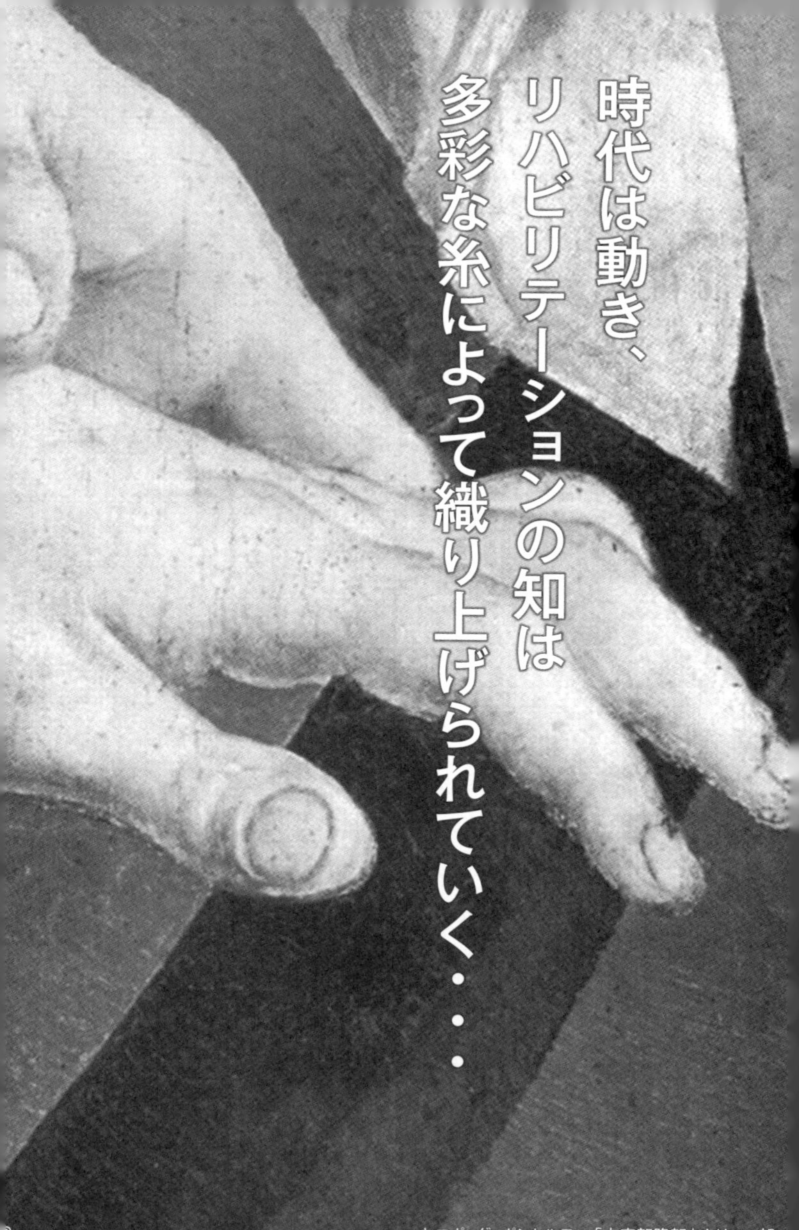
時代は動き、
リハビリテーションの知は
多彩な糸によって織り上げられていく・・・

ヤコポ・ダ・ポントルモ　「十字架降架」より、一部

片麻痺の臨床神経学・・・
足底の針刺激によって生じる反射運動は、中枢神経系の

言語学・・・
言語（ラング）は記号（シーニュ）の体系であり、記号はシ

心理学・・・
世界の意味は身体の比喩（メタファー）である。
身体に由来してつくられる人間の精神の認知構造を運動

現象学・・・
心的現象には志向性がある。心的現象は自身の内に対
表象においては何ものかが表象される。物質的現象は
意識とは、何ものかについての意識である。

神経現象学・・・
認知とは行為であり、行為とは認知である。

ロマンティック・サイエンス・・・
神経心理学は、脳の損傷のせいで対処が難しくなったり
見える世界の中で歩んで行こうと奮闘している、一人ひ

科学的認識論・・・
前提が間違っていることもあり得るのだという観念を一
ノウハウしか学ぶことができない。

質性疾患によると思われる。

フィアンとシニフィエからなる。

覚イメージ・スキーマという。

として何ものかを含む。
のような特性を示さない。

時には困惑するほど奇妙に
の患者についてのものだ。

欠いた人間は、

# 身体は、
# あらゆる意味生成の
# 根源である。

事物そのものへと立ち返るとは、認識がいつもそれについて語っている・・・あの認識以前の世界へと立ち返ることであって、一切の科学的規定は、この世界に対して抽象的・記号的・依存的でしかなく、それはあたかも森とか草原とか川とかがどういうものであるかを我々にはじめて教えてくれた風景に対して地理学がそうであるのと同様である。

モーリス・メルロ＝ポンティ　「知覚の現象学」より

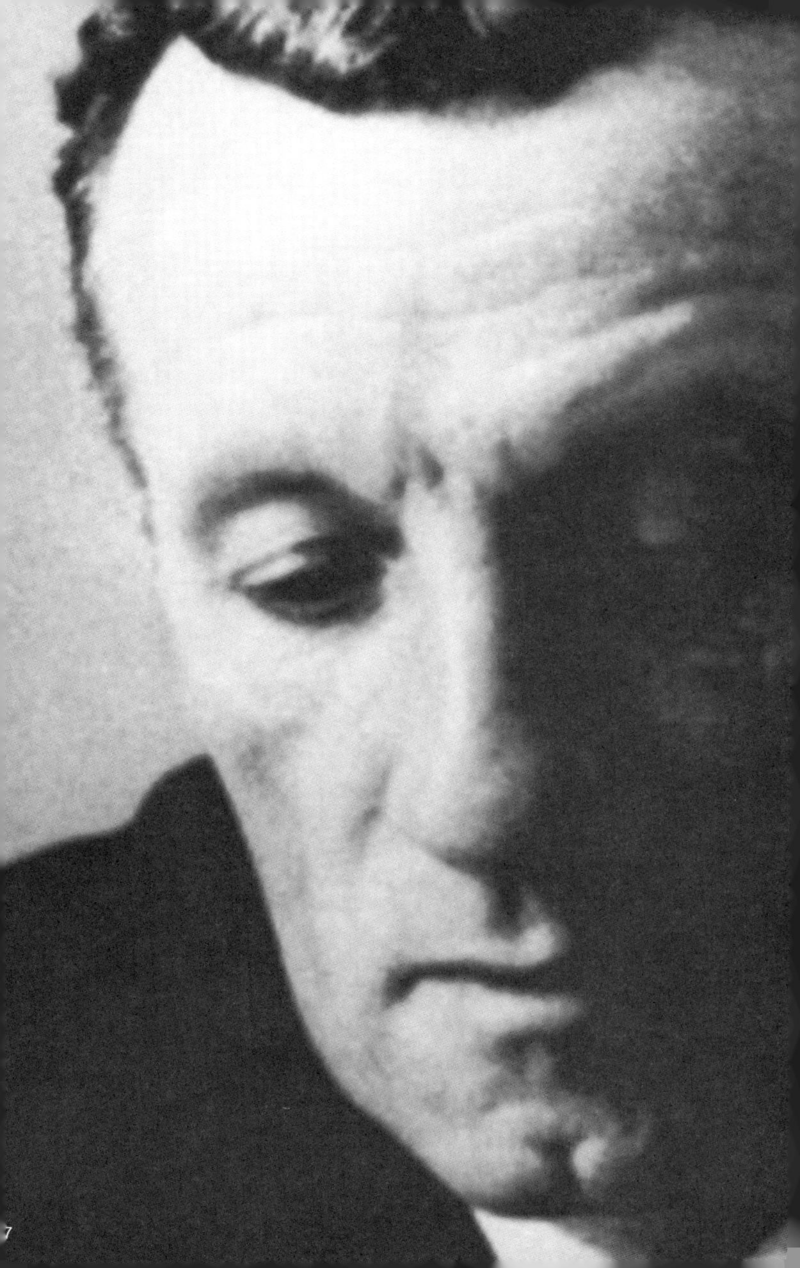

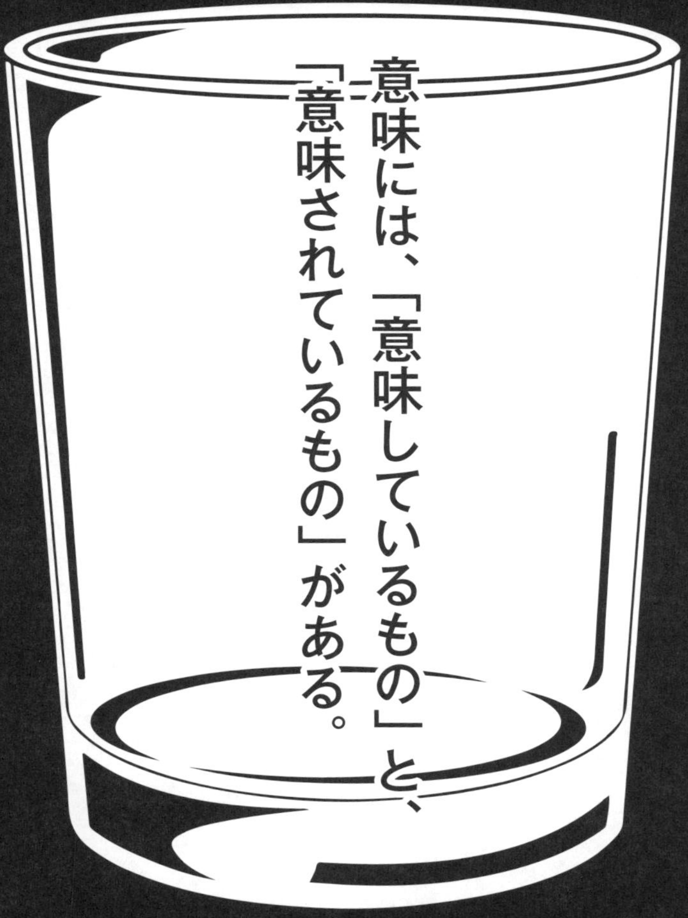

意味には、「意味しているもの」と、
「意味されているもの」がある。

## ■シニフィアン

（signifiant ＝記号表現＝能記）

シニフィアンとは「意味しているもの」

・・・たとえば、「グラス」

・・・つまり、「物体としてのグラス」、「文字」や「音声」

・・・その記号表現の恣意性（必然性）はない

## ■シニフィエ

（signifié ＝記号内容＝所記 ）

シニフィエとは「意味されているもの」

・・・たとえば、「丸い」、「硬い」、「容器」、「空洞」、「ガラス」

・・・たとえば、手で「触る」、「握る」、「取る」、「口に当てる」

・・・たとえば、水を飲む道具、水を入れる、水を飲む、
落とすと割れる、乾杯、テーブルの上に置く、
洗う、など

・・・つまり、グラスのイメージ、概念、意味内容、機能

・・・その記号内容には複数の意味がある

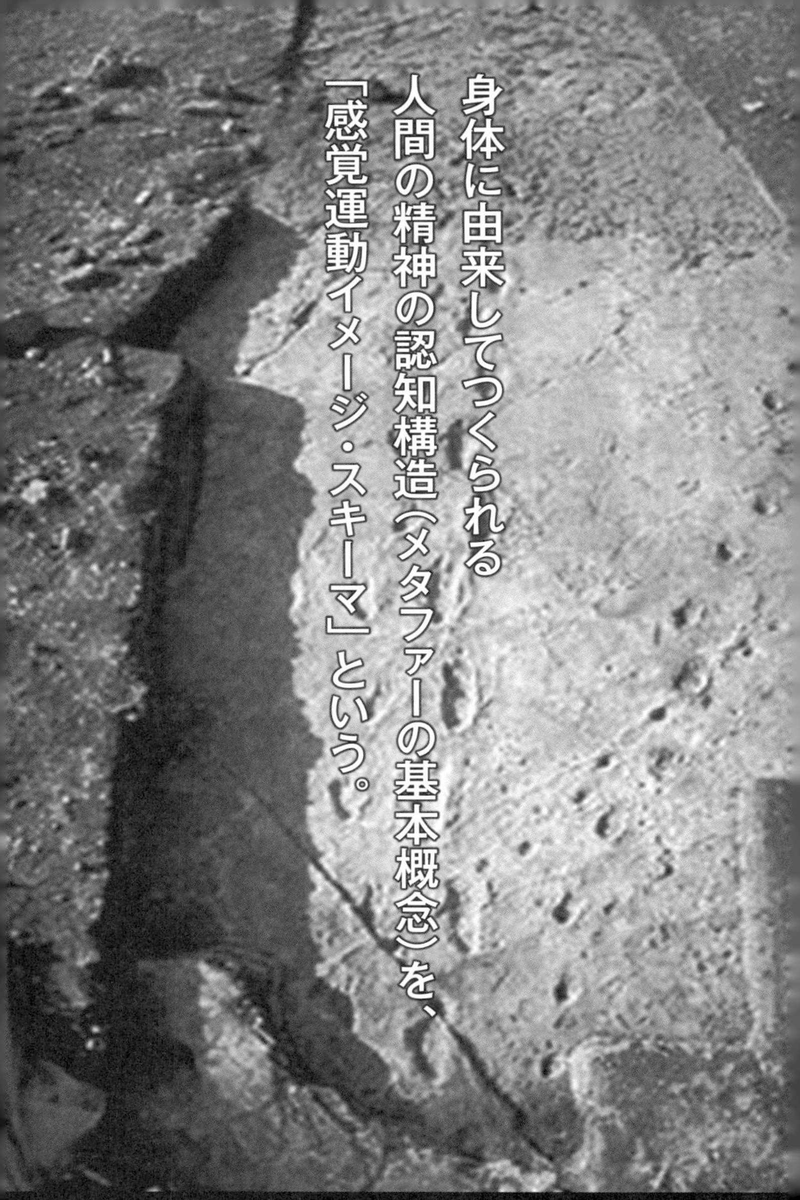

身体に由来してつくられる
人間の精神の認知構造（メタファーの基本概念）を、
「感覚運動イメージ・スキーマ」という。

Encarta Encyclopedia, Photo Researchers, Inc / John Reader

## 精神はメタファー的拡張によって生まれる

（Lakoff and Johnson, 1990）

1）容器図式

・・・内部・境界・外部

2）部分－全体図式

・・・全体・部分・形態

3）連結図式

・・・接続

4）中心－周辺図式

・・・実体・中心・周縁

5）起点－経路－目標図式

・・・出発点・方向・目的地

6）上－下図式

・・・高位・中位・低位

7）前－後図式

・・・前進・後退

8）左－右図式

・・・自己中心座標・他者中心座標

認知とは行為であり、
行為とは認知である。

認知とは
世界の表象ではなく、
世界を生み出すことである。
(Varela, 2000)

# 身体化された認知
(embodied cognition)

■身体化された認知は、主体が自分の身体に対してもつ複数の表象モダリティ間でつくりだされる関係の総体に対応するものと理解できる。

■主体は自分の身体についての一連の表象を有しており、その表象それぞれが多種の知覚モダリティに対応している。

■体性感覚表象、視覚表象、聴覚表象、言語表象、メタファー表象、前庭覚表象、嗅覚表象などである。

■これらの表象が互いに関係し合い、解釈された情報や記憶された情報と関係し合って行為が創発される。

■そして、この「身体化された認知」に根ざして、私たちは世界と「志向性をもった関係」を構築している。

## 認知のヒエラルキー

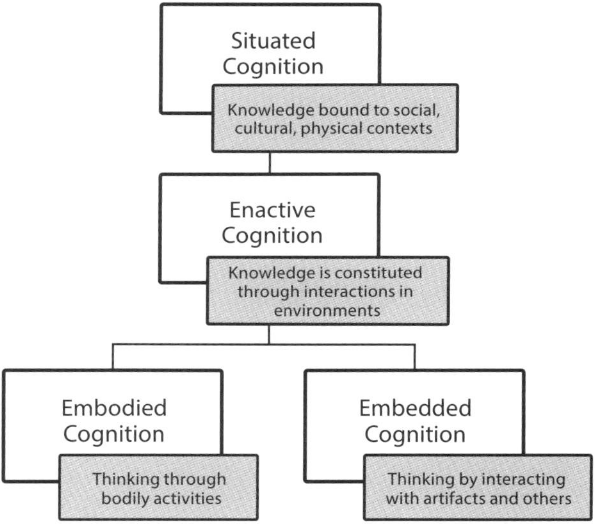


Malinin LH, 2016

■状況的認知

社会、文化、身体的な文脈をつくる知識。

この認知活動は人間が自らの状況をつくりだすことによって成立する。

■行為による認知

身体と環境の相互作用を介して構築される知識。

この認知活動は知覚ー行為ループの経験に由来してつくりだされる。

■埋め込まれた認知

物体や他者への興味に根ざした思考。

この認知活動は環境に根ざして生きる世界をつくりだす。

■身体化された認知

身体活動に根ざした思考。

この認知活動は身体に根ざして抽象的な概念をつくりだす。

# 運動野と感覚野の表象（身体部位再現）

## 「ホムンクルス」説

運動野と感覚野の身体部位再現（representation）は、単一である。

➡筋再現の単一鍵盤支配型モデル

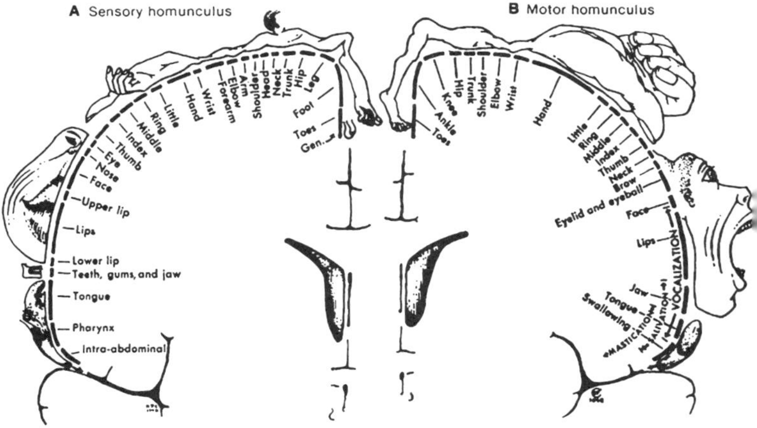


Penfield W & Rasmussen T, 1950

# 「Cortical Piano説」

## 運動野と感覚野の身体部位再現（representation）は、複数である。

➡運動パターン再現の多重鍵盤支配型モデル

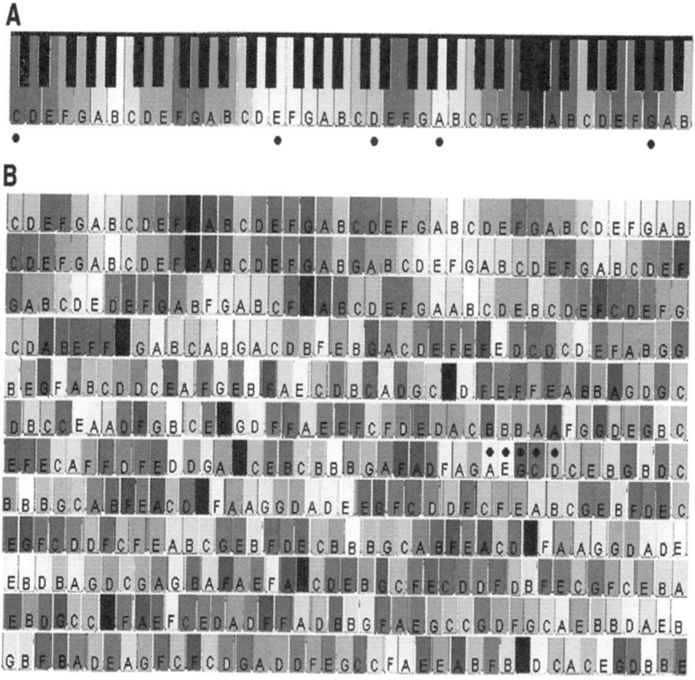


Schieber MH, 2001

# 大脳皮質の神経可塑性

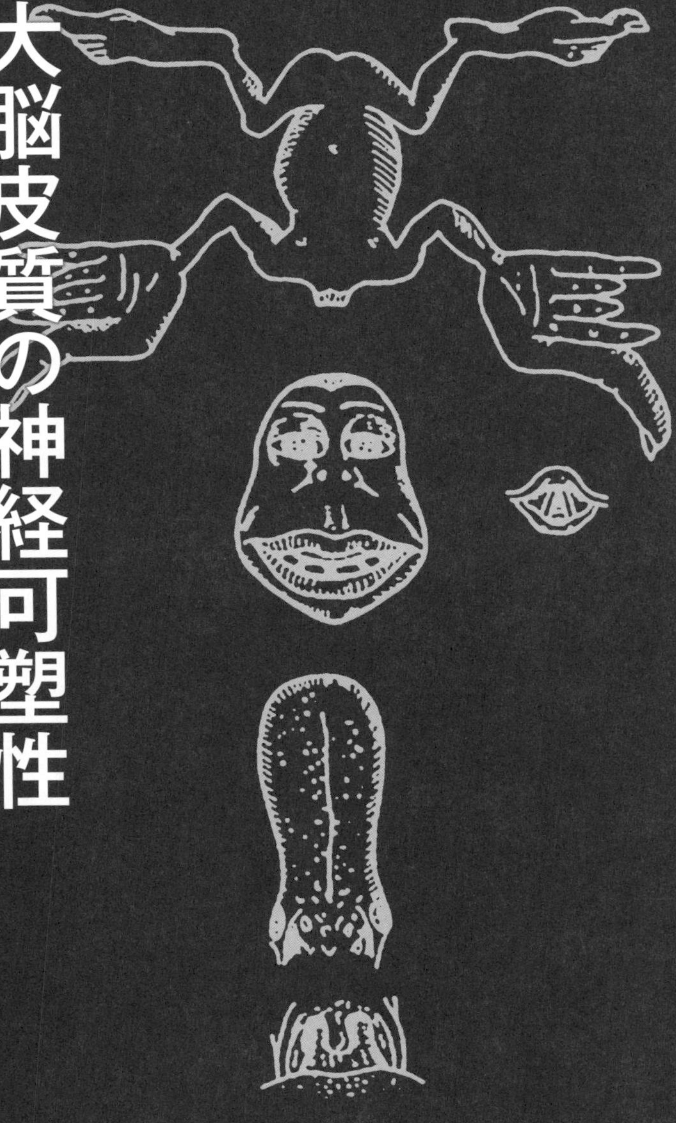

Penfield W & Rasmussen T, 1950

# 経験は脳を改変する

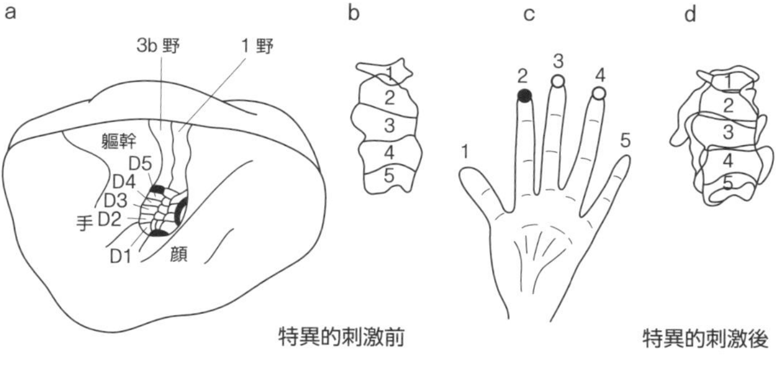


**感覚野における可塑性**（MerzenichとKaasらによる、1979）

**ヨザルの手指はaのように体性感覚野の3b野と1野に再現されている。その領域における訓練前（b）と訓練後（d）の結果が示されている。ヨザルは1日に1時間、第2指、第3指、ときどき第4指を用いて円盤を回転するように訓練する、3カ月後、刺激された指を再現する領域が拡大した。**

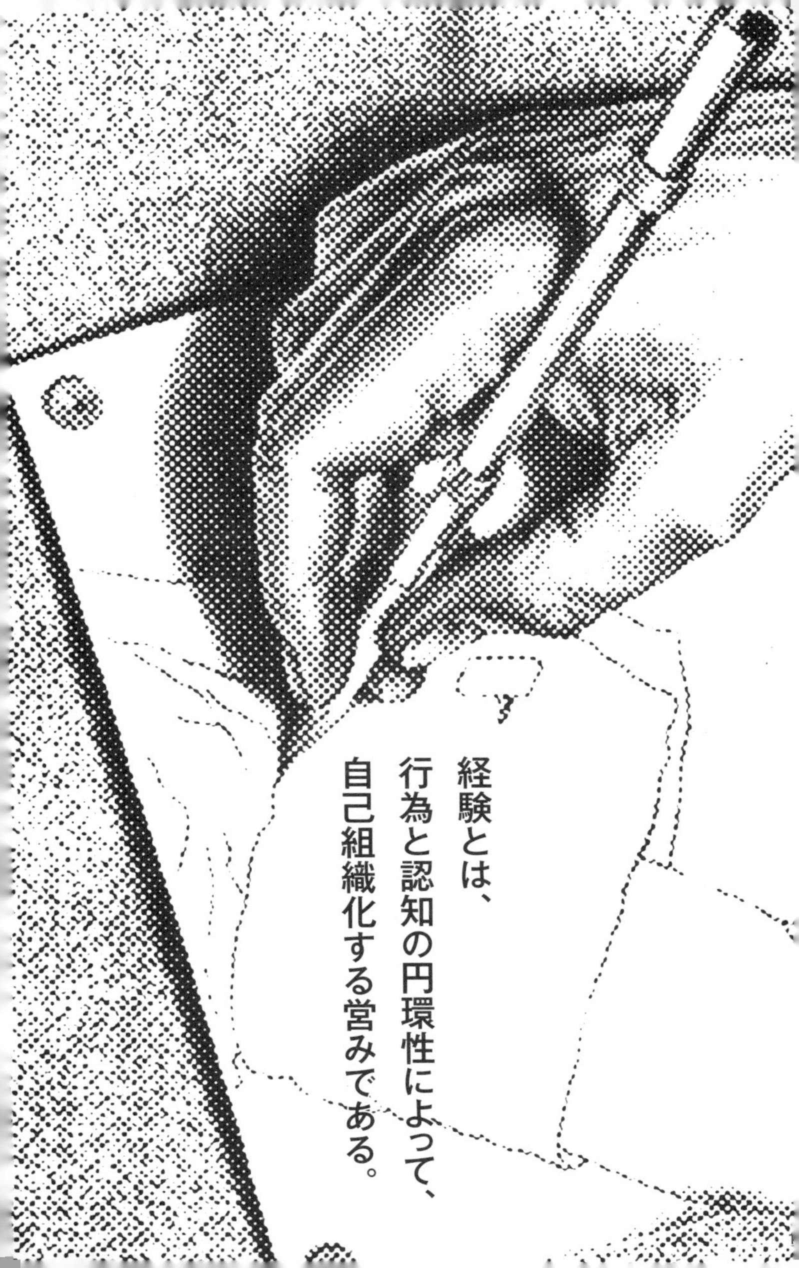

経験とは、
行為と認知の円環性によって、
自己組織化する営みである。

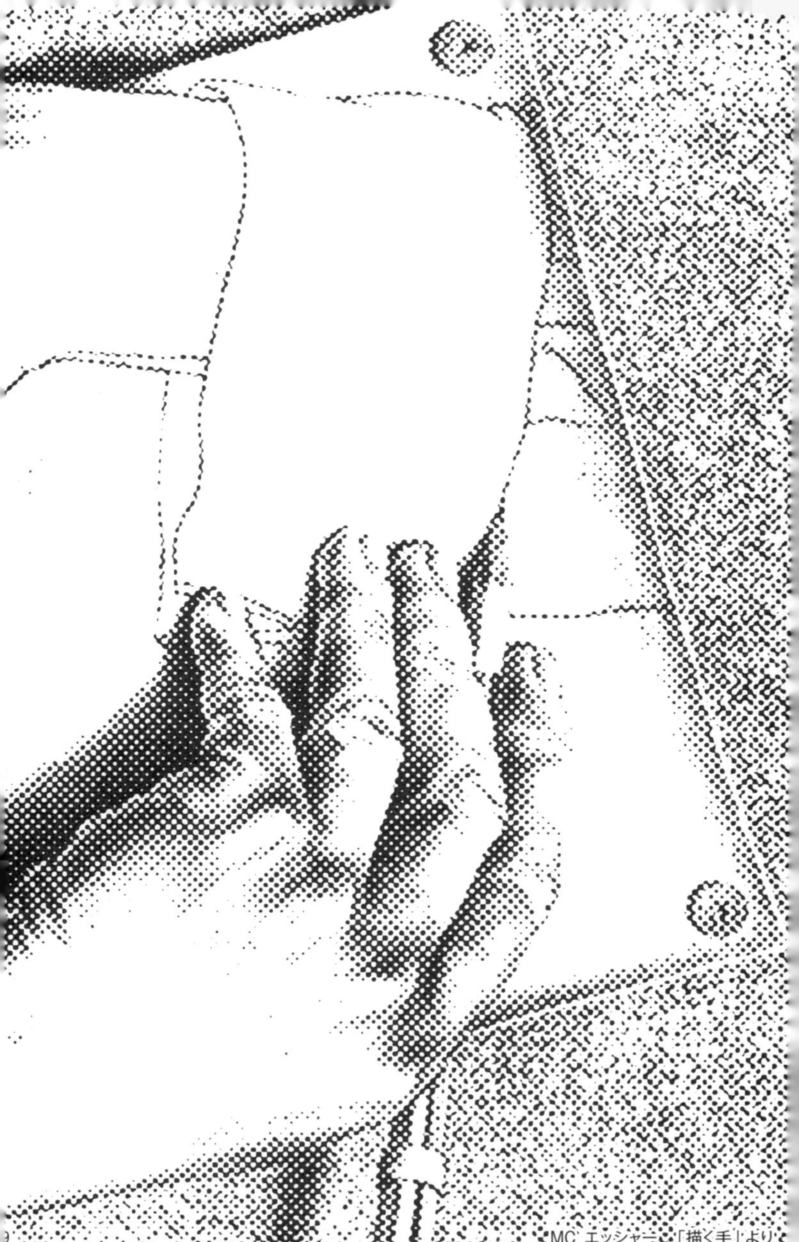

MC エッシャー「描く手」より

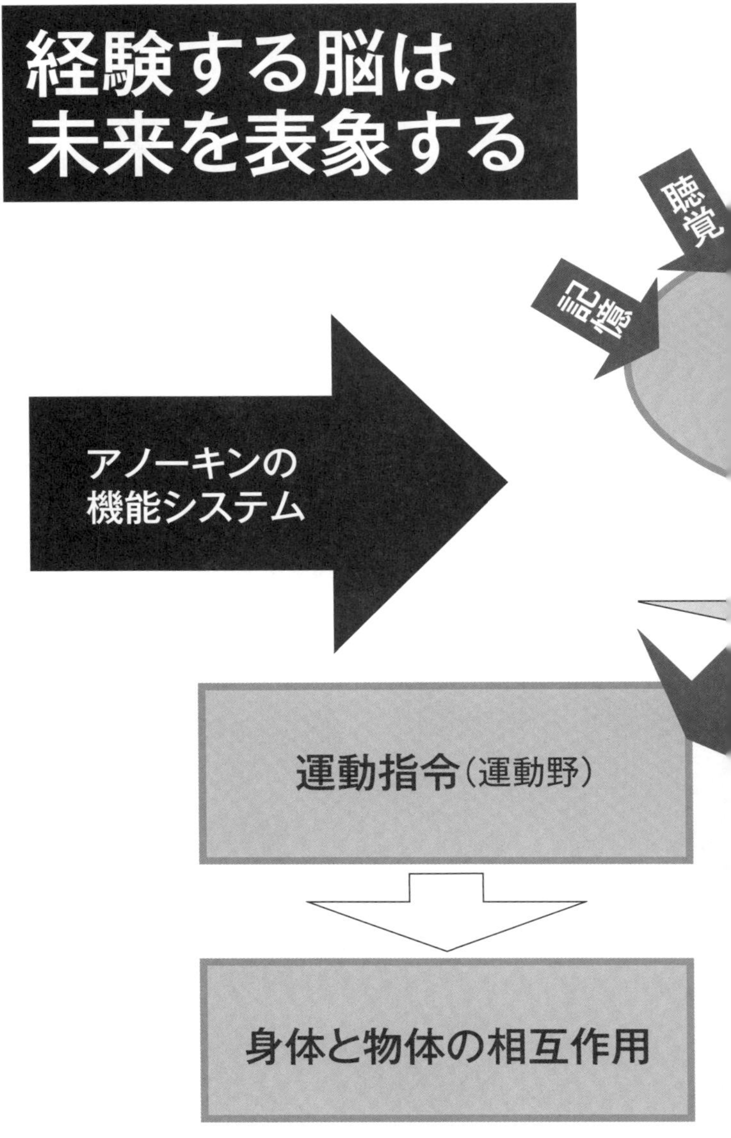
経験する脳は
未来を表象する
聴覚
記憶
アノーキンの
機能システム
運動指令（運動野）
身体と物体の相互作用

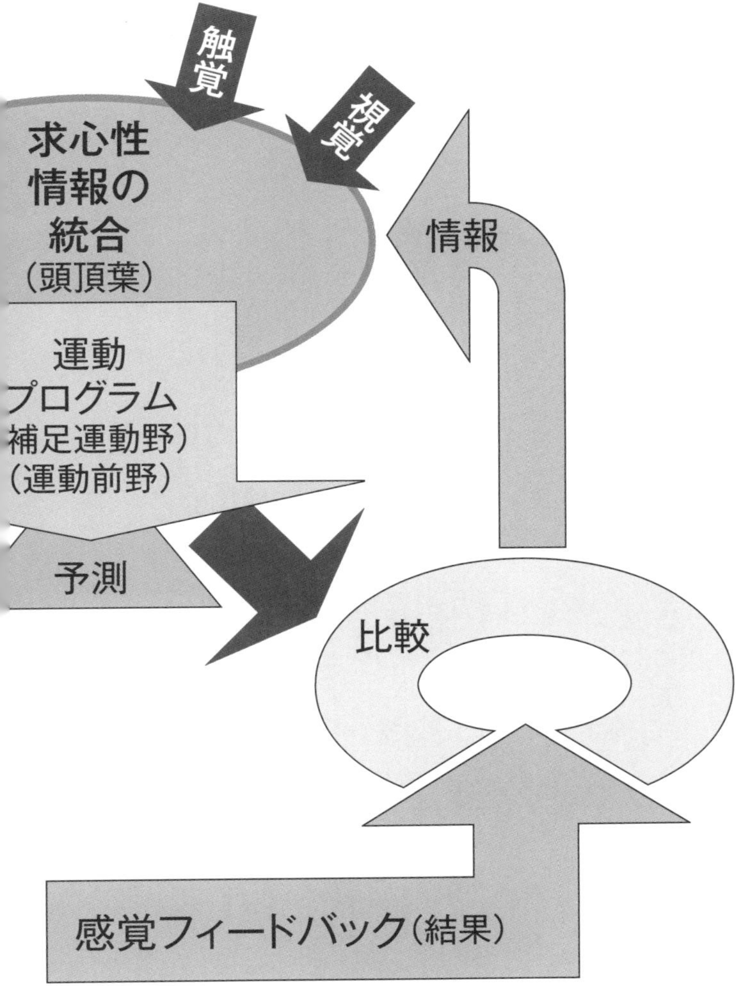
触覚
視覚
求心性
情報の
統合
（頭頂葉）
運動
プログラム
補足運動野）
（運動前野）
予測
情報
比較
感覚フィードバック（結果）

# 脳地図のどこに

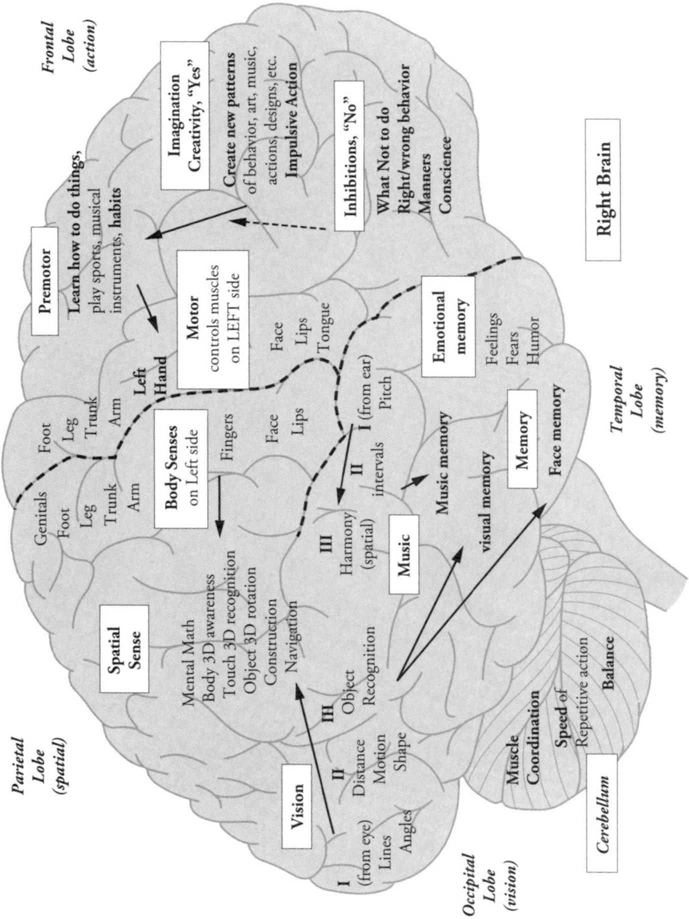

Frontal Lobe (action)
Imagination Creativity, "Yes"
Create new patterns of behavior, art, music, actions, designs, etc.
Impulsive Action
Inhibitions, "No"
What Not to do
Right/wrong behavior
Manners
Conscience
Right Brain
Premotor
Learn how to do things, play sports, musical instruments, habits
Motor controls muscles on LEFT side
Face
Lips
Tongue
Left Hand
Arm
Trunk
Leg
Foot
Emotional memory
Feelings
Fears
Humor
Body Senses on Left side
Fingers
Face
Lips
Genitals
Foot
Leg
Trunk
Arm
I (from ear)
Pitch
II intervals
III Harmony (spatial)
Music
Music memory
visual memory
Memory
Face memory
Temporal Lobe (memory)
Spatial Sense
Mental Math
Body 3D awareness
Touch 3D recognition
Object 3D rotation
Construction
Navigation
III Object Recognition
Parietal Lobe (spatial)
Vision
I (from eye)
Lines
Angles
II Distance
Motion
Shape
Occipital Lobe (vision)
Muscle Coordination
Speed of Repetitive action
Balance
Cerebellum

# 私はいるのか?

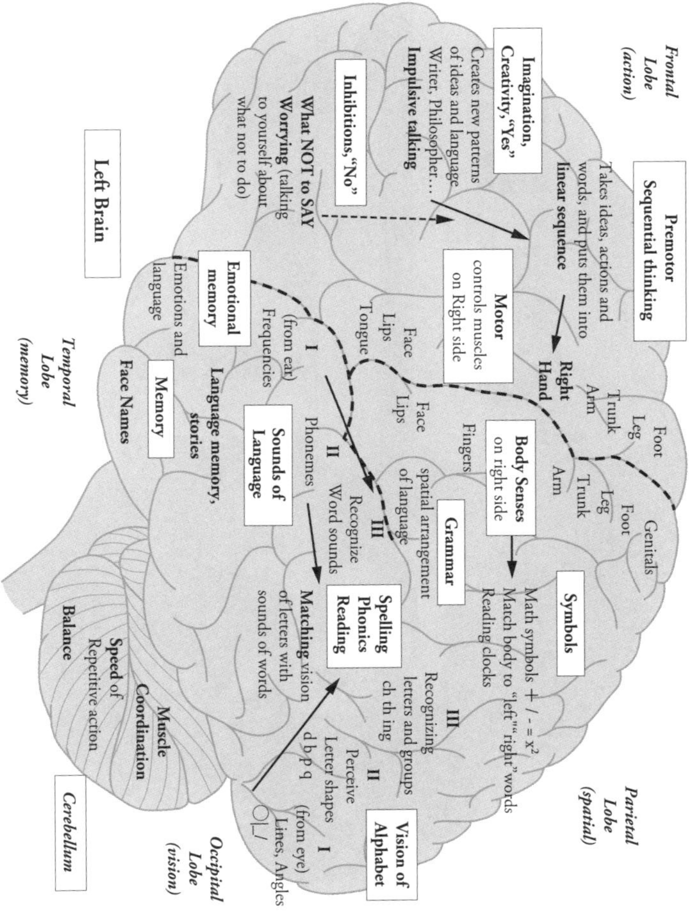




Holland S, 2001

# 脳は…

情報を表象する。
情報とは「差異によってつくられる差異」である。

そしてまた、

関係性を表象する。

こうして、

世界を表象する。

脳の表象とは受動的に映し出された世界のイメージではない。脳の表象とは能動的に世界を予測するイメージである。

## これは何の絵？

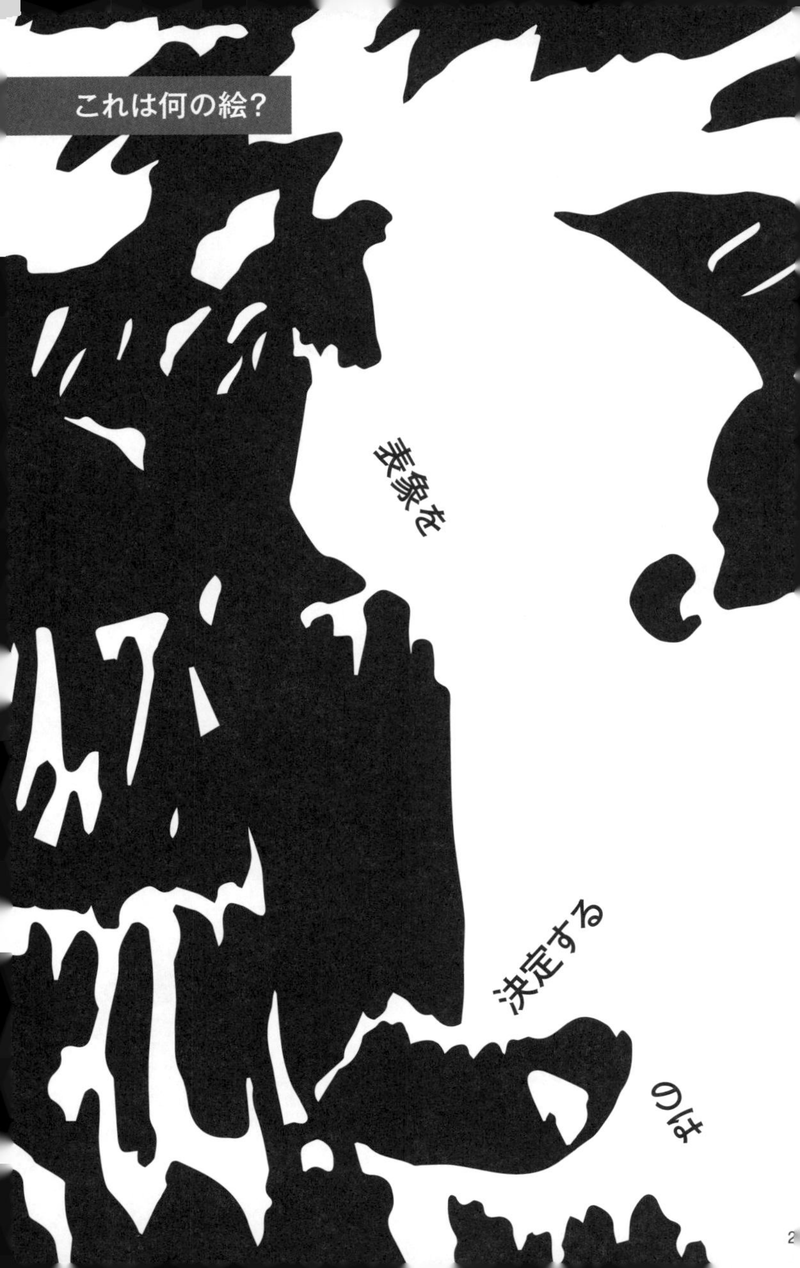

表象を

決定する

のは

「脳」で

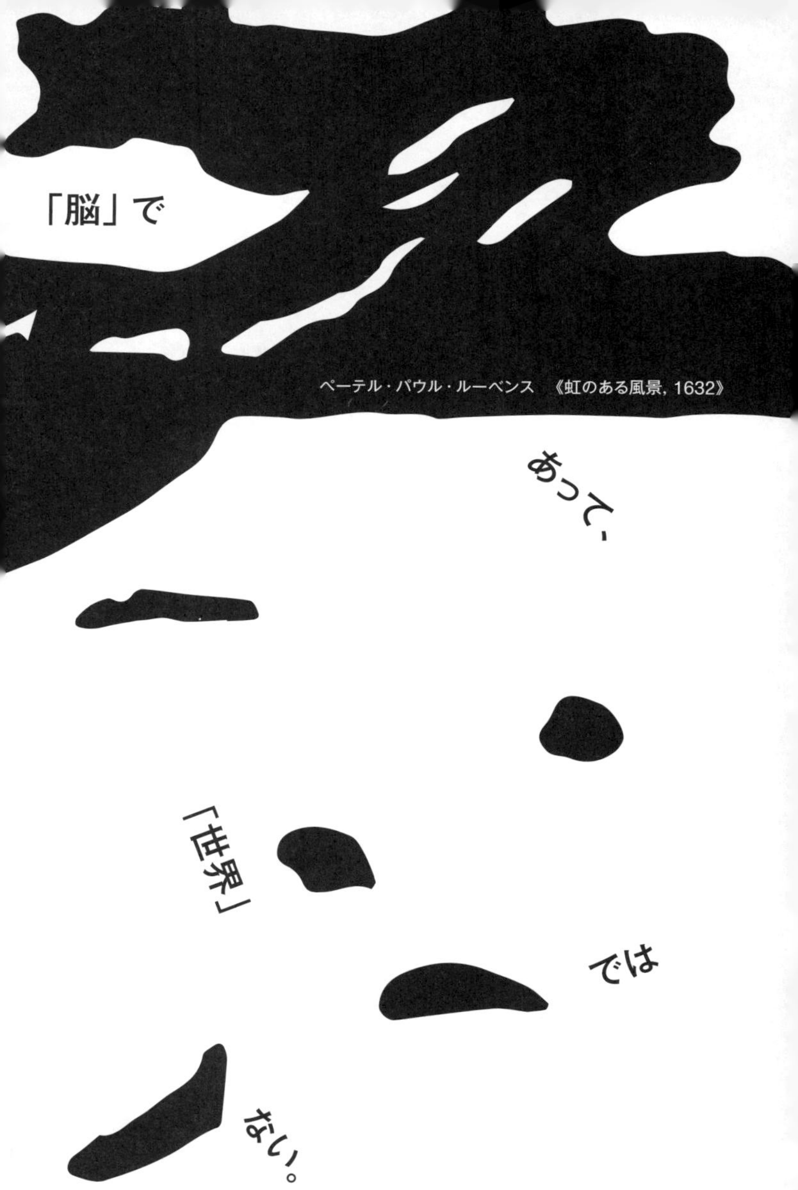

ペーテル・パウル・ルーベンス　《虹のある風景，1632》

あって、

「世界」

では

ない。

脳は…

その身体を世界に突き出し、そこで出会うすべてのものに合致するように自らの身体を変容させることによって、環境について学習する。
期待（予期・予測）は、脳において仮説として形成され、志向的行動によって肯定されたり否定されたりする。
その能動的な知性（active intellect）によって、身体を世界へと向かわせ、その行為の内部で想像し、それから期待される結果を知覚によって検証し、新しく得られた結果が示す食い違いにその身体を適合させ、外部に存在する物体が何であるかを理性によって推測し、新しく得られた知識を保存することにおいて自らをつくりかえながら、先行的に実在感を探索していく。
この行為－知覚のサイクルが、脳の自己組織化プロセスにおいてもっとも重要である。

Young J, 1987

# 脳の志向性
## ＝未来の先取り

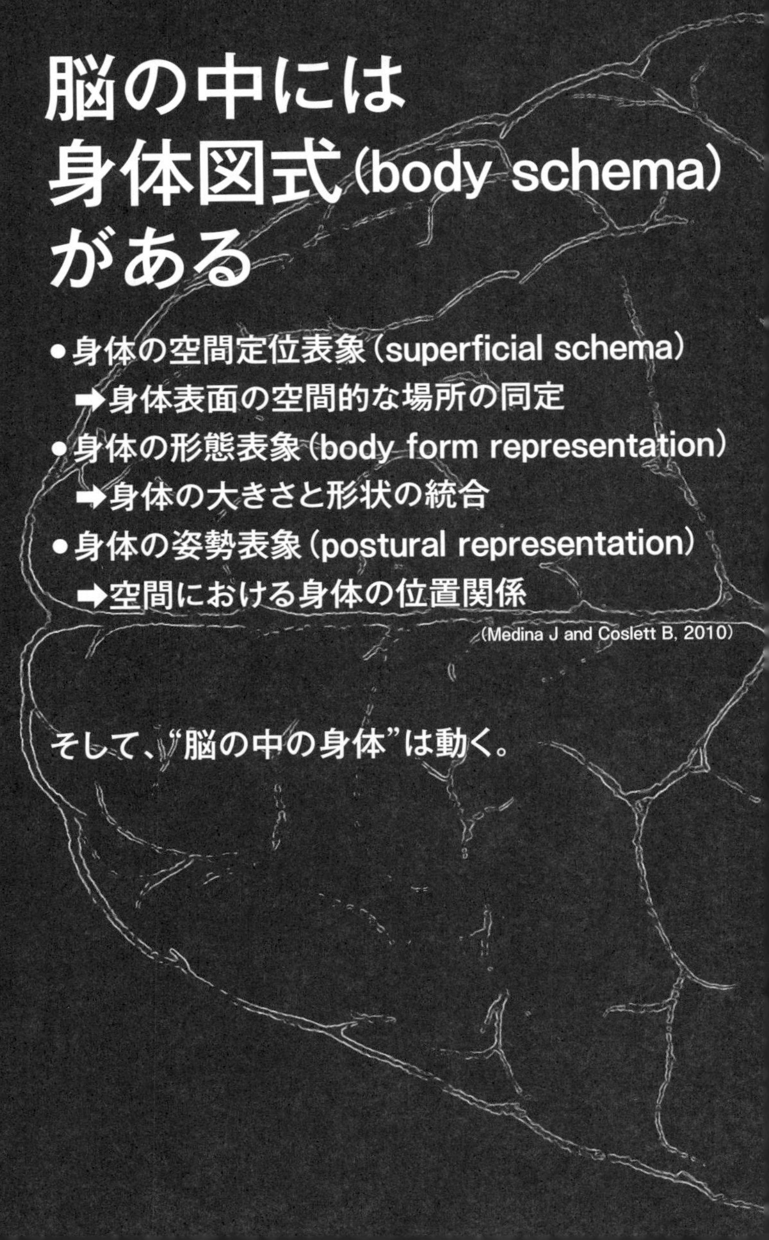

# 脳の中には身体図式（body schema）がある

- 身体の空間定位表象（superficial schema）
  ➡身体表面の空間的な場所の同定
- 身体の形態表象（body form representation）
  ➡身体の大きさと形状の統合
- 身体の姿勢表象（postural representation）
  ➡空間における身体の位置関係

（Medina J and Coslett B, 2010）

そして、"脳の中の身体"は動く。

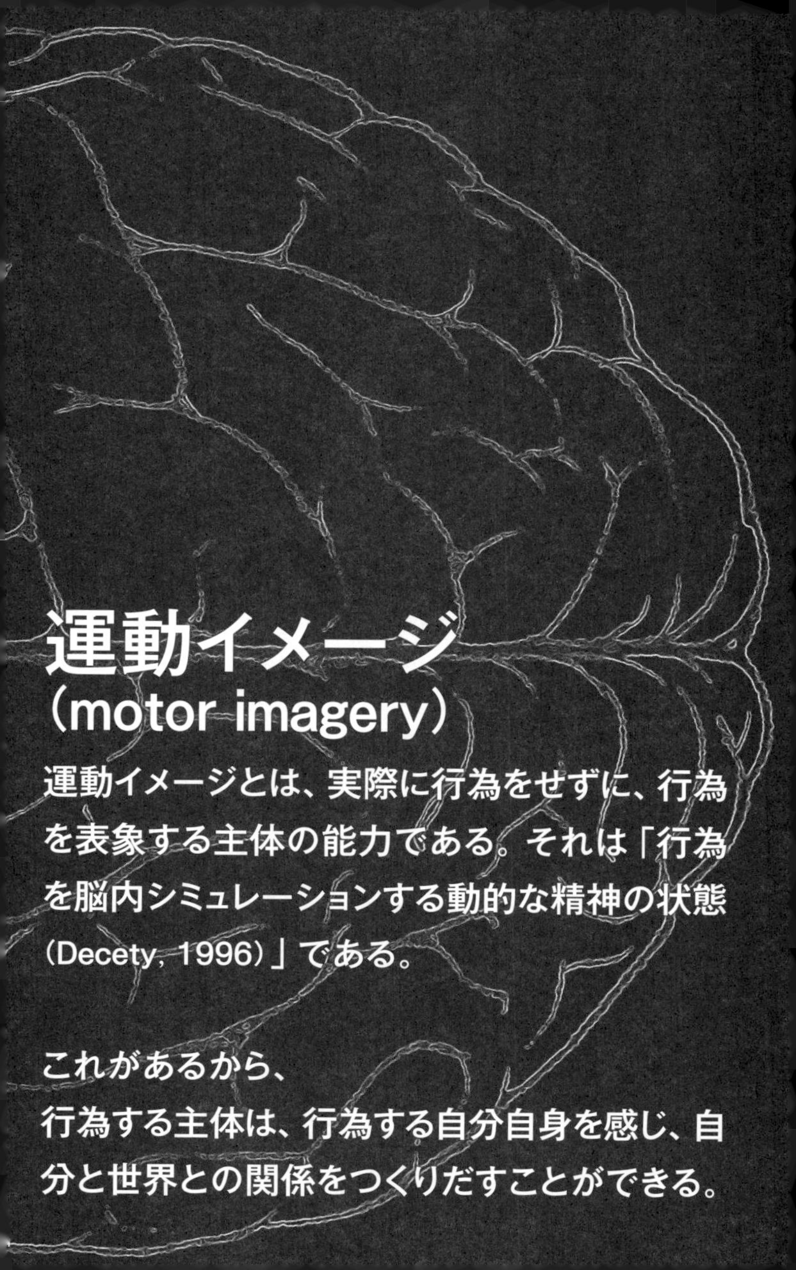

# 運動イメージ
## （motor imagery）

運動イメージとは、実際に行為をせずに、行為を表象する主体の能力である。それは「行為を脳内シミュレーションする動的な精神の状態（Decety, 1996）」である。

これがあるから、
行為する主体は、行為する自分自身を感じ、自分と世界との関係をつくりだすことができる。

ところが、患者はその情報を構築できない。

なぜなら患者の脳はその表象をつくりだせないから。

患者は世界と関係をもつことができず、世界から疎外されている
存在なのだ。

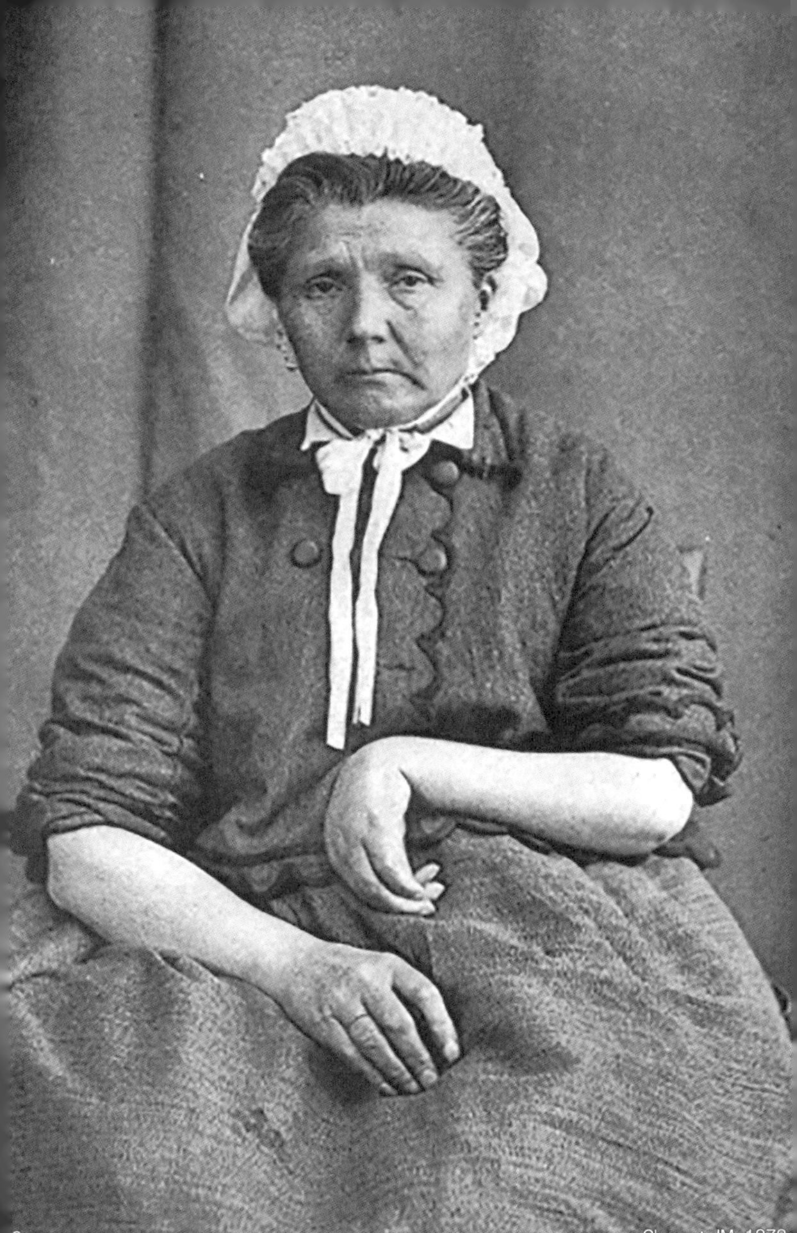

3 Charcot JM, 1878

# “鏡の国のアリス”のように

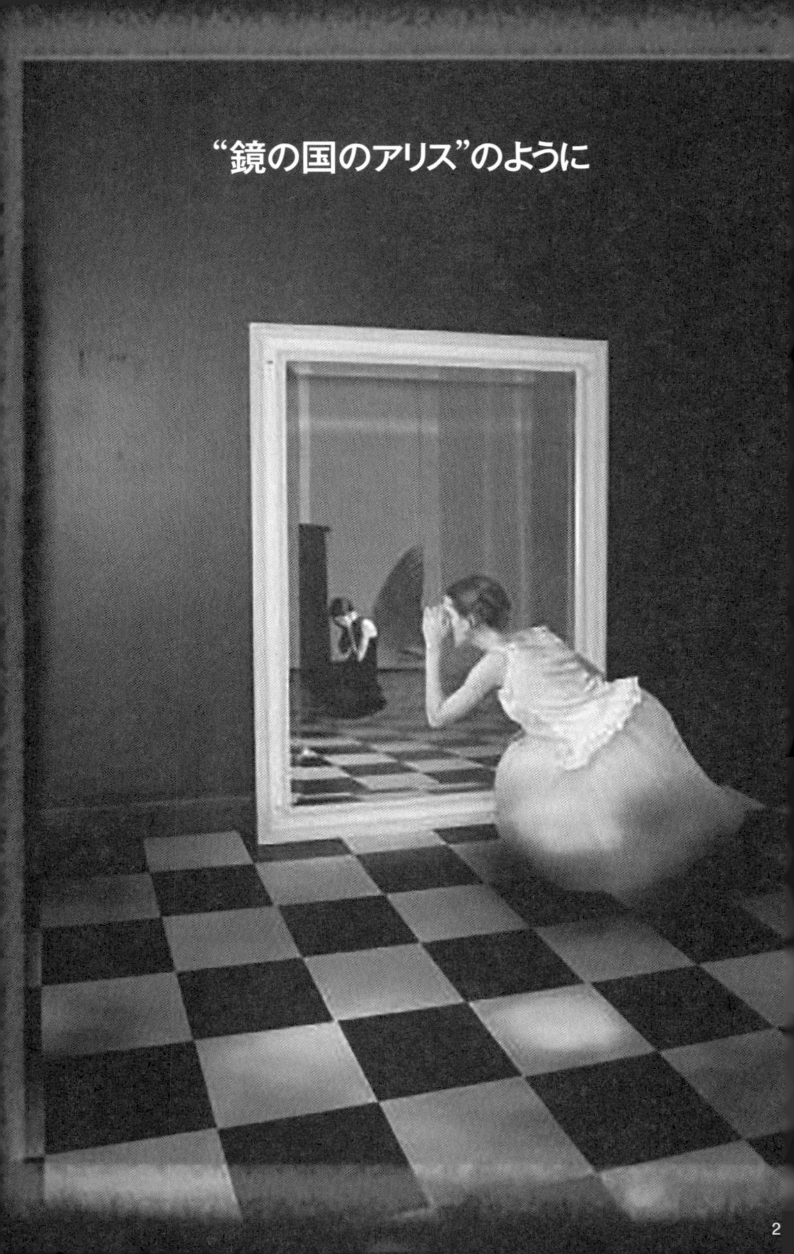

# 鏡の向こうの患者の側に立つために

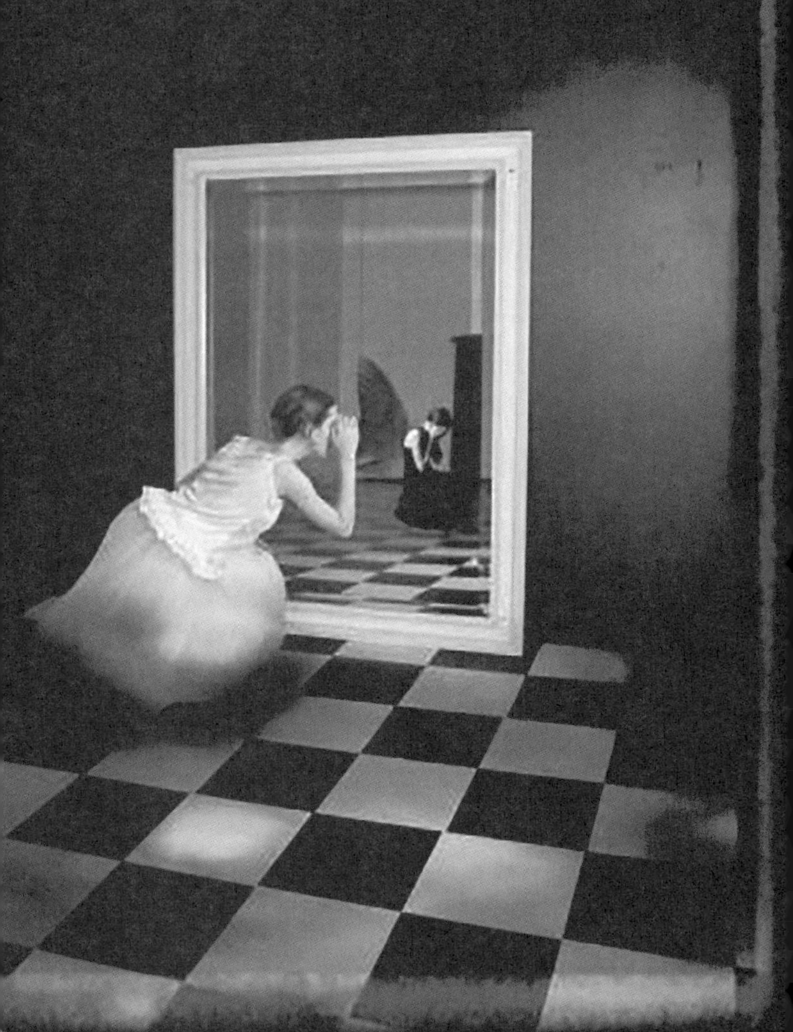

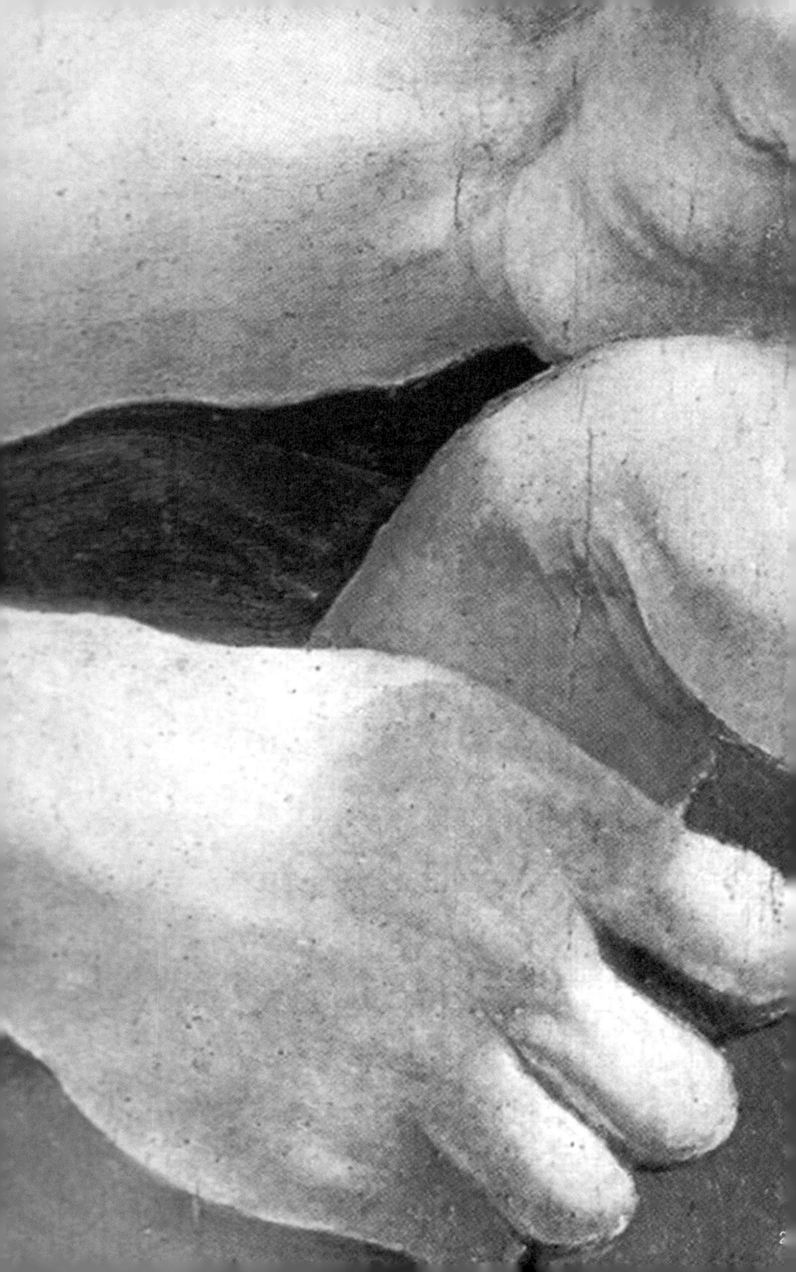

# 問いかける

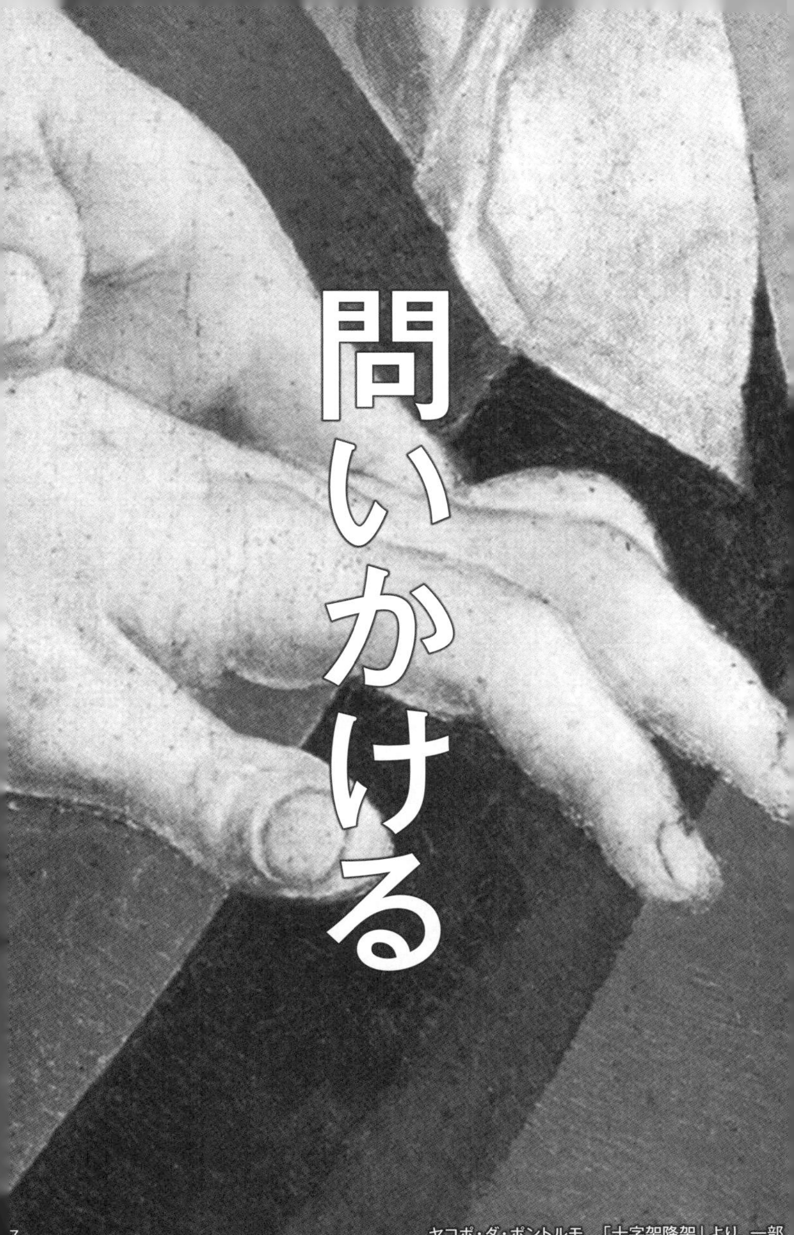

ヤコポ・ダ・ポントルモ　「十字架降架」より、一部

# 脳の空間表象

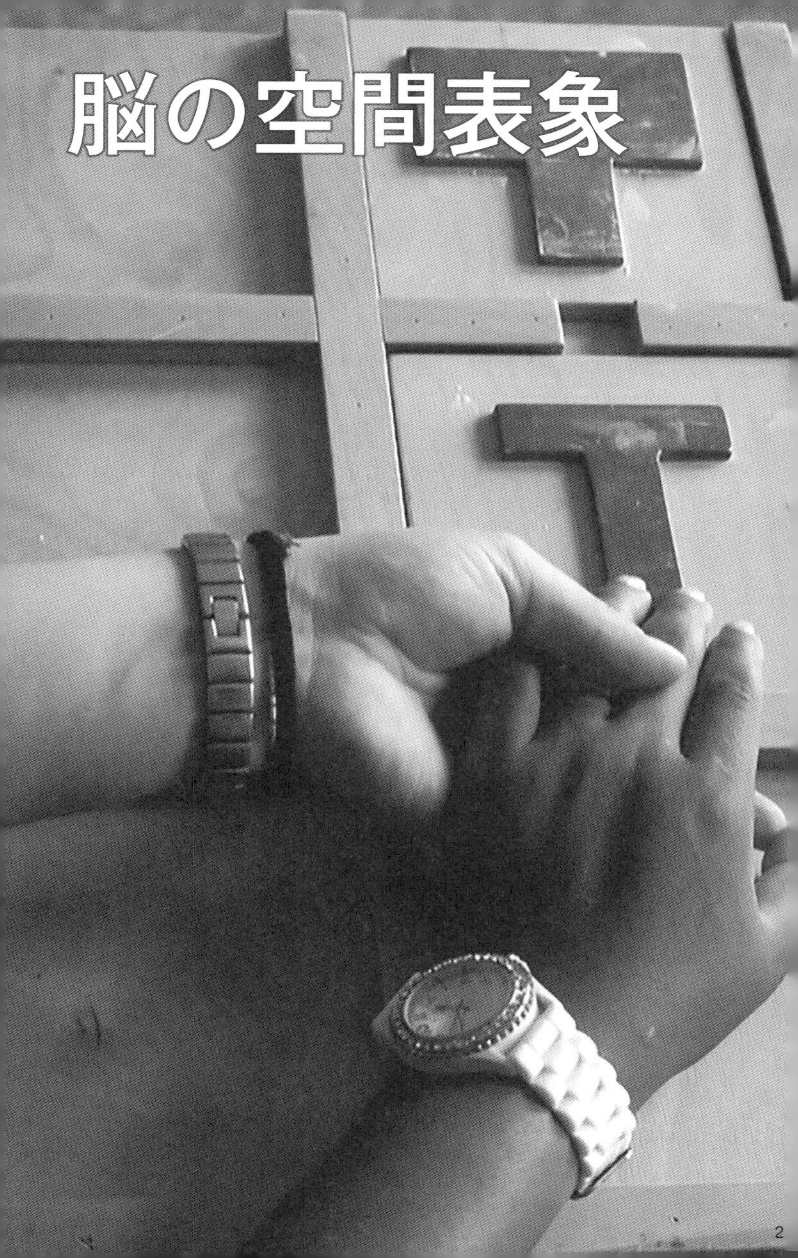

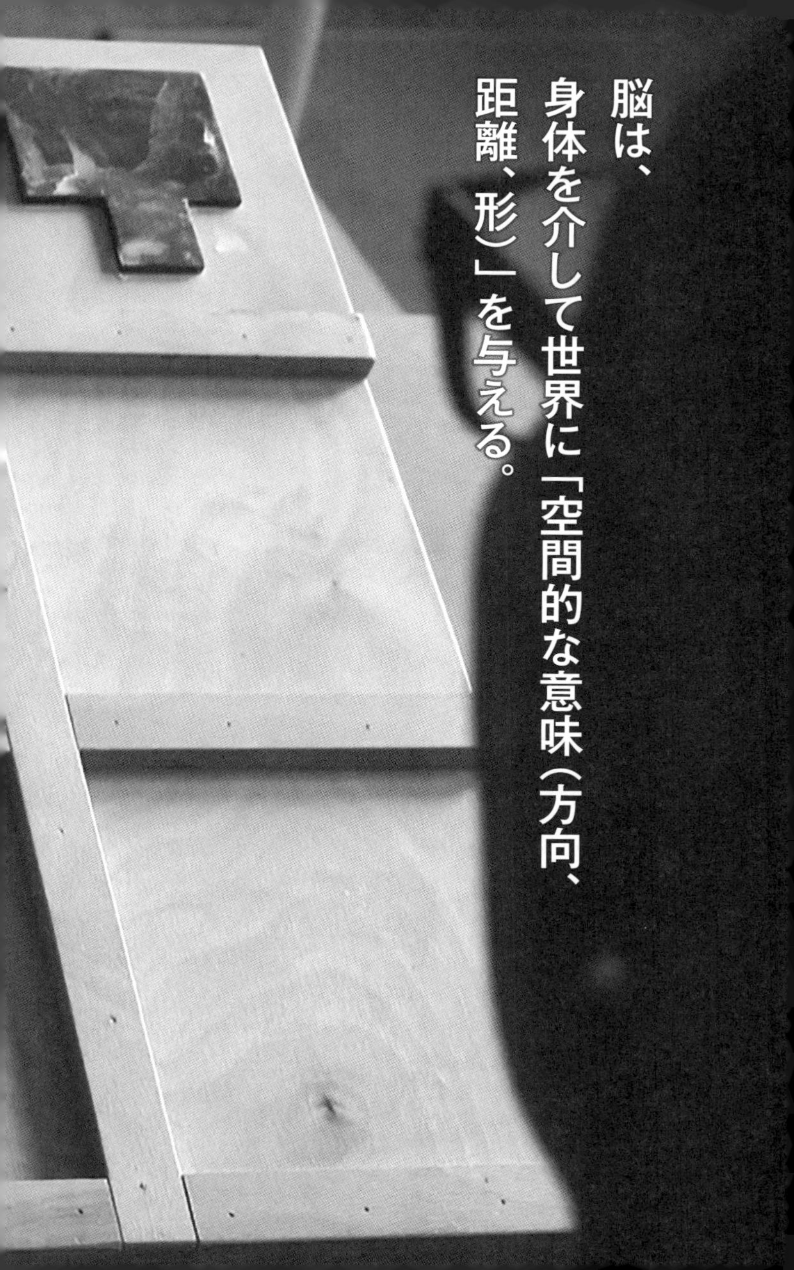

脳は、身体を介して世界に「空間的な意味（方向、距離、形）」を与える。

# 脳の接触表象

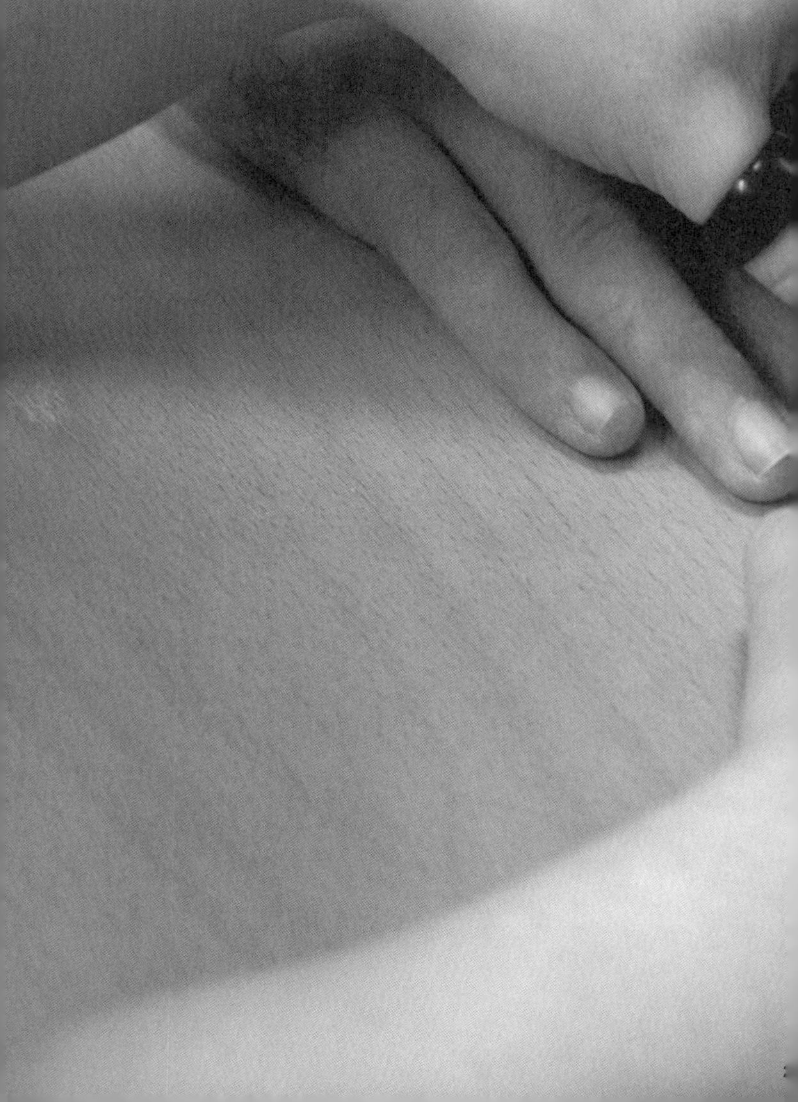

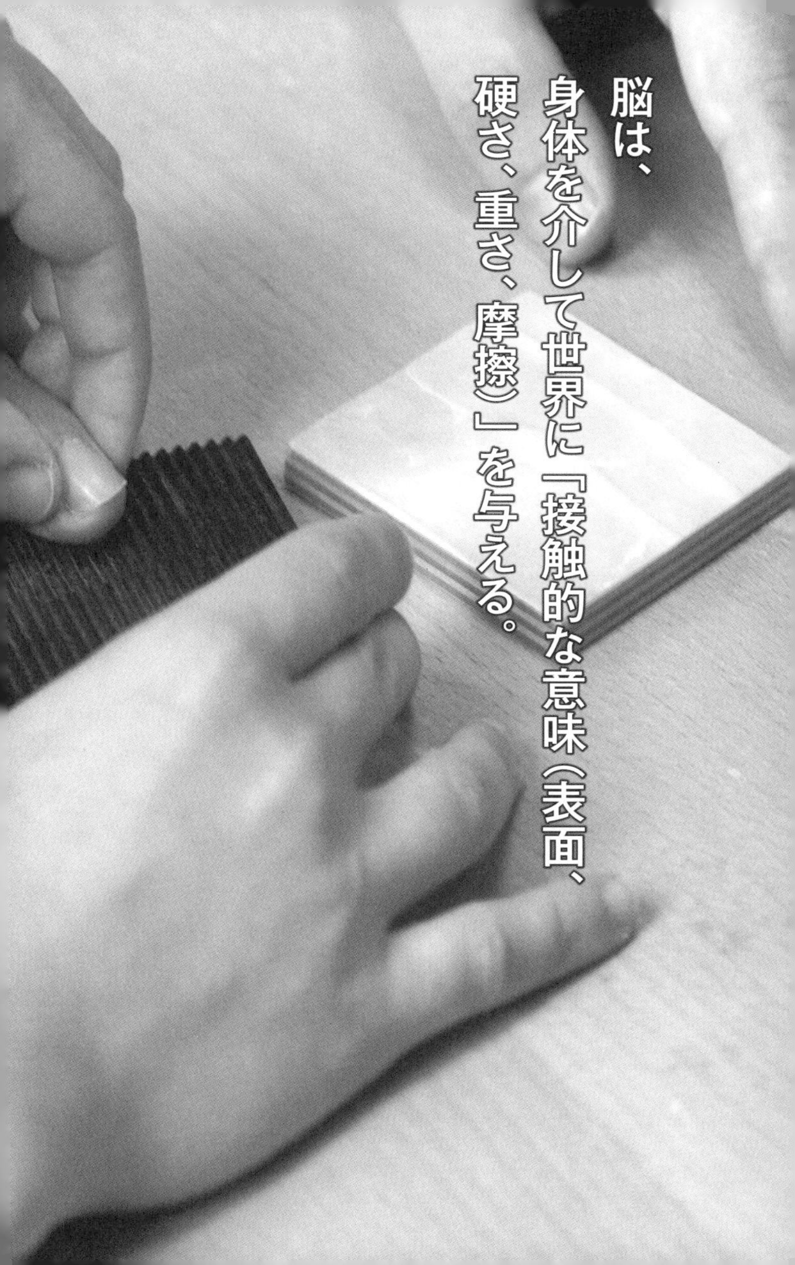

脳は、
身体を介して世界に「接触的な意味（表面、
硬さ、重さ、摩擦）」を与える。

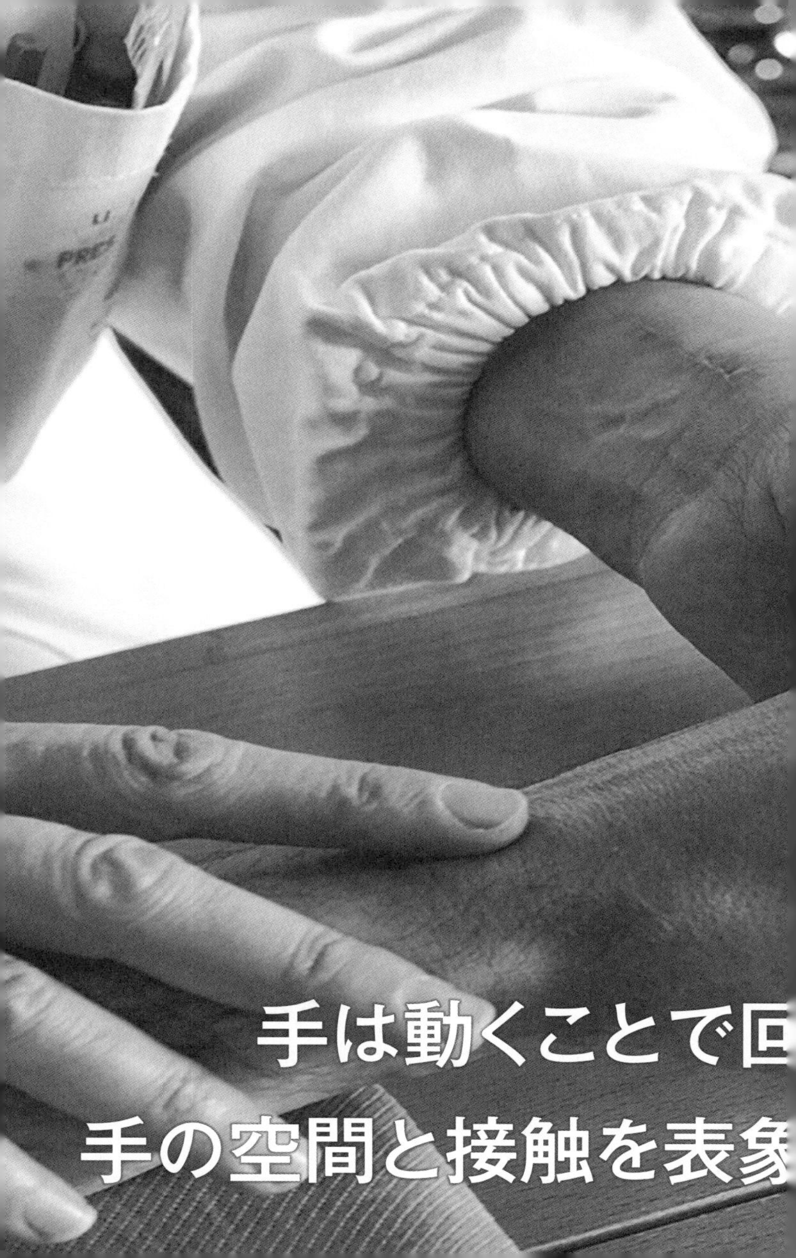
手は動くことで回
手の空間と接触を表象

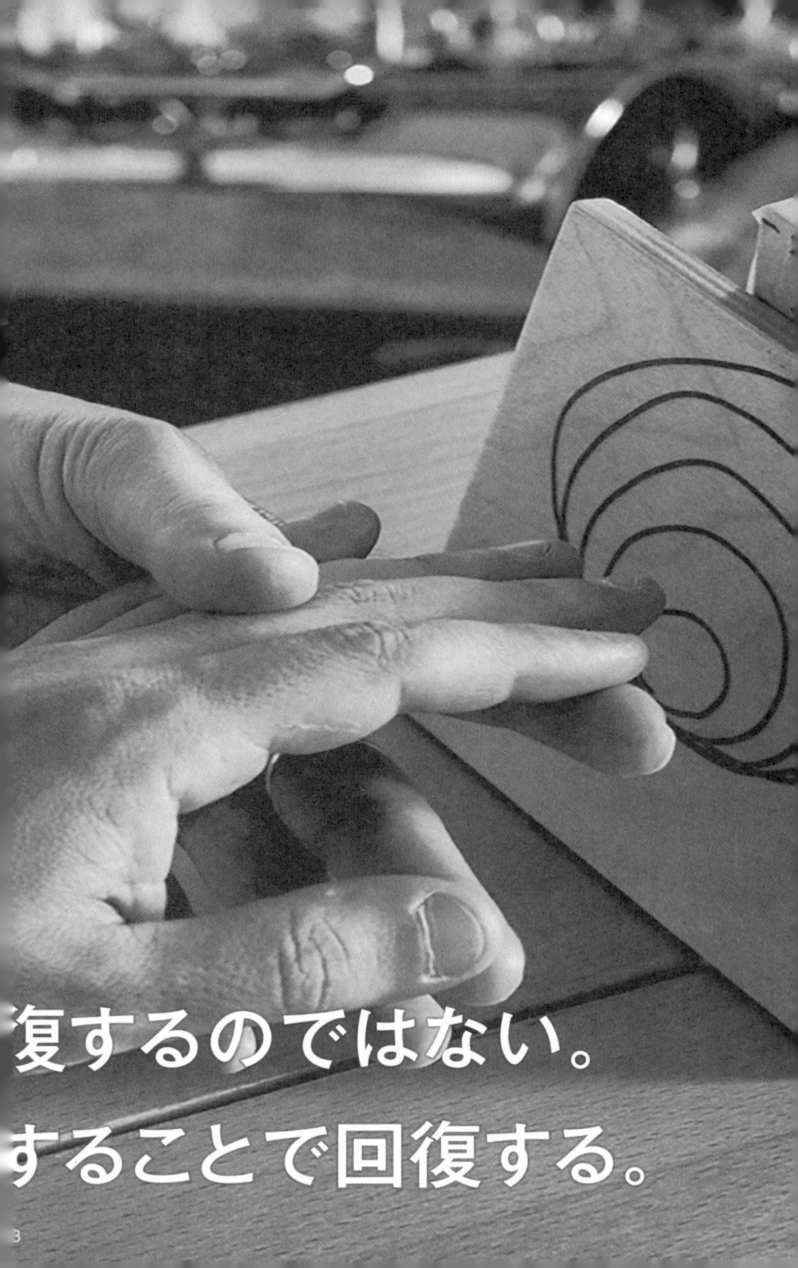

復するのではない。

することで回復する。

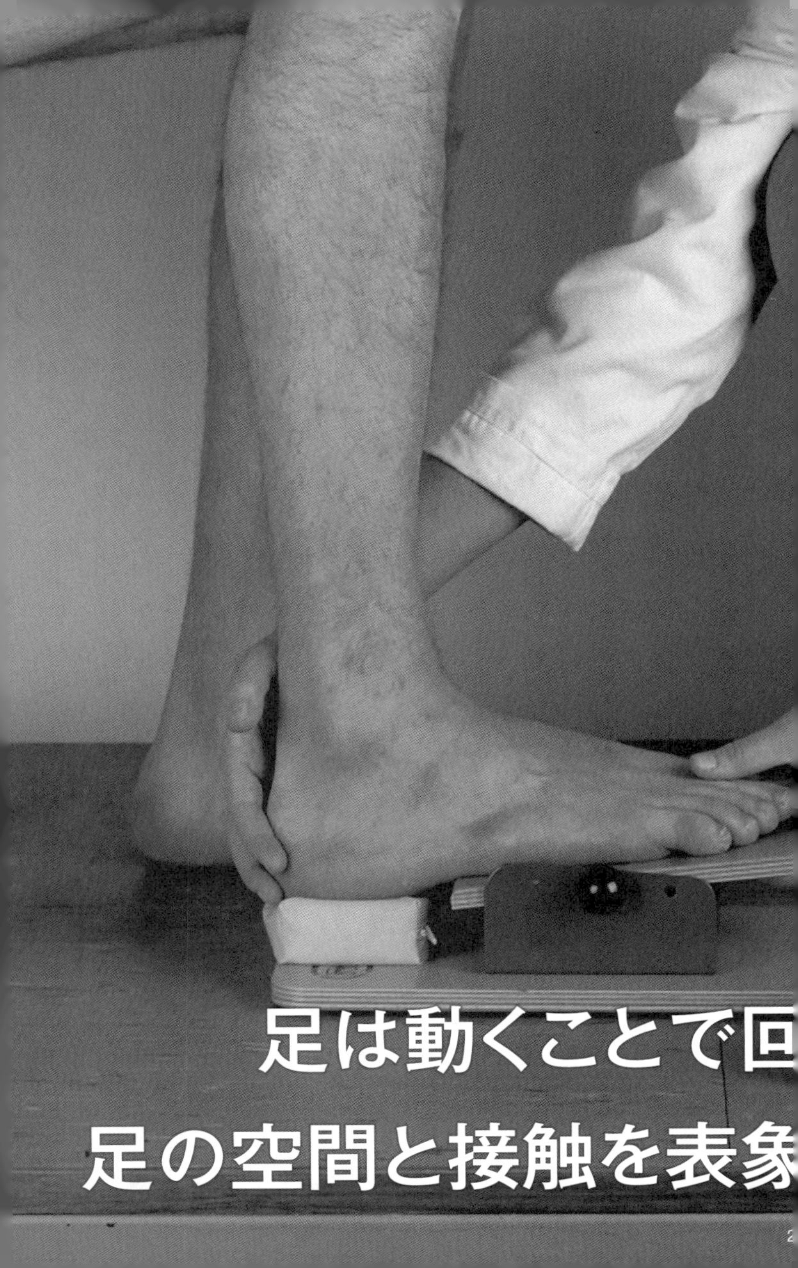

# 足は動くことで回
# 足の空間と接触を表象

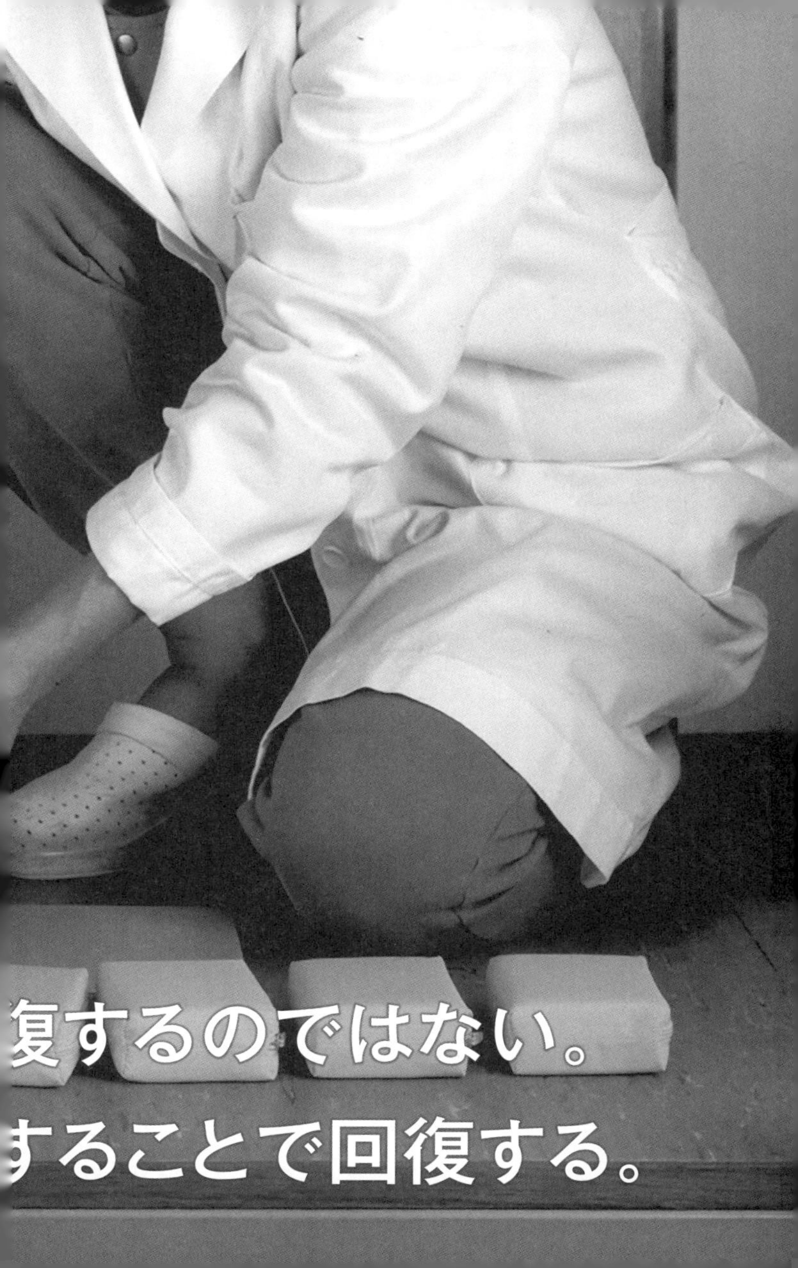
復するのではない。
することで回復する。

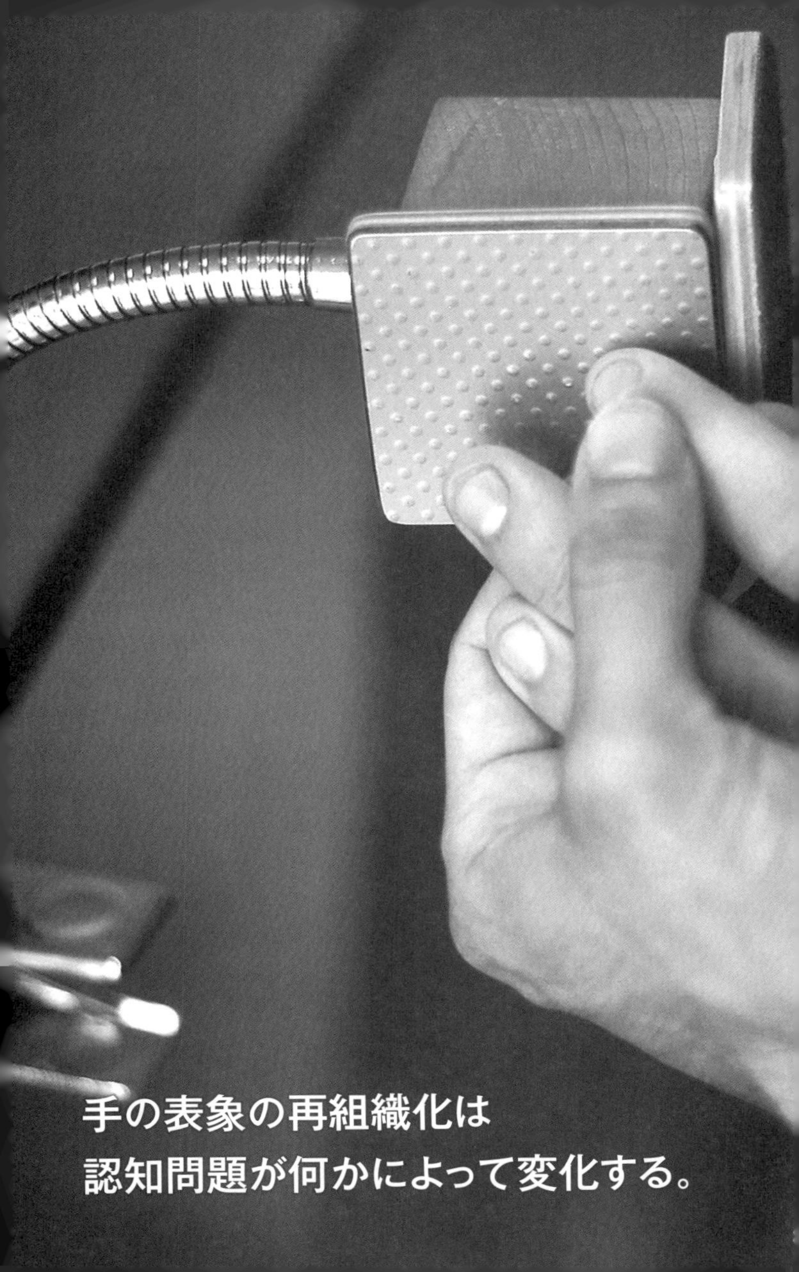

手の表象の再組織化は
認知問題が何かによって変化する。

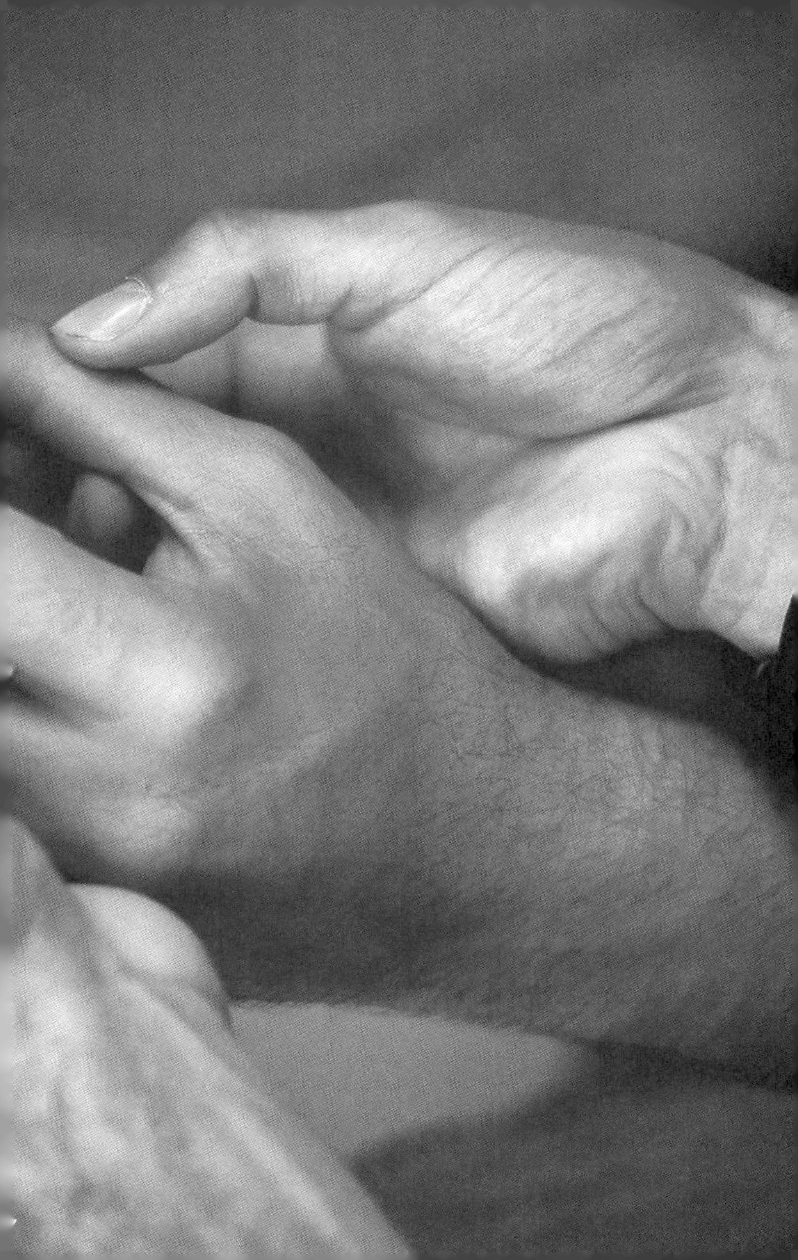

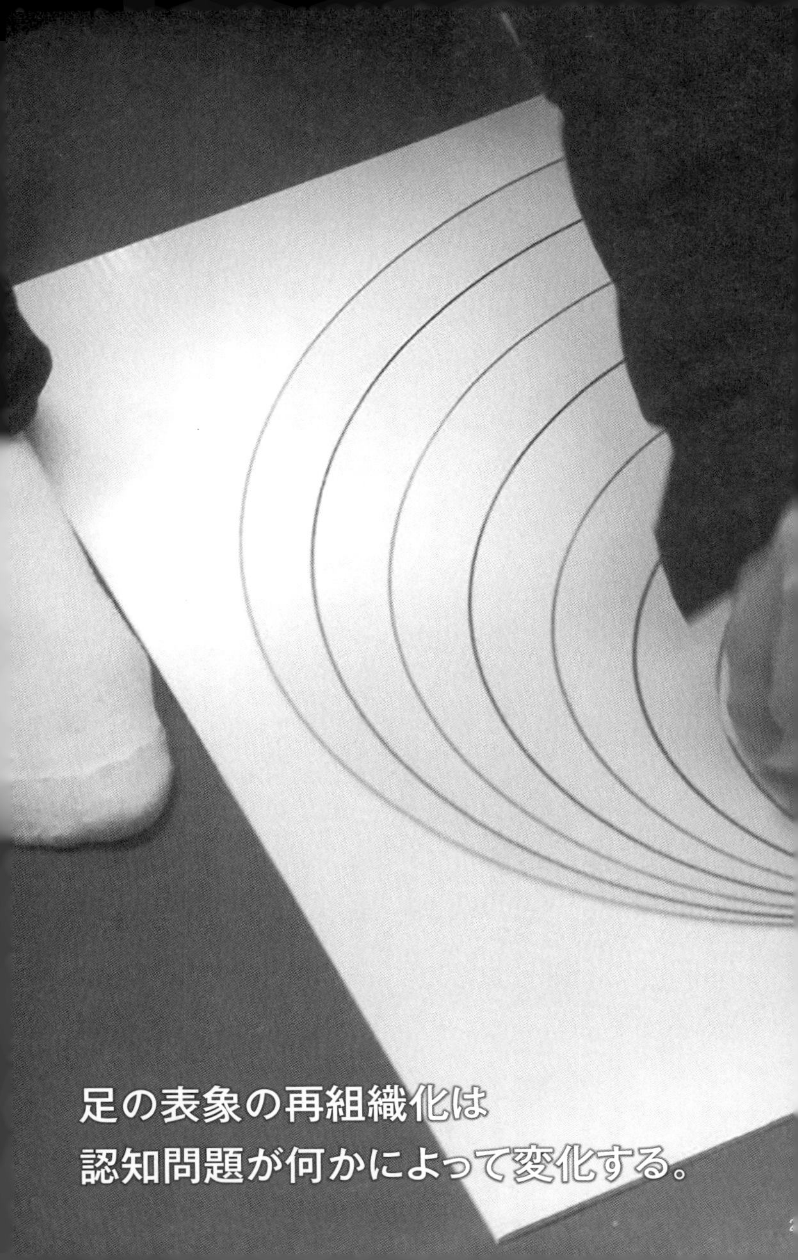

足の表象の再組織化は
認知問題が何かによって変化する。

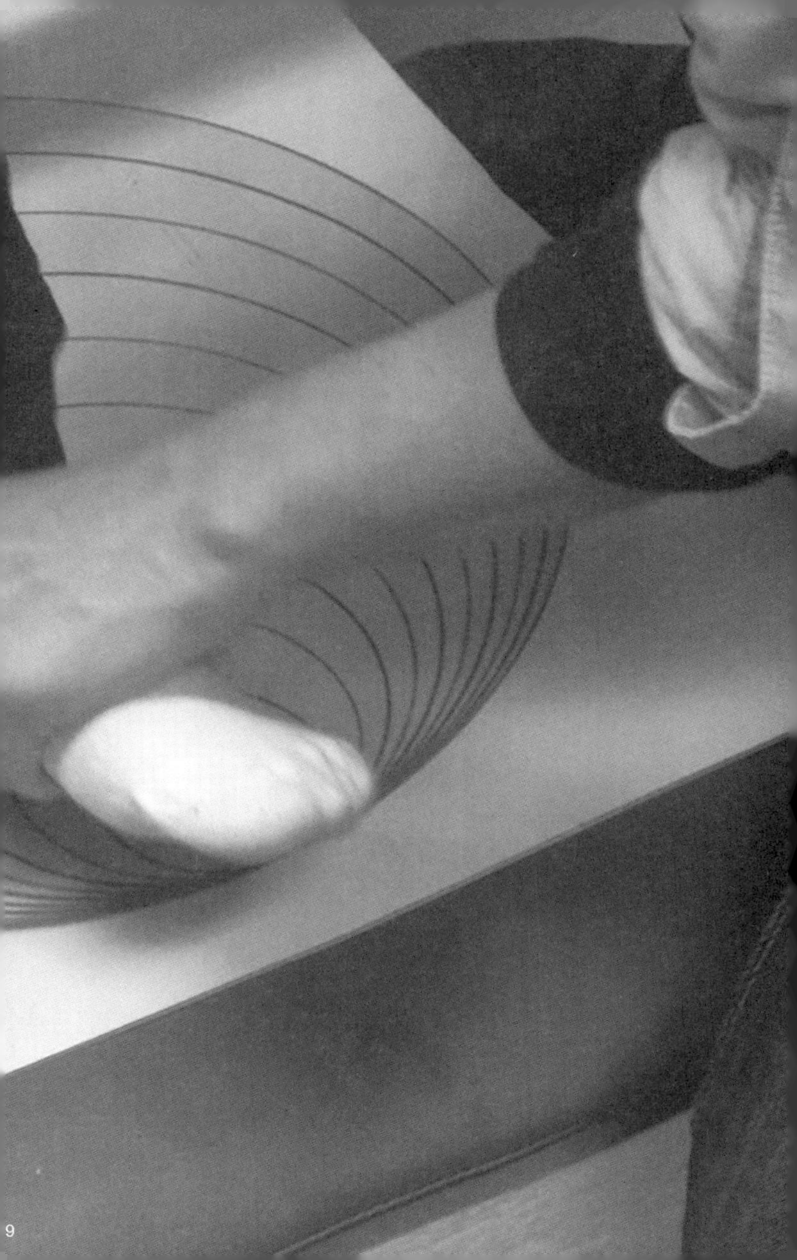

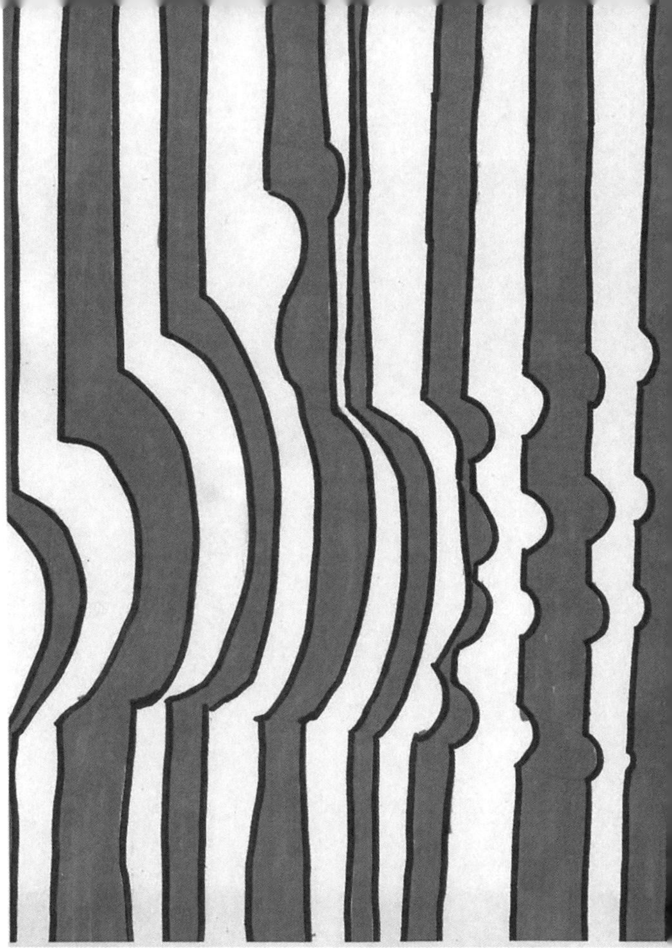

# 脳表象は異種感覚
# （視覚・体性感覚・

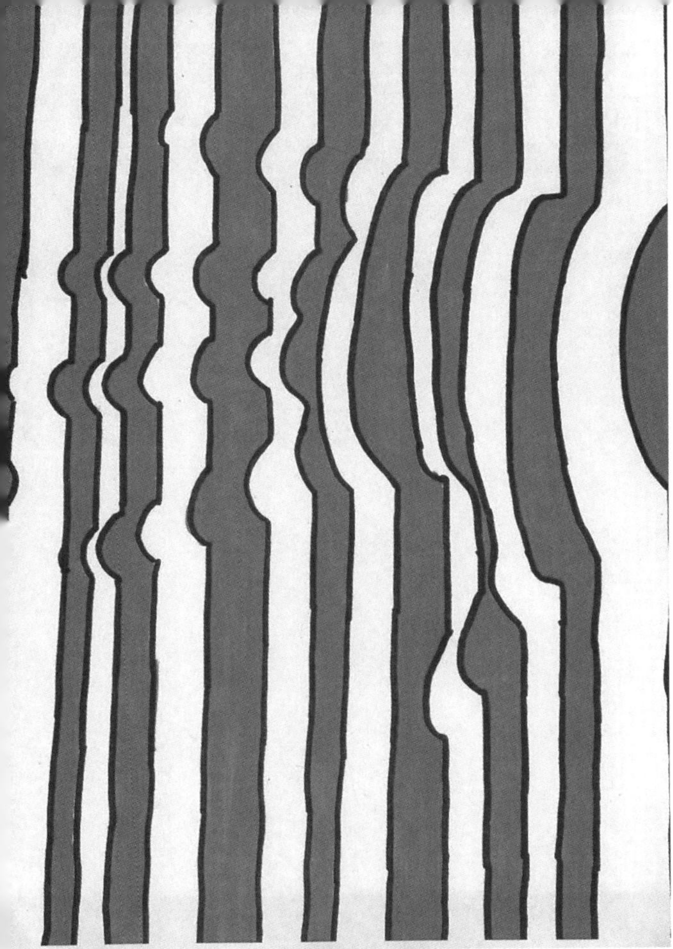

Miyamoto W, 2015

# 情報変換できる。
# 言語表象の一致）

# 脳表象の「第1の学習

## 第1段階の表象とは

➡身体におけ

➡未知なものを知

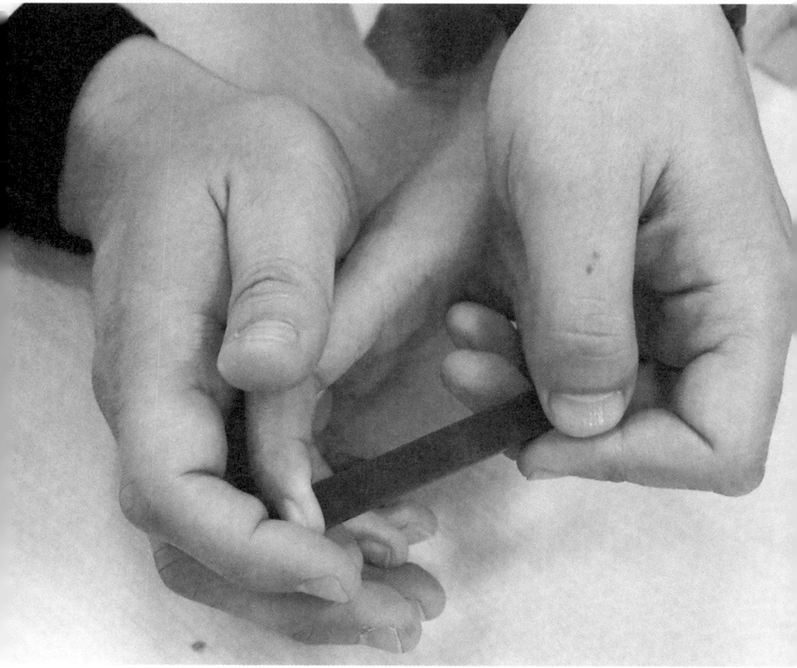

## 段階」

「情報に翻訳」すること
る情報の構築
識に変換すること

たとえば、
物体の接触情報
（表面、硬さ、重さ、摩擦）
物体の空間情報
（方向、距離、形）などの
知覚表象

# 脳表象の「第2の学習

## 第2段階の表象とは

➡道具にお

➡知識と発見を

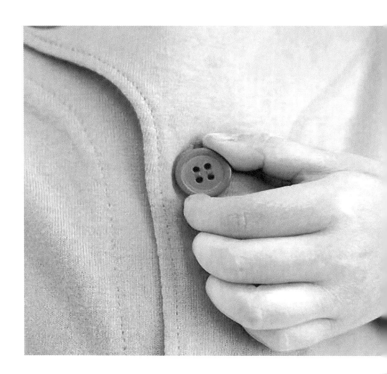

## 段階」

「情報を発見」すること
る情報の選択
結びつけること

たとえば、
ボタンという道具には直径や厚みという「距離情報」があることを発見することにより、
行為に必要な運動イメージの想起ができるようになること

# 脳表象の「第3の学習

第3段階の表象とは

➡行為にお

➡翻訳と発見の2つを使って問題

実際に行

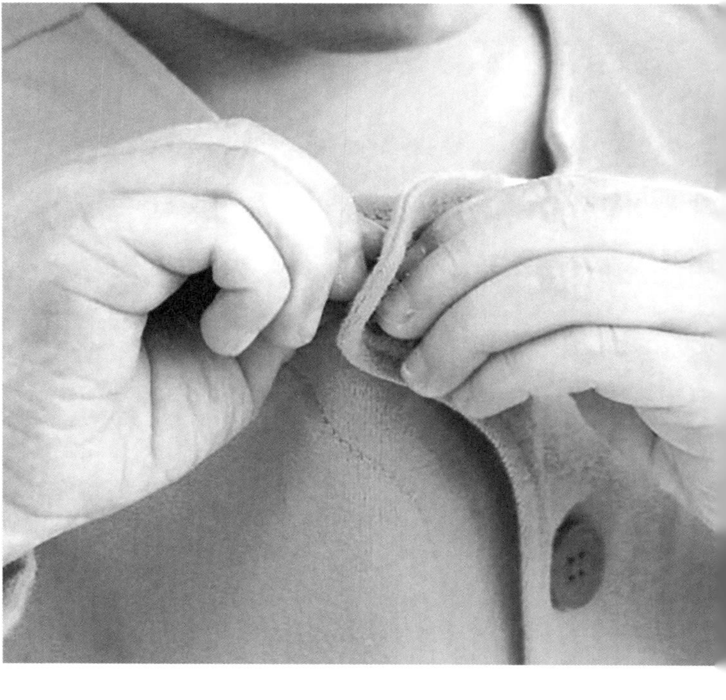

## 段階」

「情報を解明」すること

る情報の活用

解決に不足している部分を埋めて

為すること

● たとえば、洋服のボタンを止めるという行為に失敗した時、どの情報についての認知を活性化すればよいかが解明できれば、行為が成功する
● 運動イメージと実際の知覚との一致

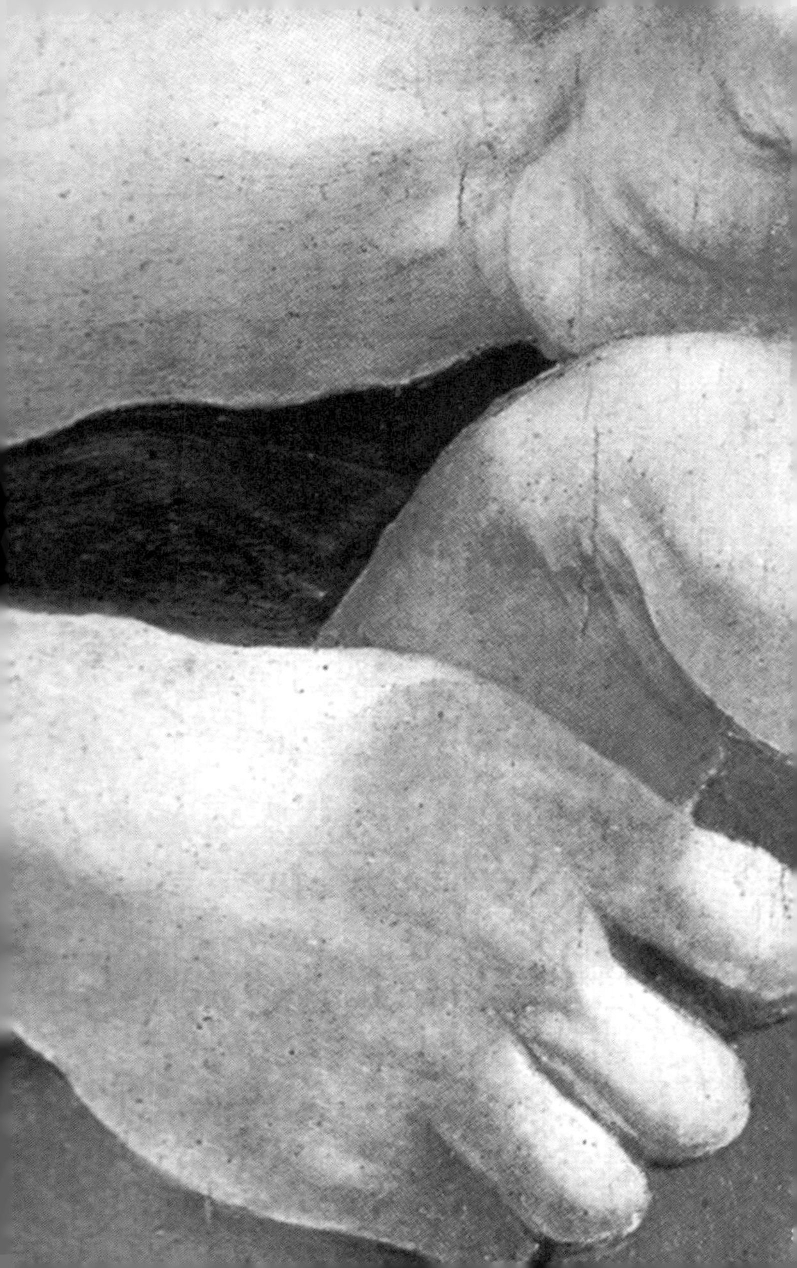

# 比較し、関係づける

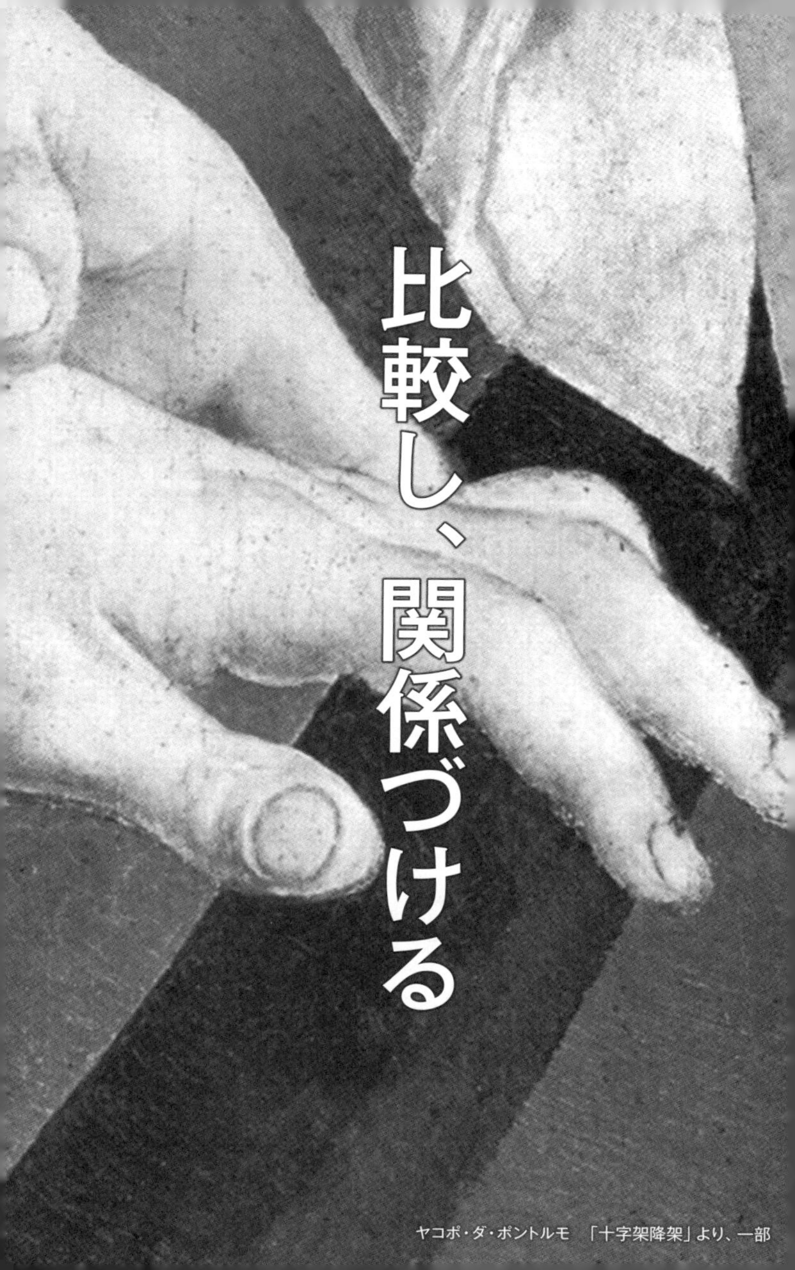

ヤコポ・ダ・ポントルモ　「十字架降架」より、一部

# セザンヌはサント＝ヴィクト
# 43枚の水彩画

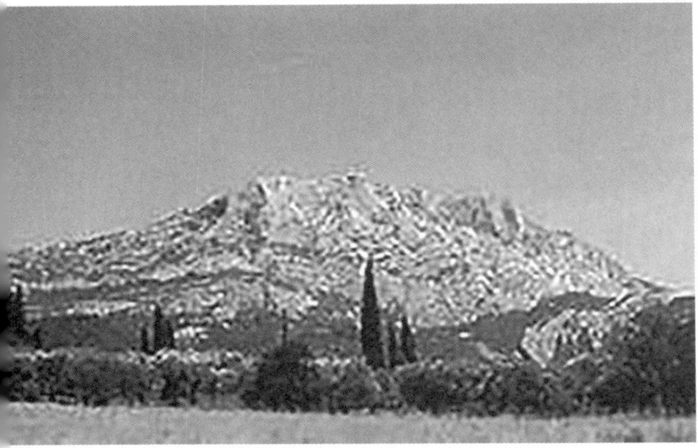

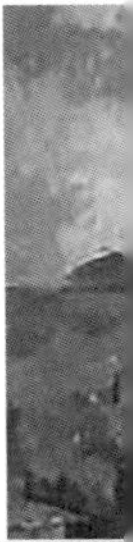

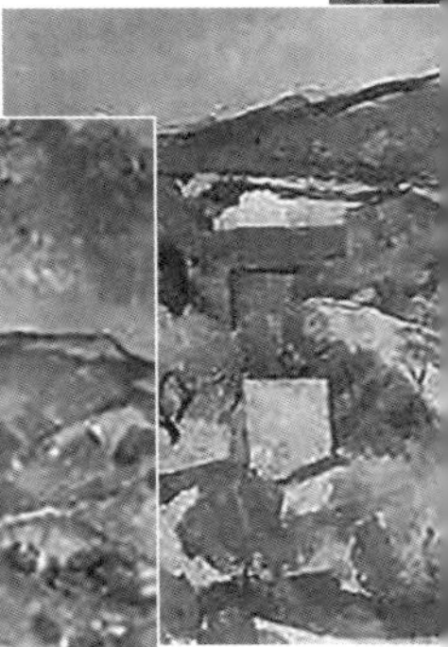

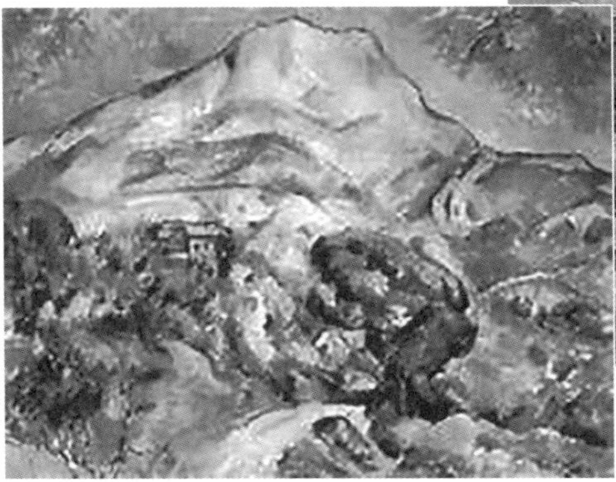

フール山を44枚の油絵と
で描いている。

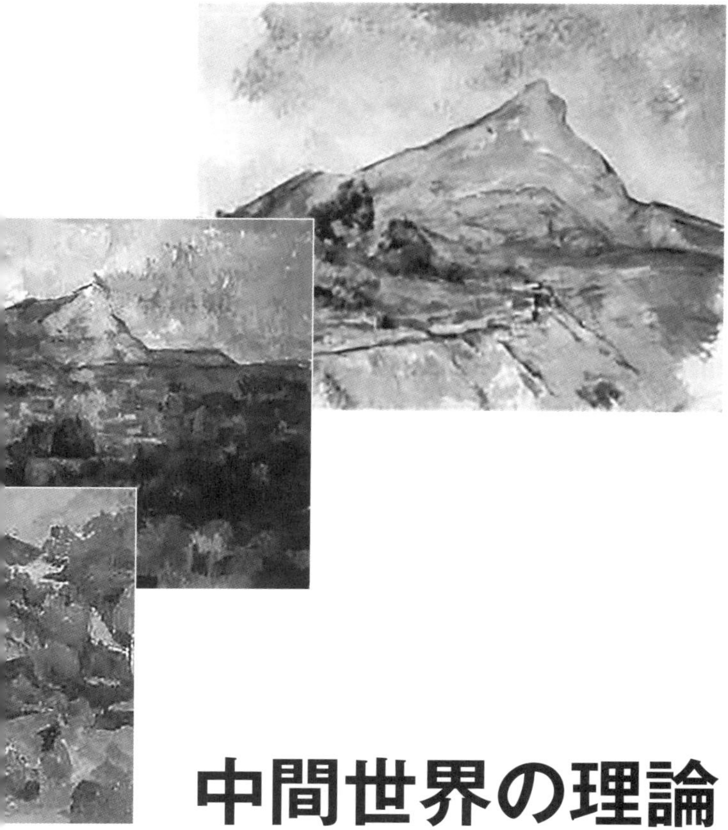

# 中間世界の理論
## （Mondi intermedi）

（Iacono A, 2005）

セザンヌの絵画は「世界の表象」だが、それは「現実世界」のすべてではない。
➡すべての脳表象は「中間世界」である。

■セザンヌのサント＝ヴィクトワール山はすべて中間世界である。つまり、中間世界はたくさんある。

■中間世界が「中間」なのは、複数の中間世界の間には概念的かつ構造的な関係が存在し、それぞれの中間世界がモナド（単位）ではないからだ。

■各中間世界は他の中間世界を参照せずして成り立つことができない。

脳のリハビリテーション訓練室にはさまざまな道具がある。
➡視覚、聴覚、体性感覚を介した脳表象も「中間世界」である。

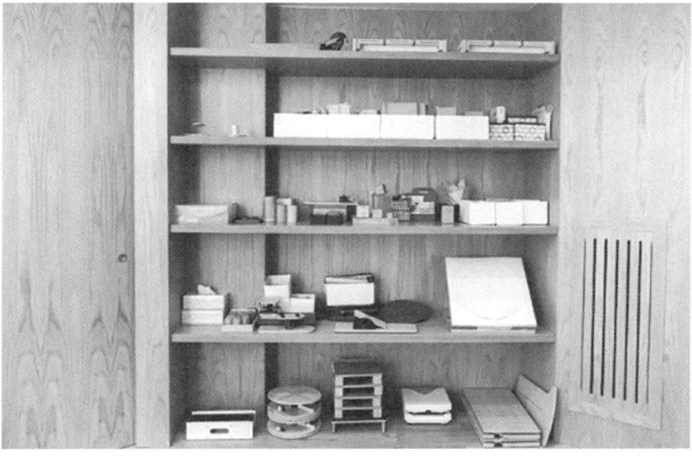

# 中間世界は「目の端」で前意識的に知覚されている
(con la coda dell'occhio)

■すべての中間世界は、もう一つの中間世界を参照する。

■その世界と類似点をもち、同時にその世界からの自律を目指す。

■すべての中間世界は、少なくとももう一つの世界との関係の中に自律を見出すのだ。

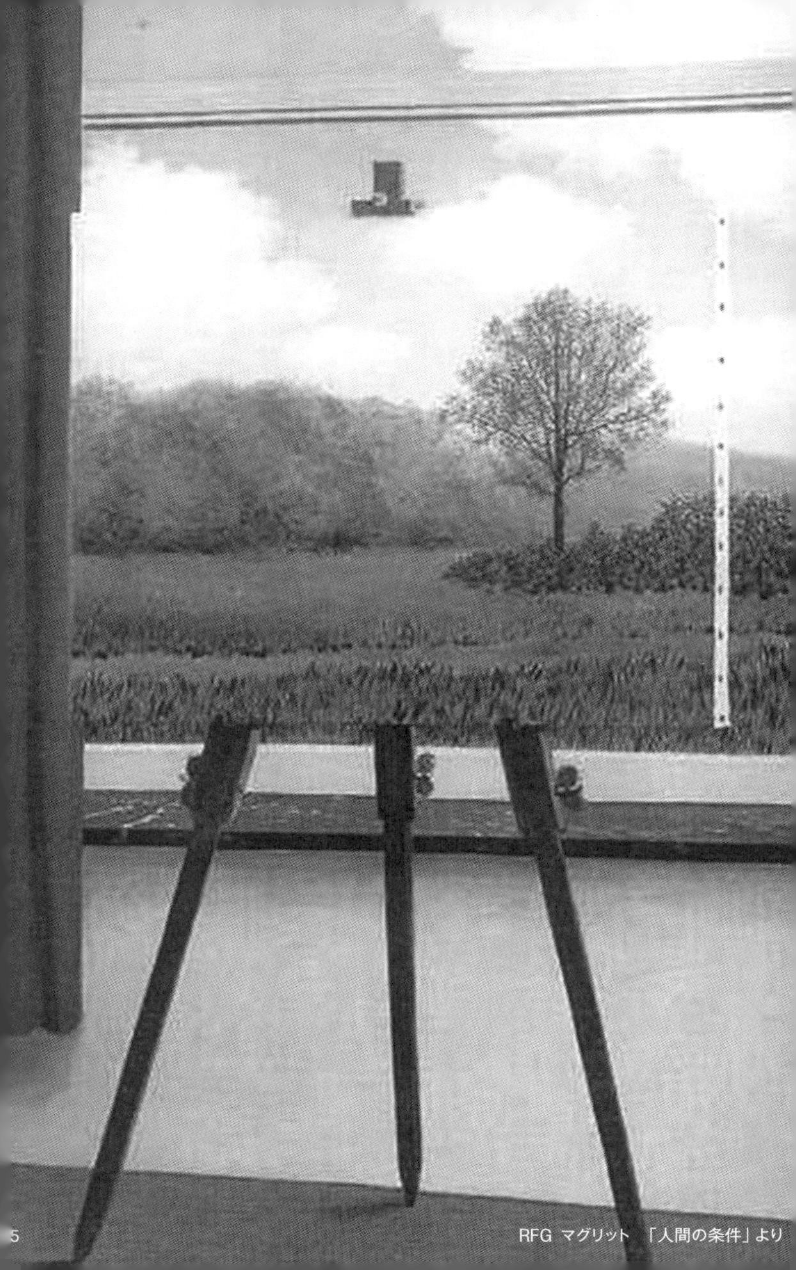
RFG マグリット　「人間の条件」より

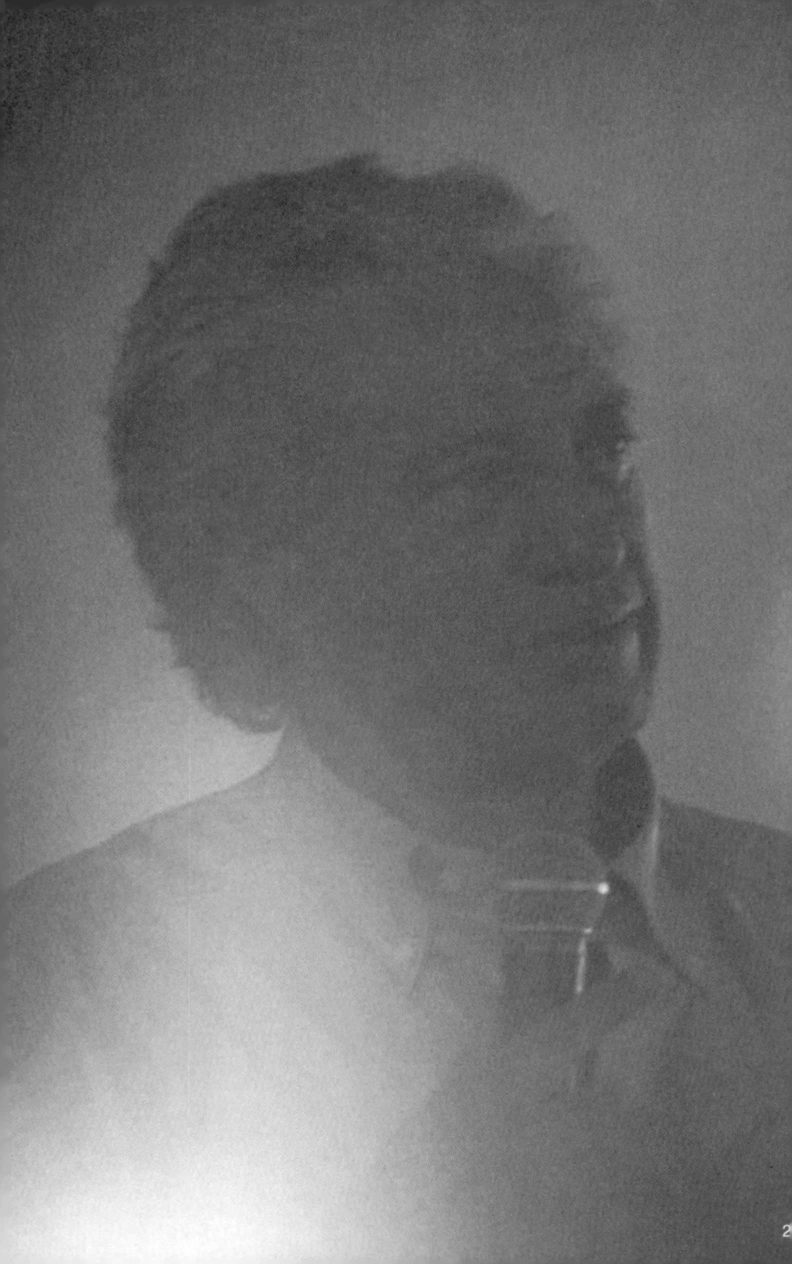

我々の新しい仮説は、中間世界の比較を通して差異と類似を探すことこそ、人間というシステムの「行為の脳表象の組織化」を促すのではないかということだ。

erfetti, 2011）

# 比較とは“差異と類似”の発見

（Perfetti, 2011）

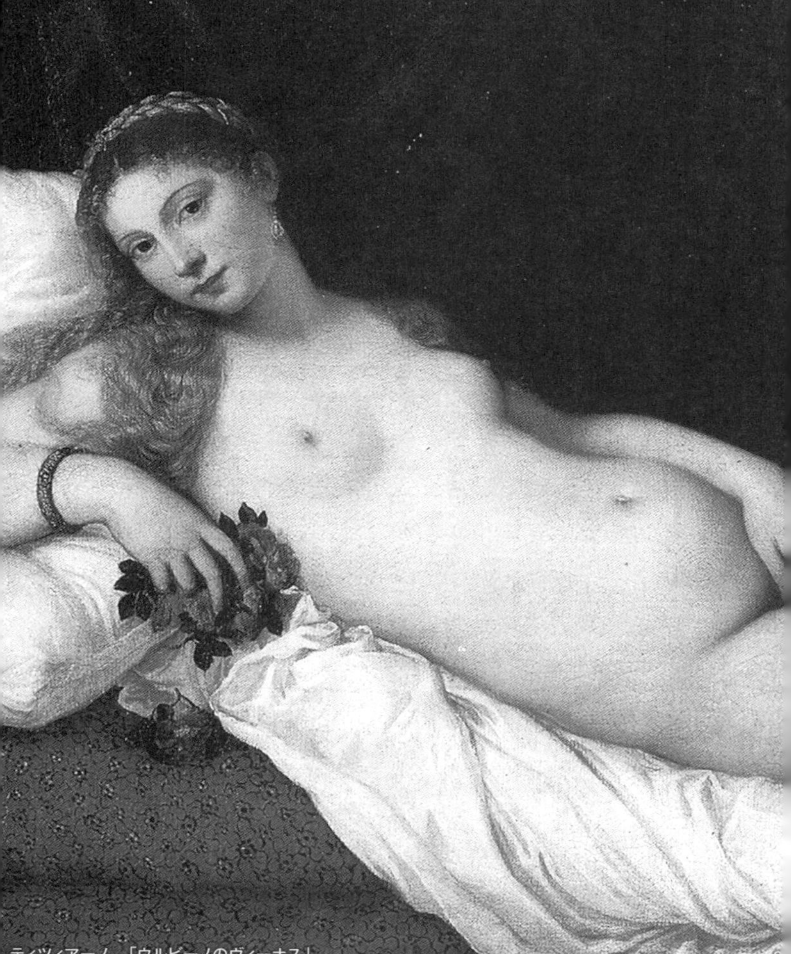

ティツィアーノ　「ウルビーノのヴィーナス」

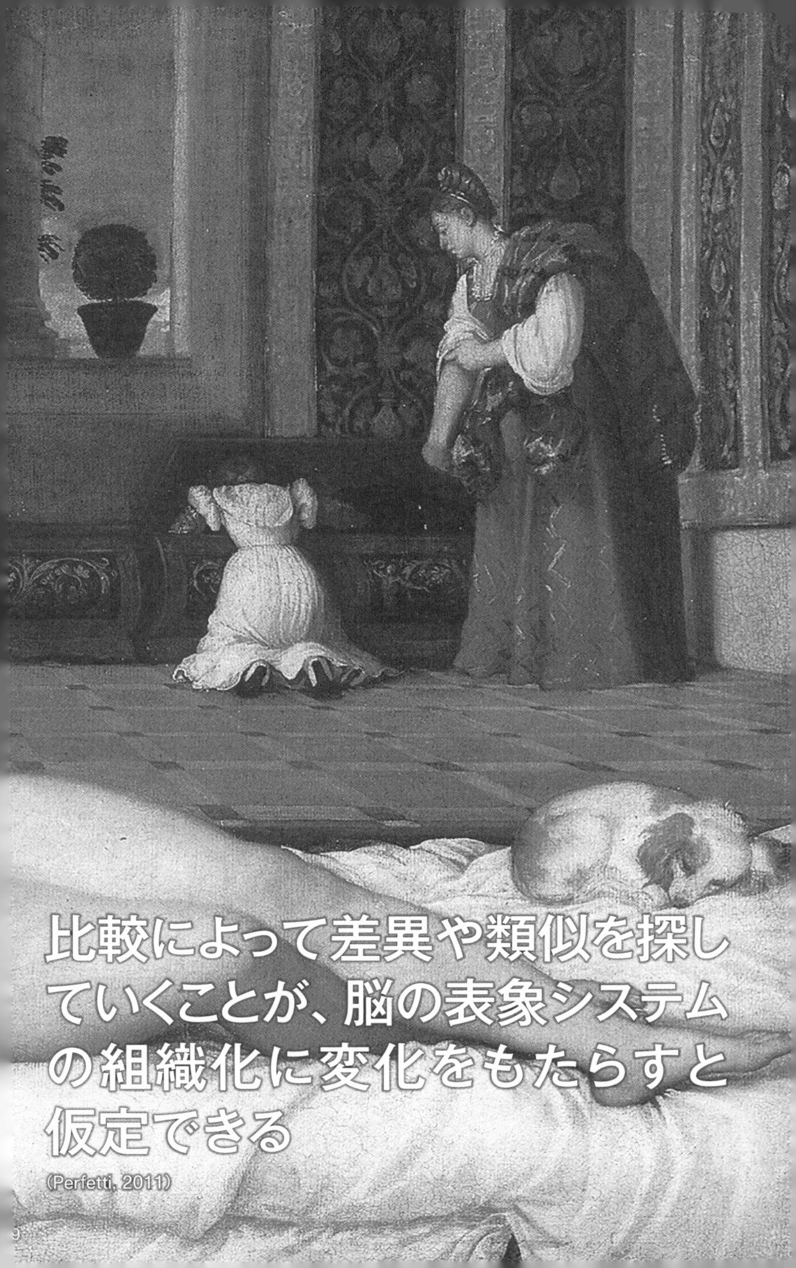

比較によって差異や類似を探していくことが、脳の表象システムの組織化に変化をもたらすと仮定できる

(Perfetti, 2011)

# 我々は比較により関係を発見する

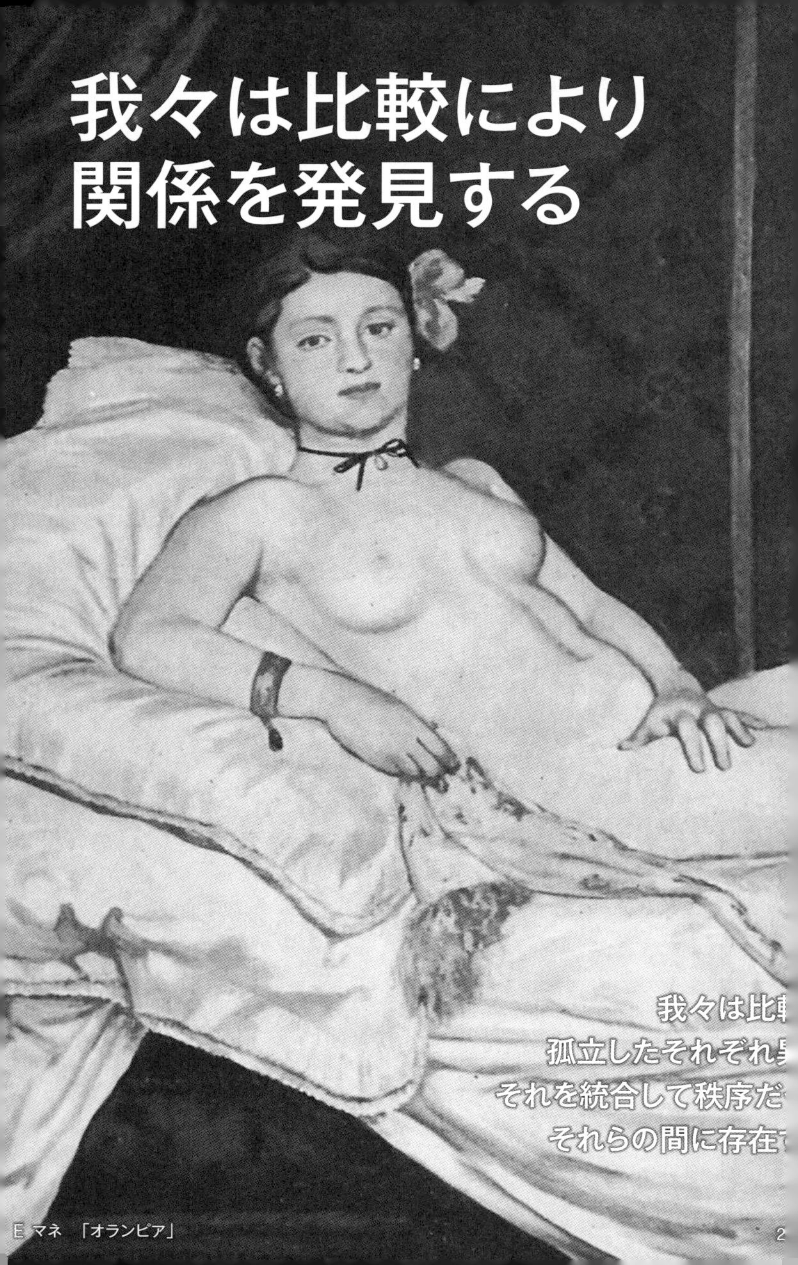

我々は比
孤立したそれぞれ
それを統合して秩序
それらの間に存在

E マネ 「オランピア」

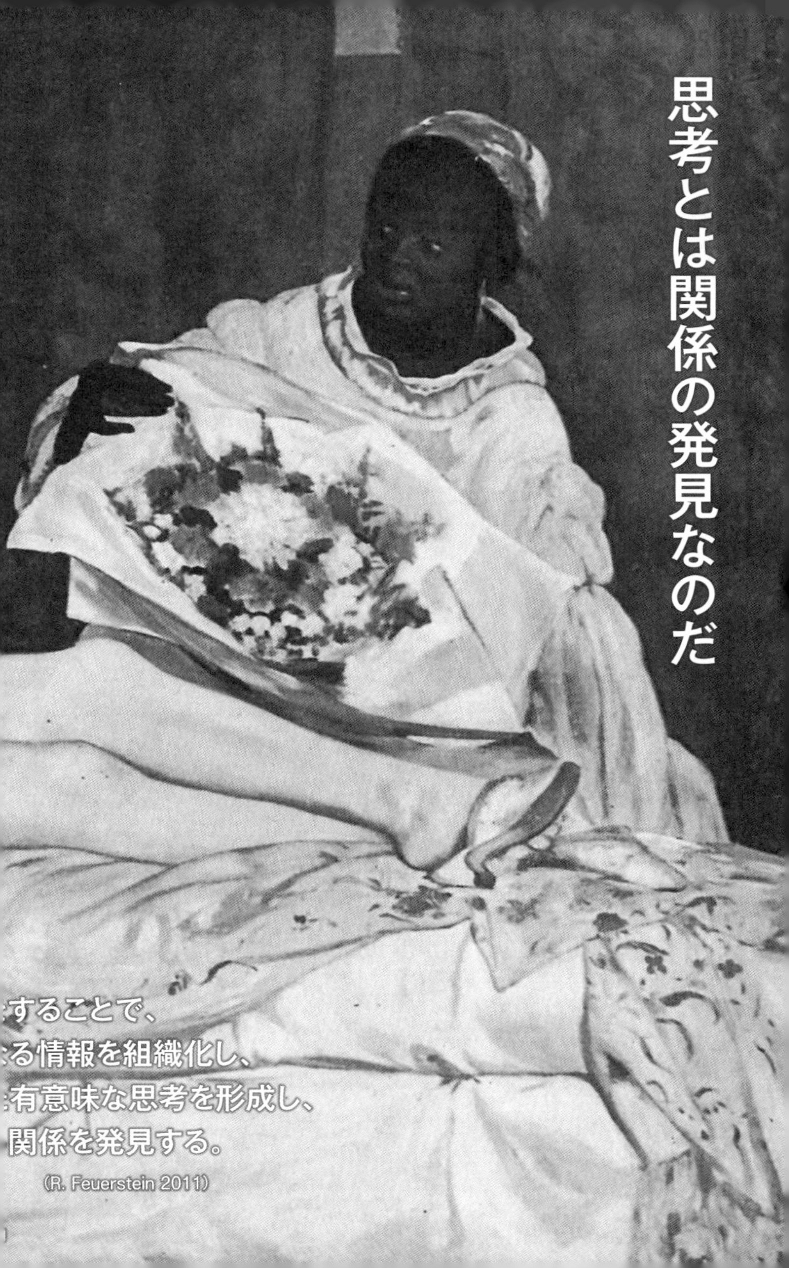

# 思考とは関係の発見なのだ

することで、
る情報を組織化し、
有意味な思考を形成し、
関係を発見する。

（R. Feuerstein 2011）

# 行為の記憶と訓練を関連づける

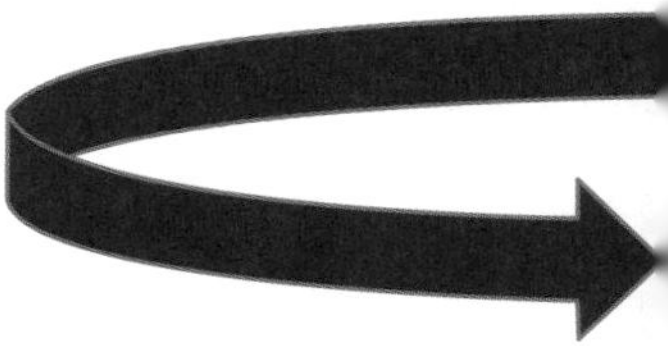

1. storicità dell’azione
その人の行為には歴史、物語がある。
2. concretezza del conoscere
行為の認知は具体的なものである。
3. esercizio come azione artificiale
訓練はセラピストにより制作された行為である。
4. riferimento alla realtà
訓練を現実生活へ関連づける。

# 訓練も行為である

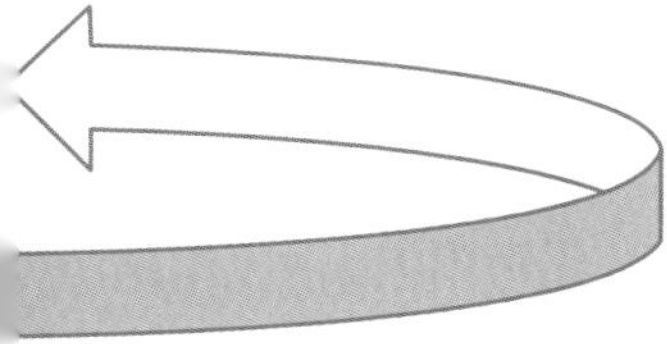

- 行為は意図に始まり、結果の確認で終わる。
- 患者は、かつて“行為”を行っていた。
- それは“記憶”されている。
- つまり、患者はまったく新しい行為を学習するのではない。
- そして、訓練もまた一つの“行為”である。
- 訓練は意図に始まり、結果の確認で終わる。
- 行為の記憶と訓練を比較し、関係づける。

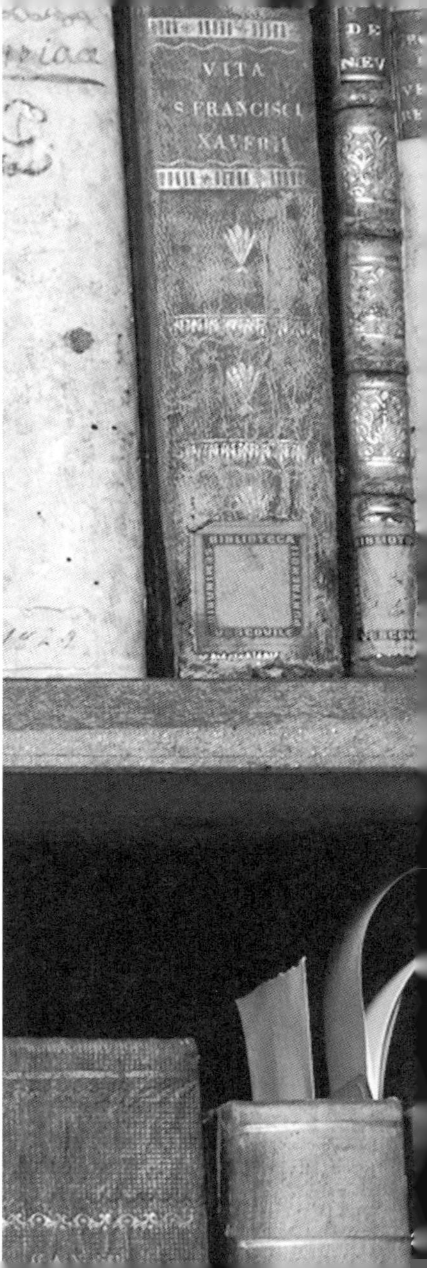


脳には記憶の行為が残っている

たとえば、図書館で古い本を手にした時の記憶

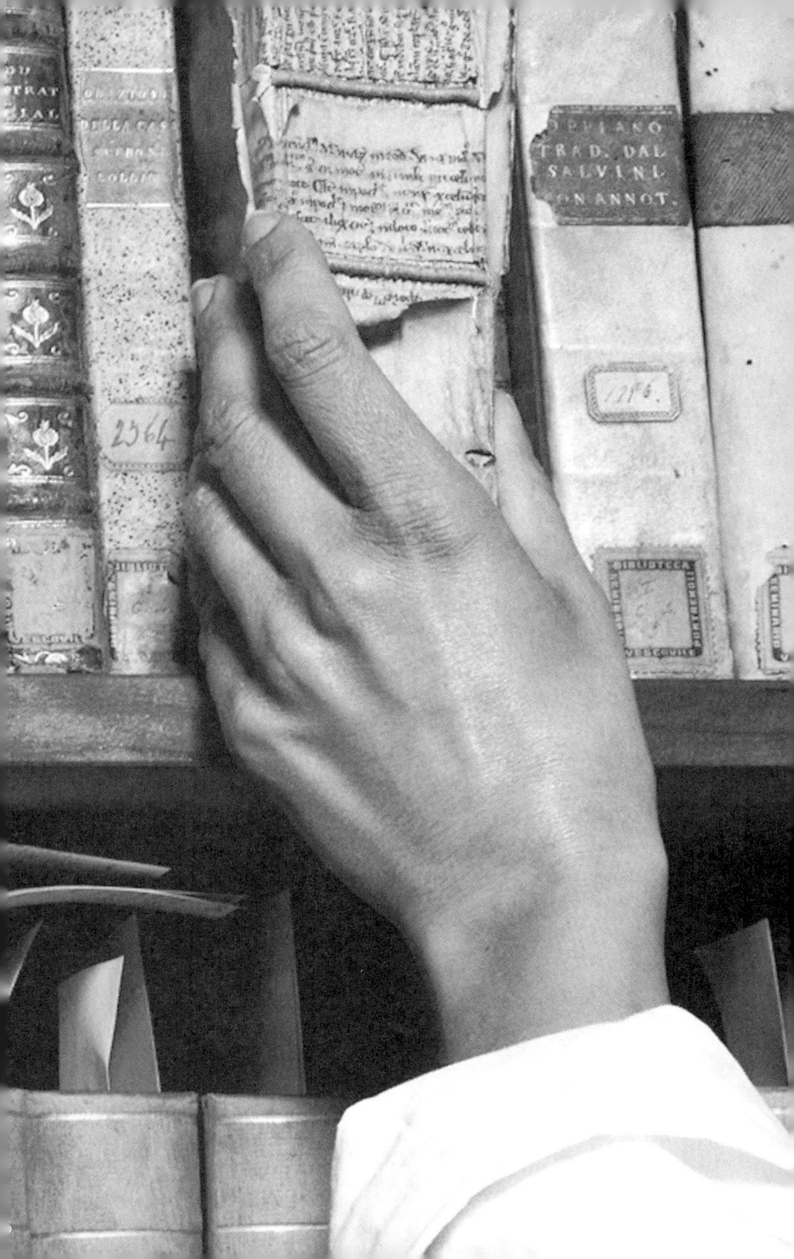
2364
TRAD. DAL
SALVINI

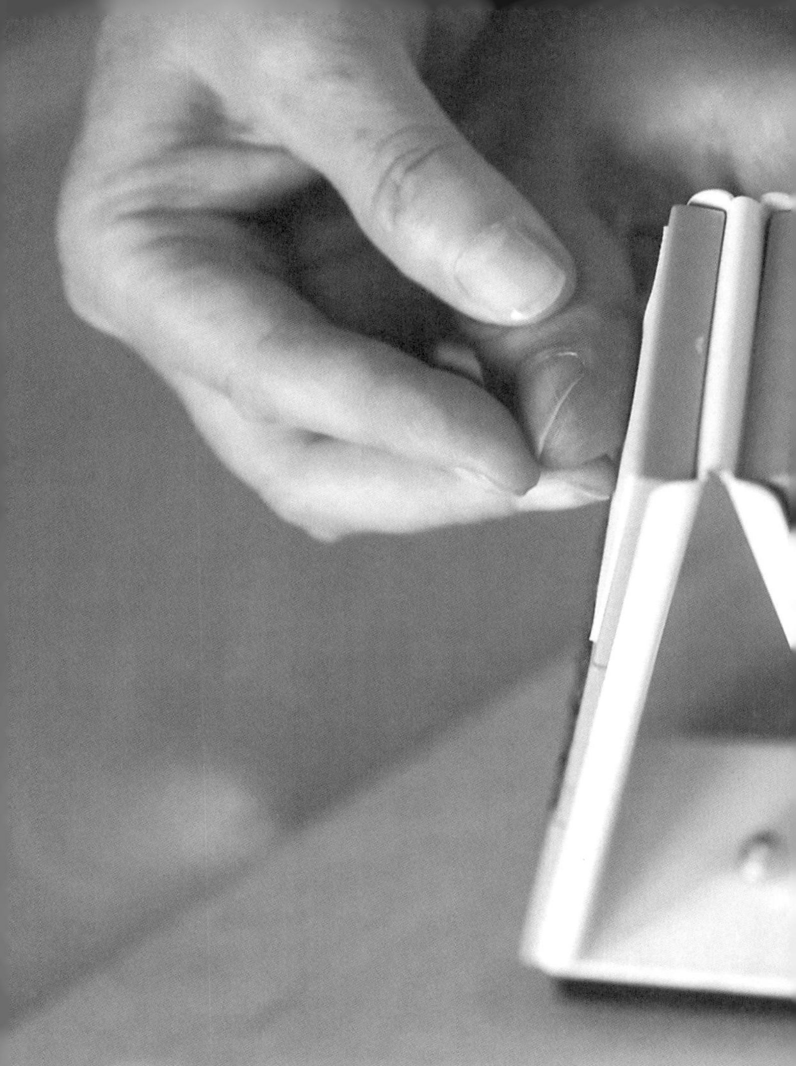

# その行為の記憶と訓練を

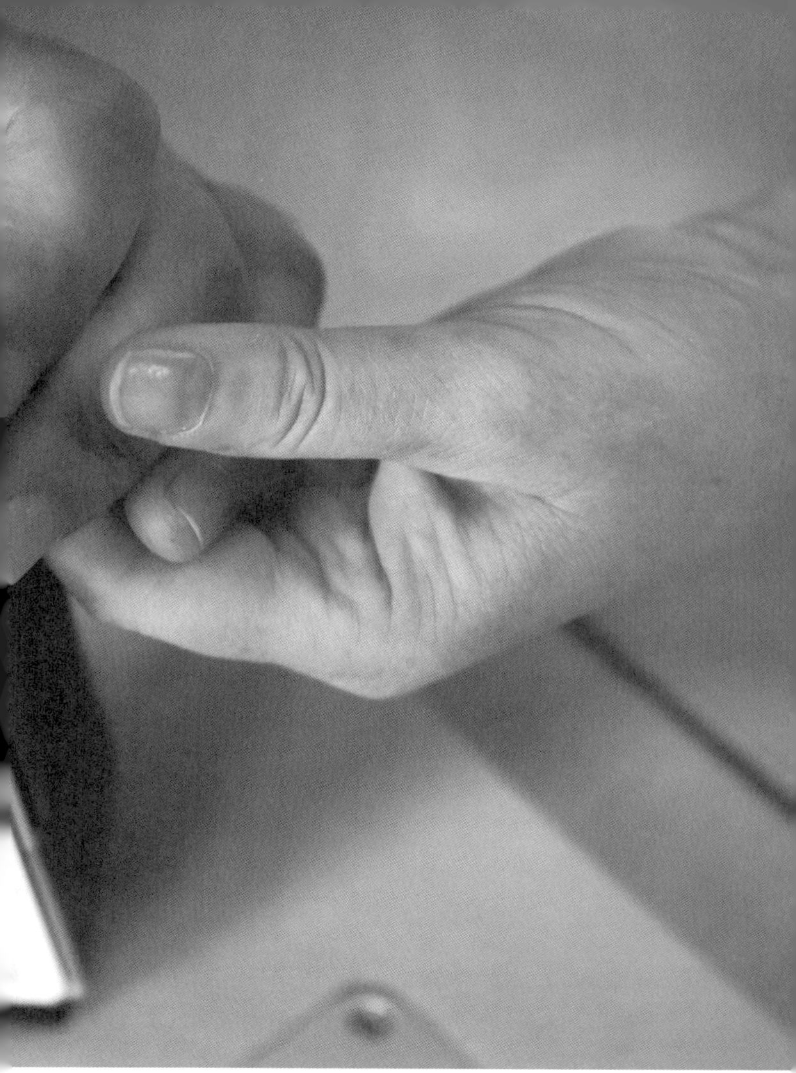

## 比較し、関連づける

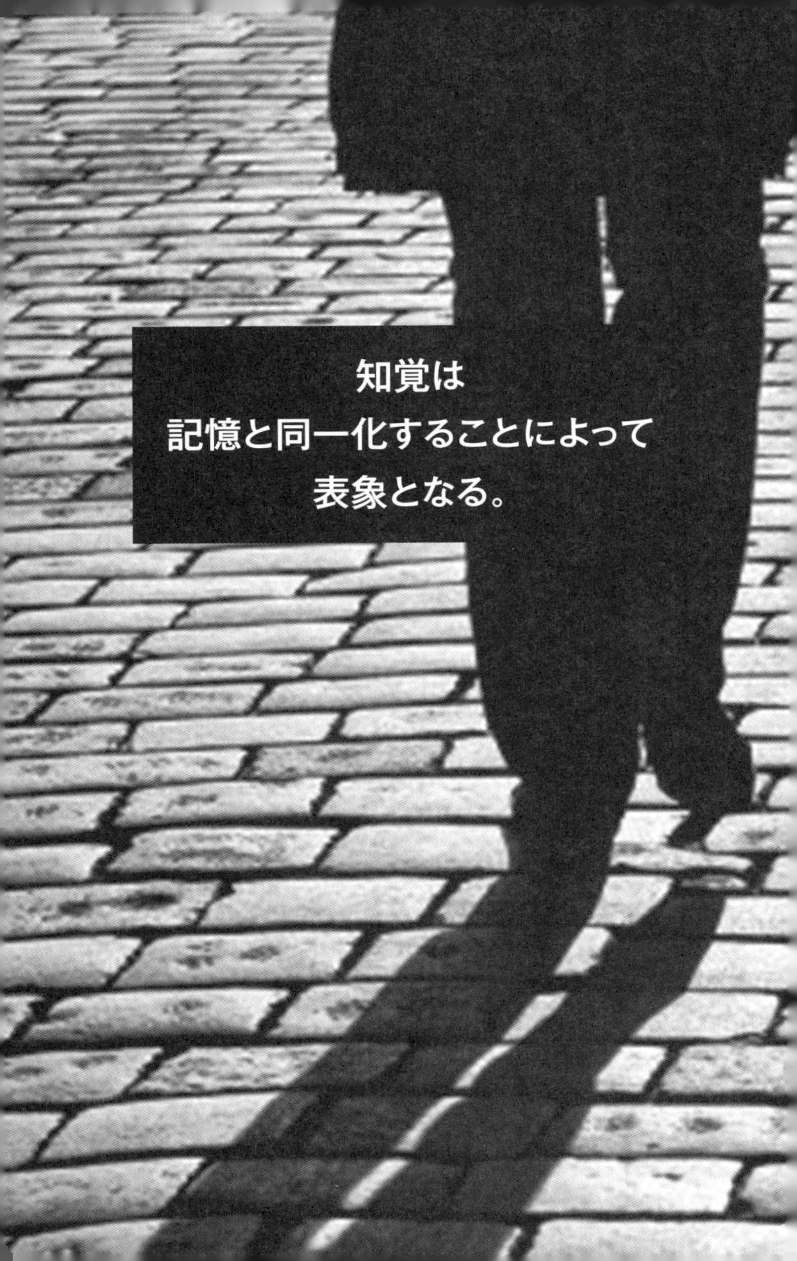

知覚は
記憶と同一化することによって
表象となる。

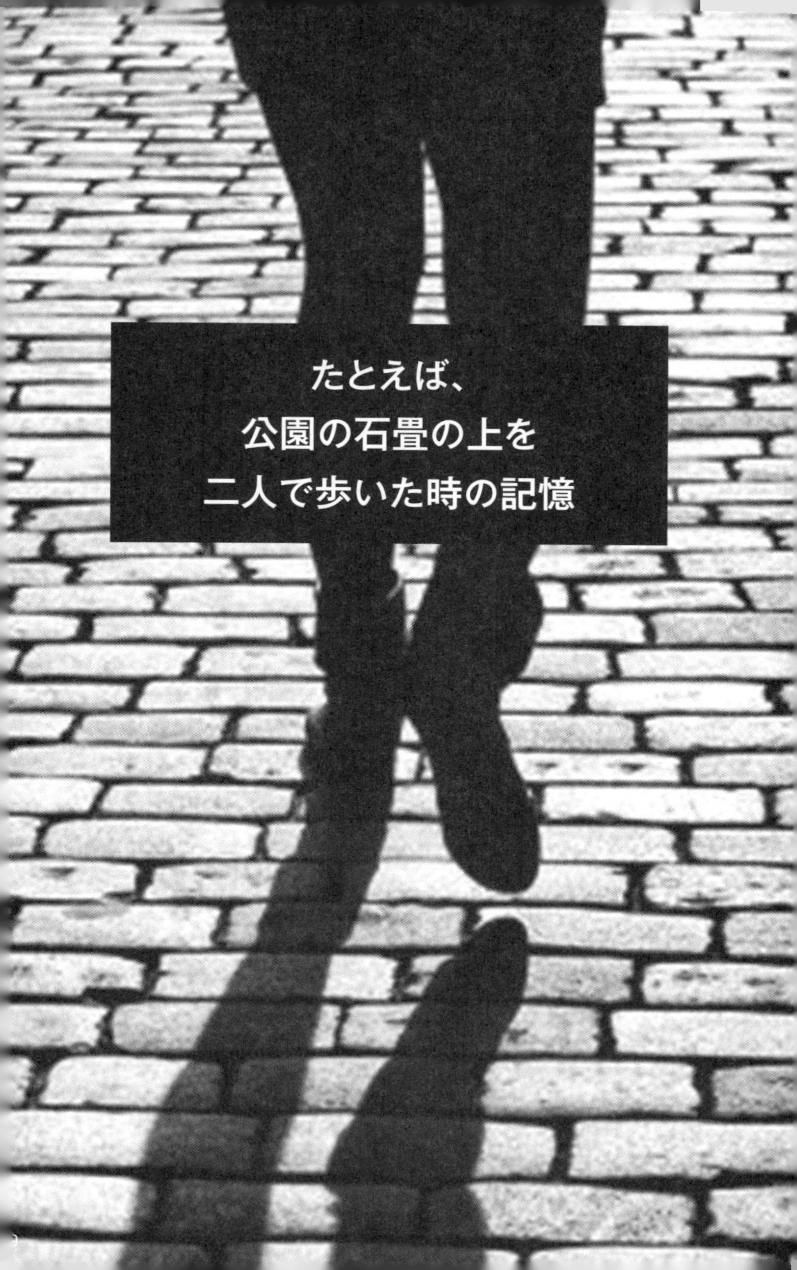
たとえば、
公園の石畳の上を
二人で歩いた時の記憶

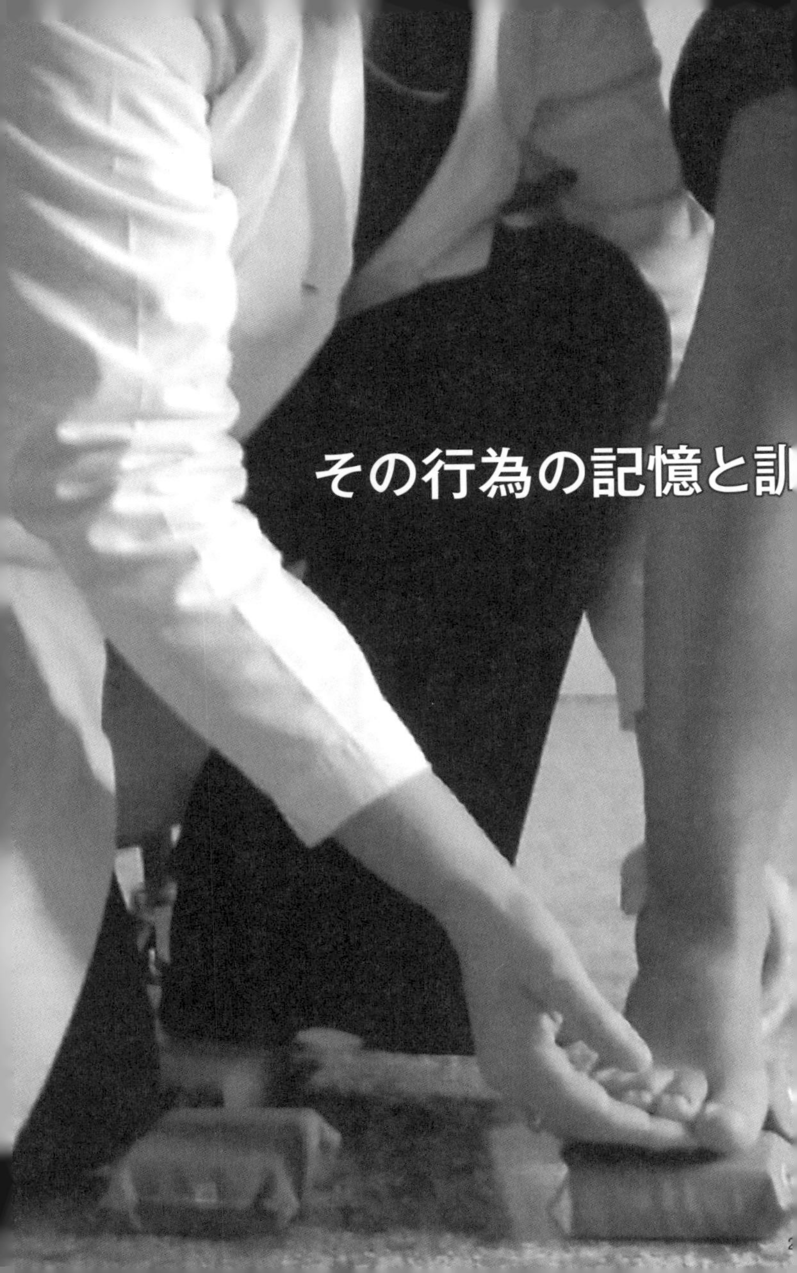

# その行為の記憶と訓

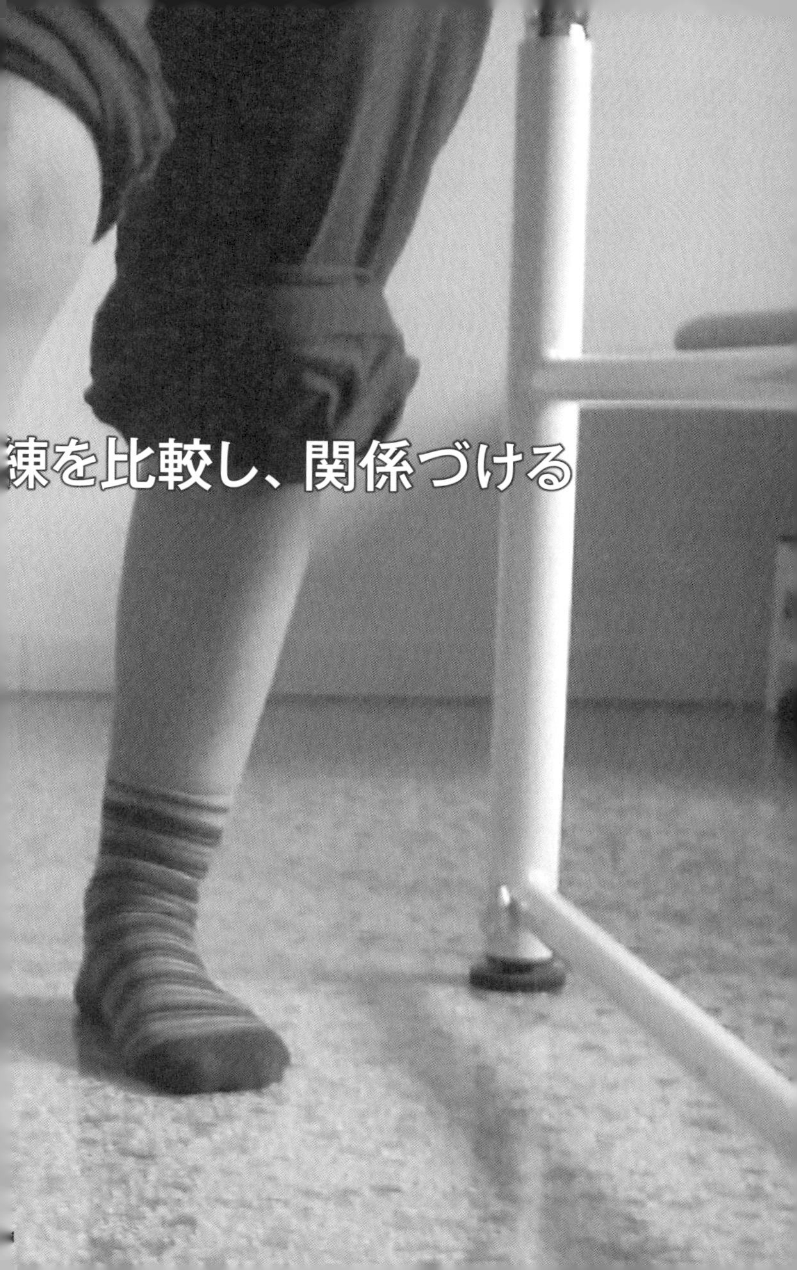

# 練を比較し、関係づける

# そして、『訓練』で
# 『現実の行為』

行為と訓練の間にある関連性や、それら
それは差異と類似を見つける作業であ

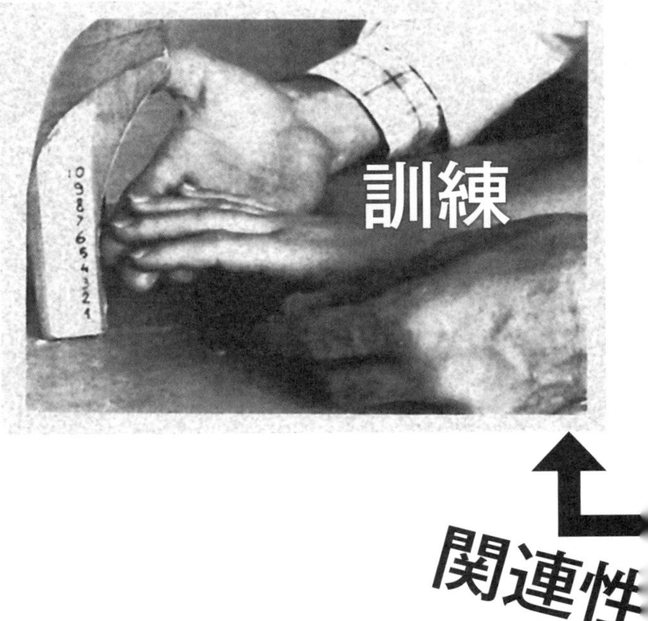

# 教えられたことを
# に翻訳する

の間にある関係をつかめるように導く。
り、この作業を私たちは“比較”と呼ぶ。

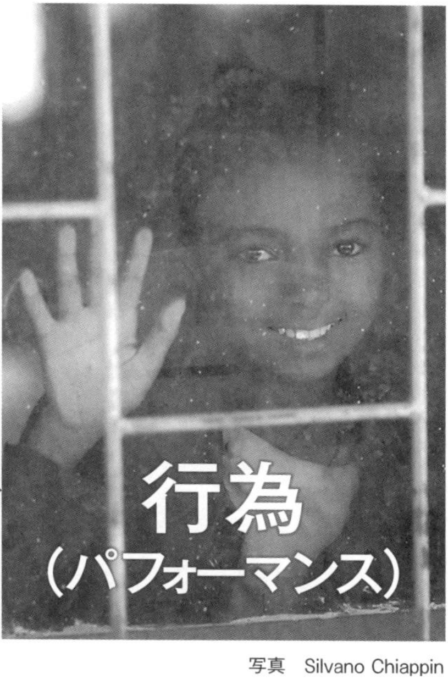


写真　Silvano Chiappin

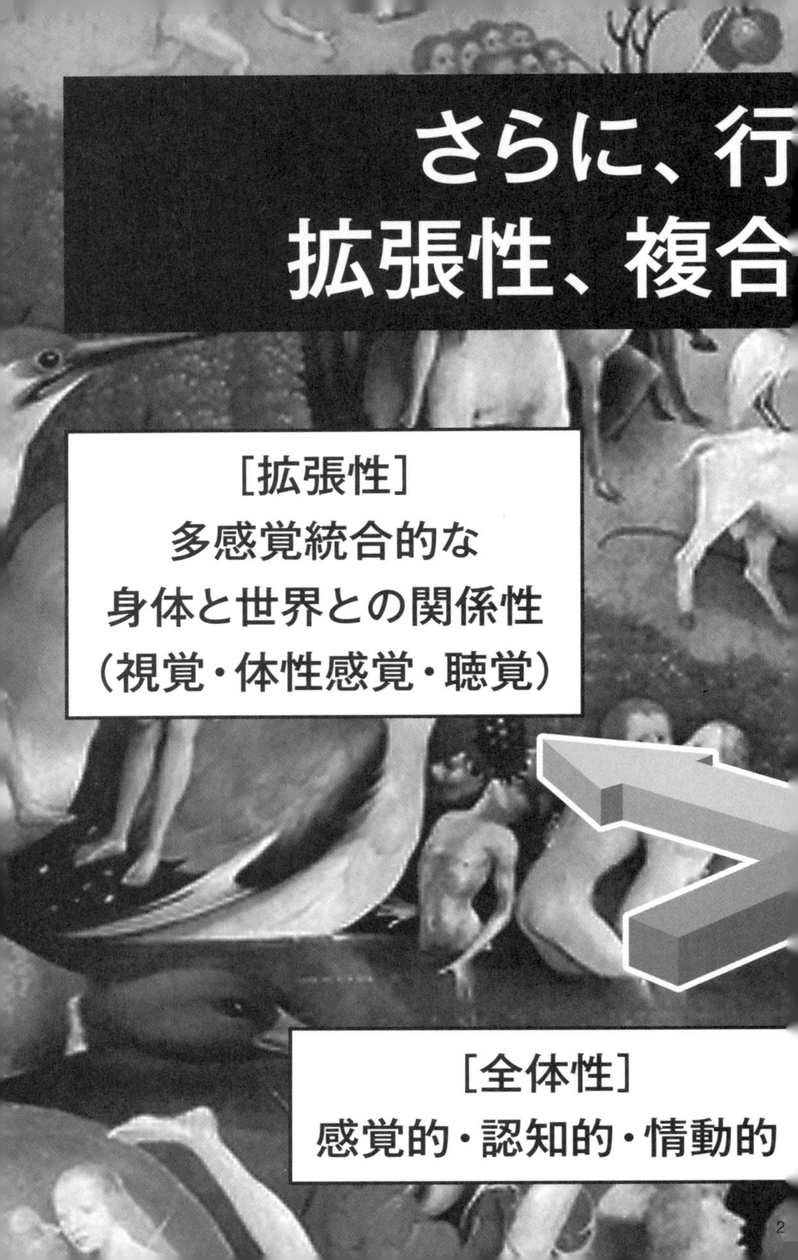
さらに、行
拡張性、複合
[拡張性]
多感覚統合的な
身体と世界との関係性
（視覚・体性感覚・聴覚）
[全体性]
感覚的・認知的・情動的

# 為表象の
# 性、全体性へ

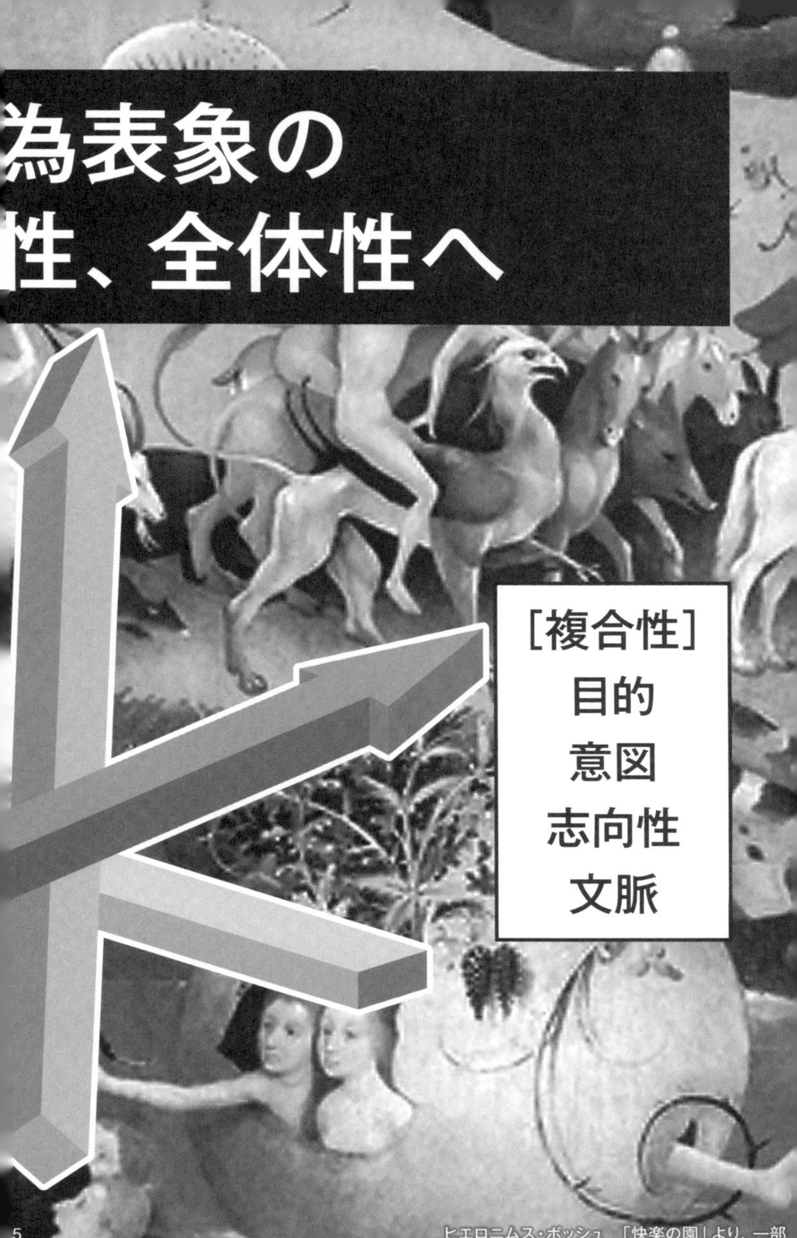


ヒエロニムス・ボッシュ　「快楽の園」より、一部

# 行為空間
# (representatio

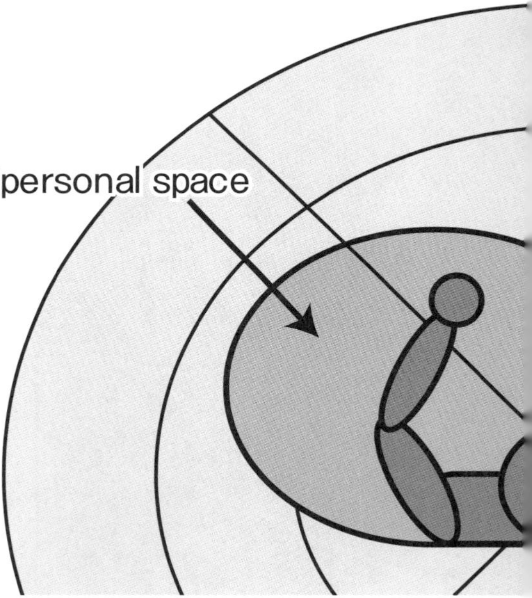


1) 身体空間 (personal spac
2) 身体周辺空間 (periperso
3) 身体外空間 (extraperso

# の表象
# of action space）

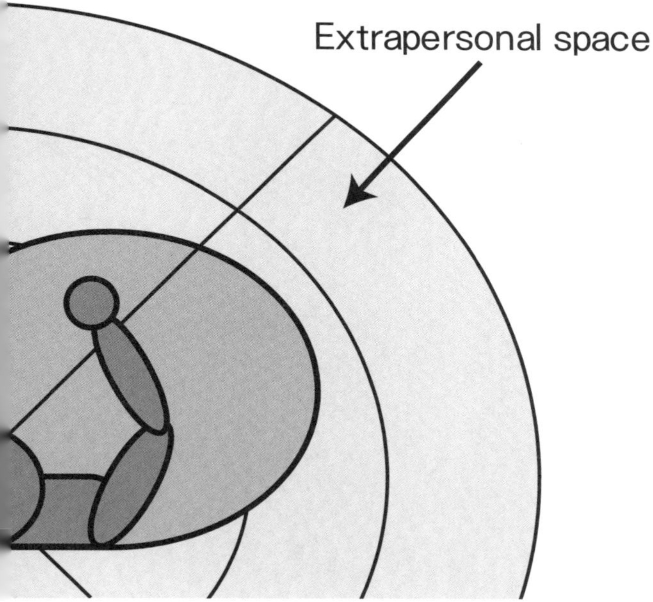


榎本 他, 2011

space

## e ＝個人空間）
## nal space ＝身体近傍空間）
## l space ＝外部空間）

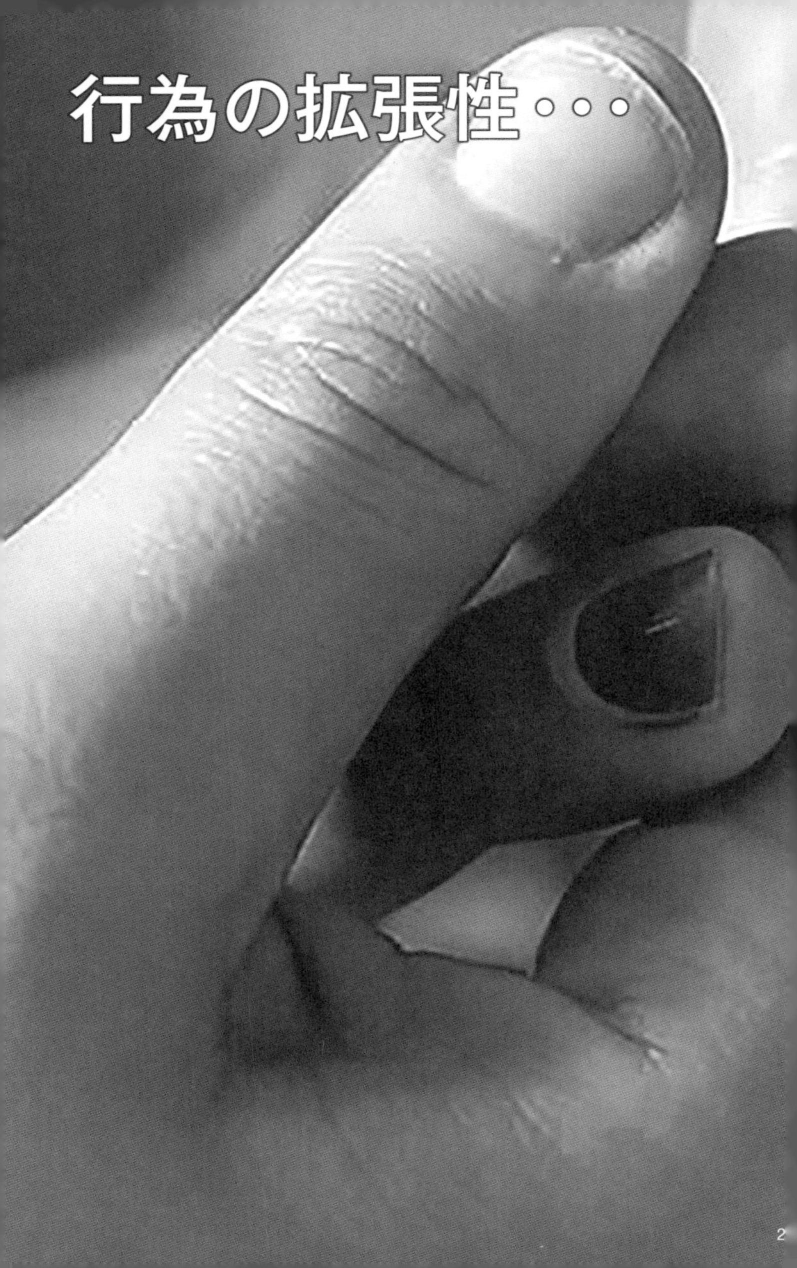
行為の拡張性・・・

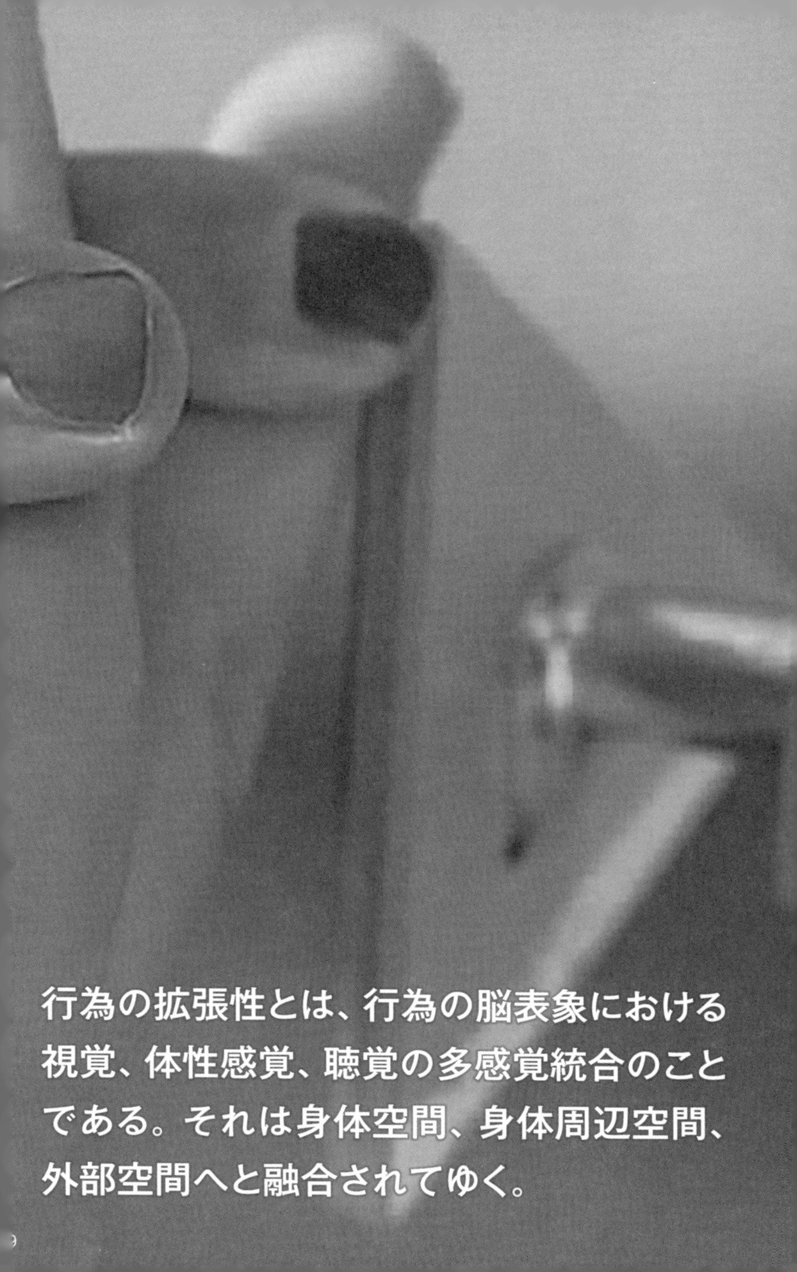

行為の拡張性とは、行為の脳表象における視覚、体性感覚、聴覚の多感覚統合のことである。それは身体空間、身体周辺空間、外部空間へと融合されてゆく。

# 行為の全体性・・・

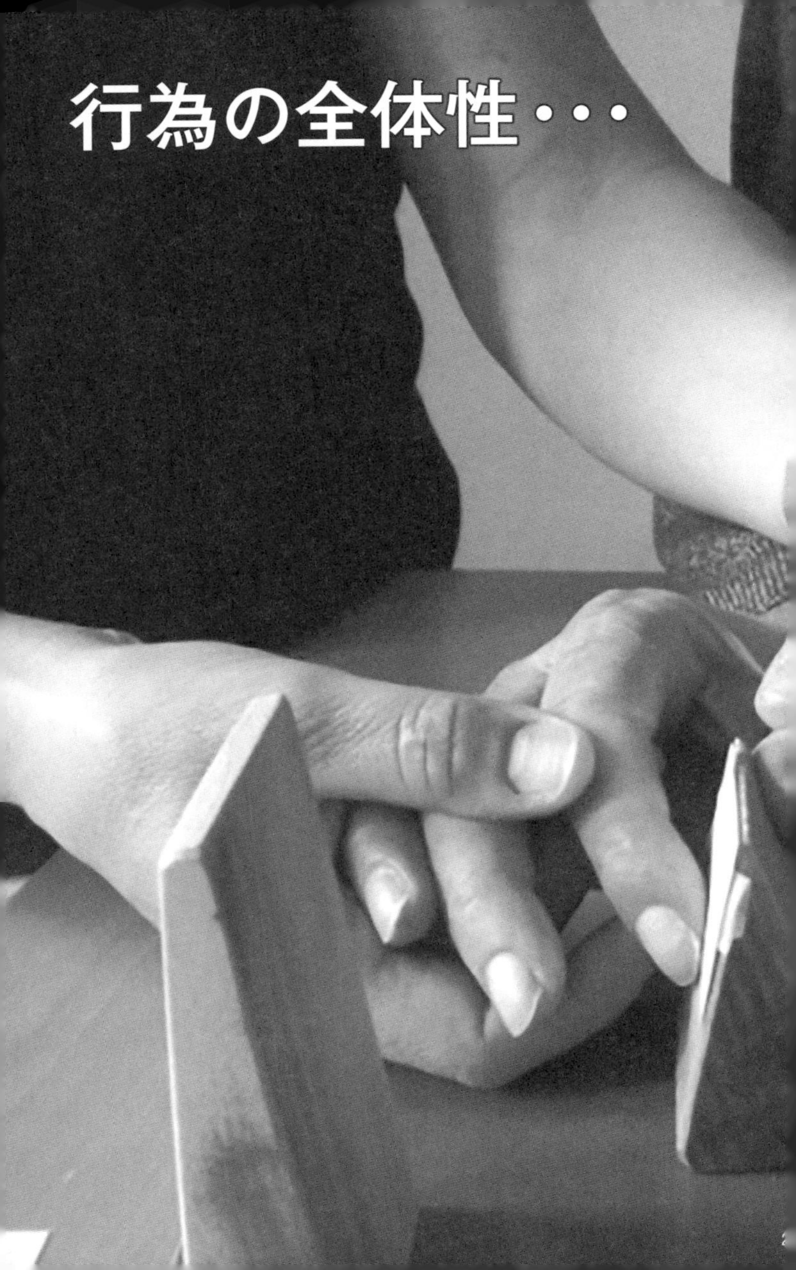

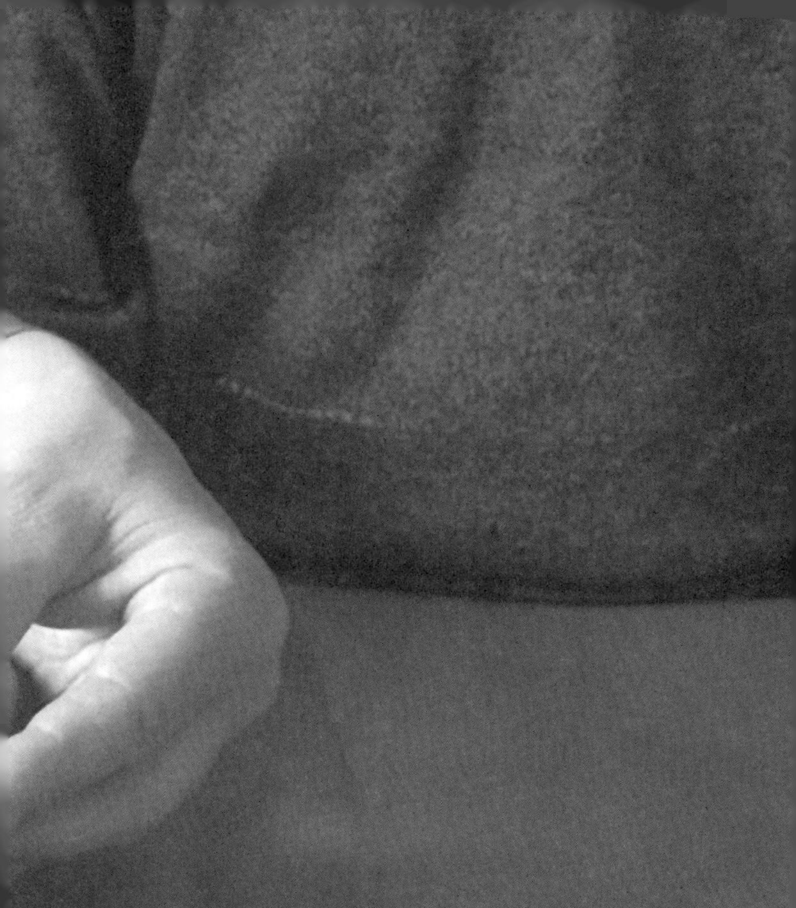

行為の全体性とは、行為の脳表象における感覚的、認知的、情動的な意識経験のことである。
それは意識と世界を結ぶ複数の志向的な関係性の網目である。

# 行為の複合性・・・

行為の複合性とは、
行為の脳表象における
目的、意図、志向性、文脈
といった状況のことである。

それは身体、物語、人生の
生きた記憶として
世界に埋め込まれている。

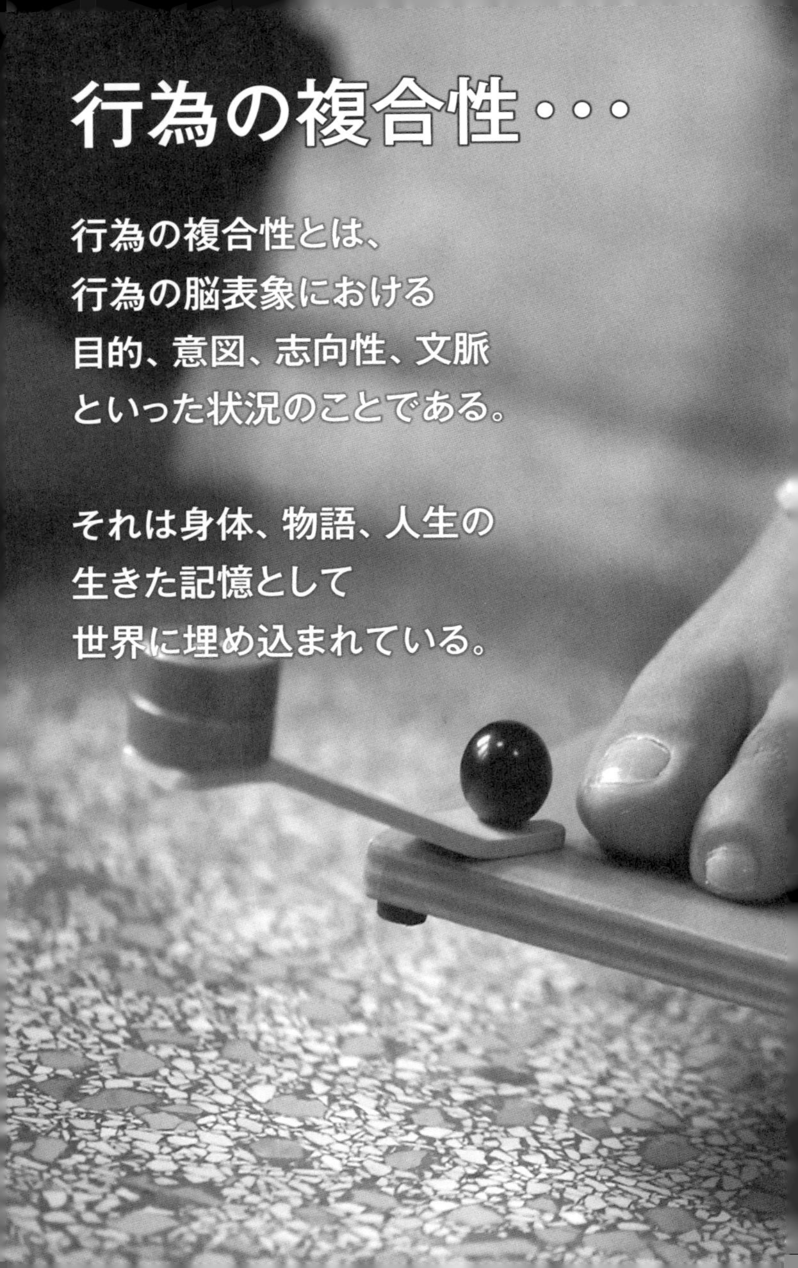

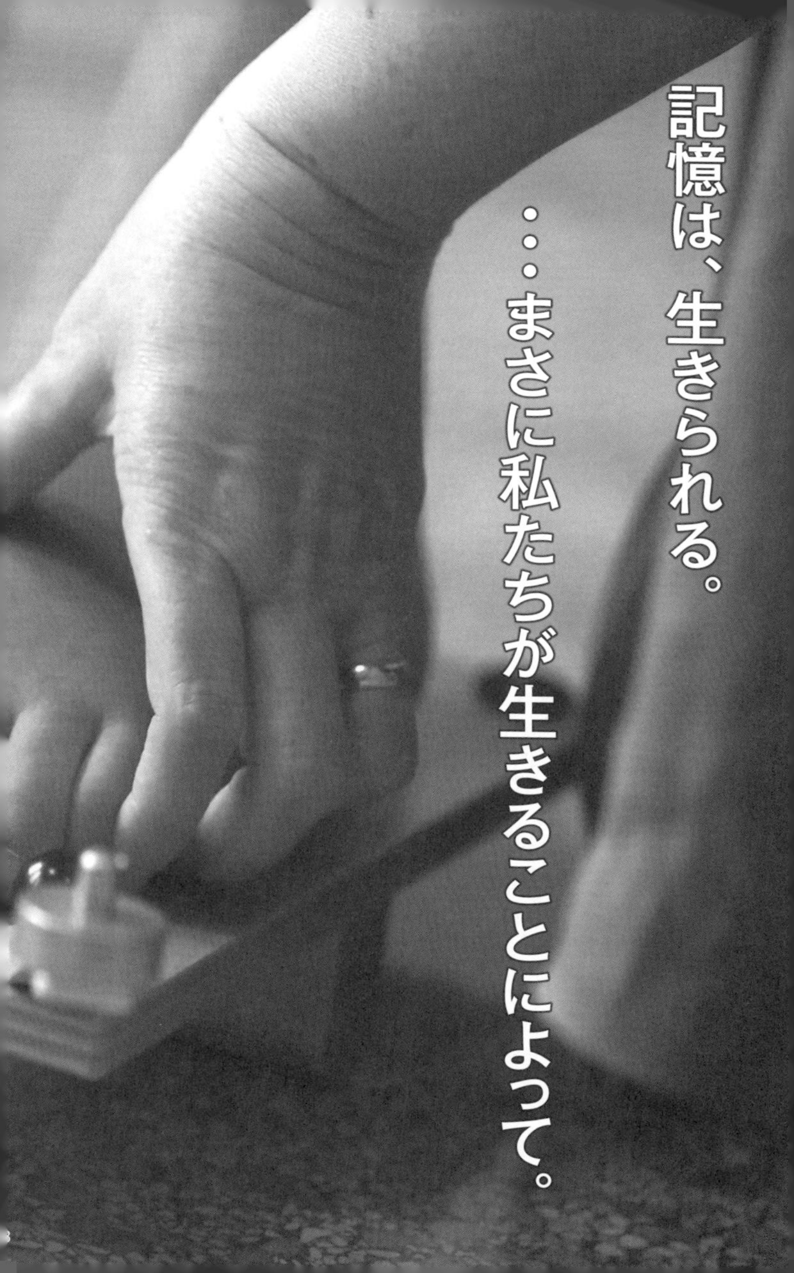
記憶は、生きられる。
・・まさに私たちが生きることによって。

# 言語と思考

## 失語症の認知神経リハビリテーション

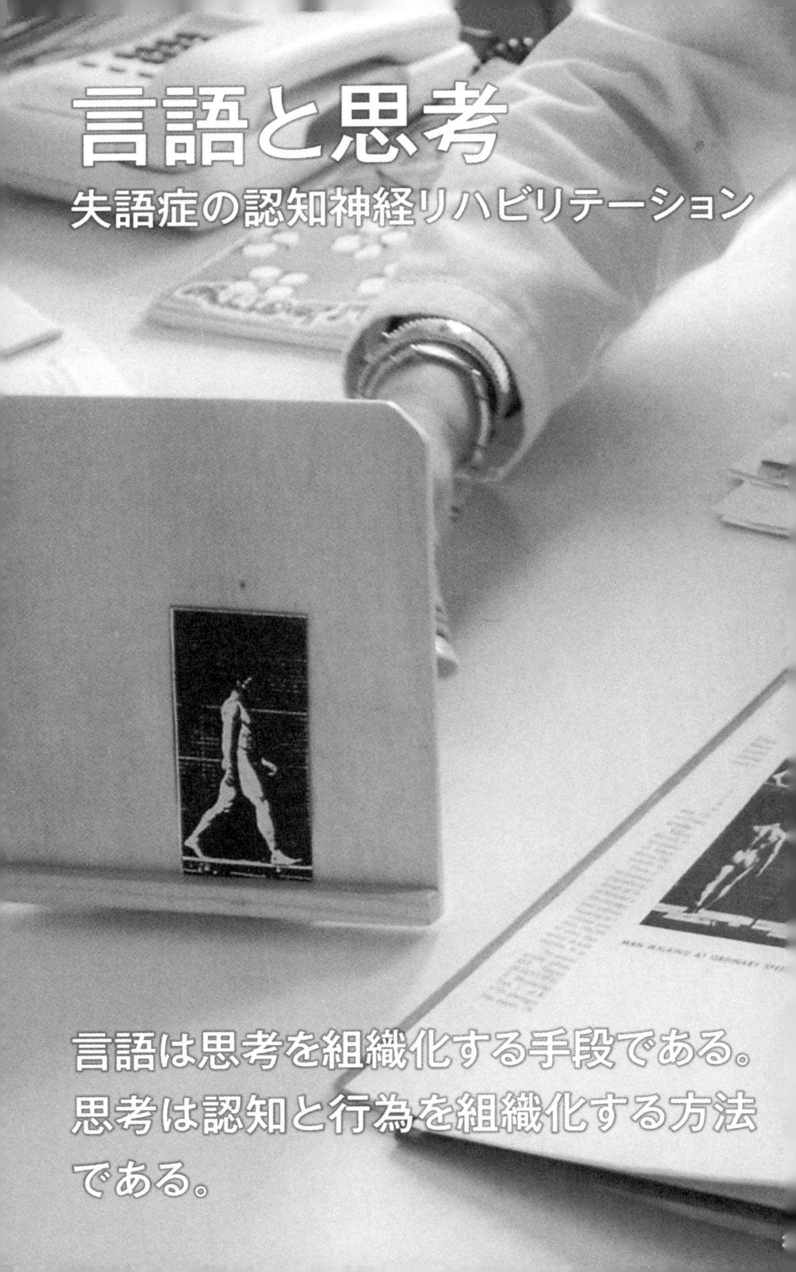

言語は思考を組織化する手段である。
思考は認知と行為を組織化する方法である。

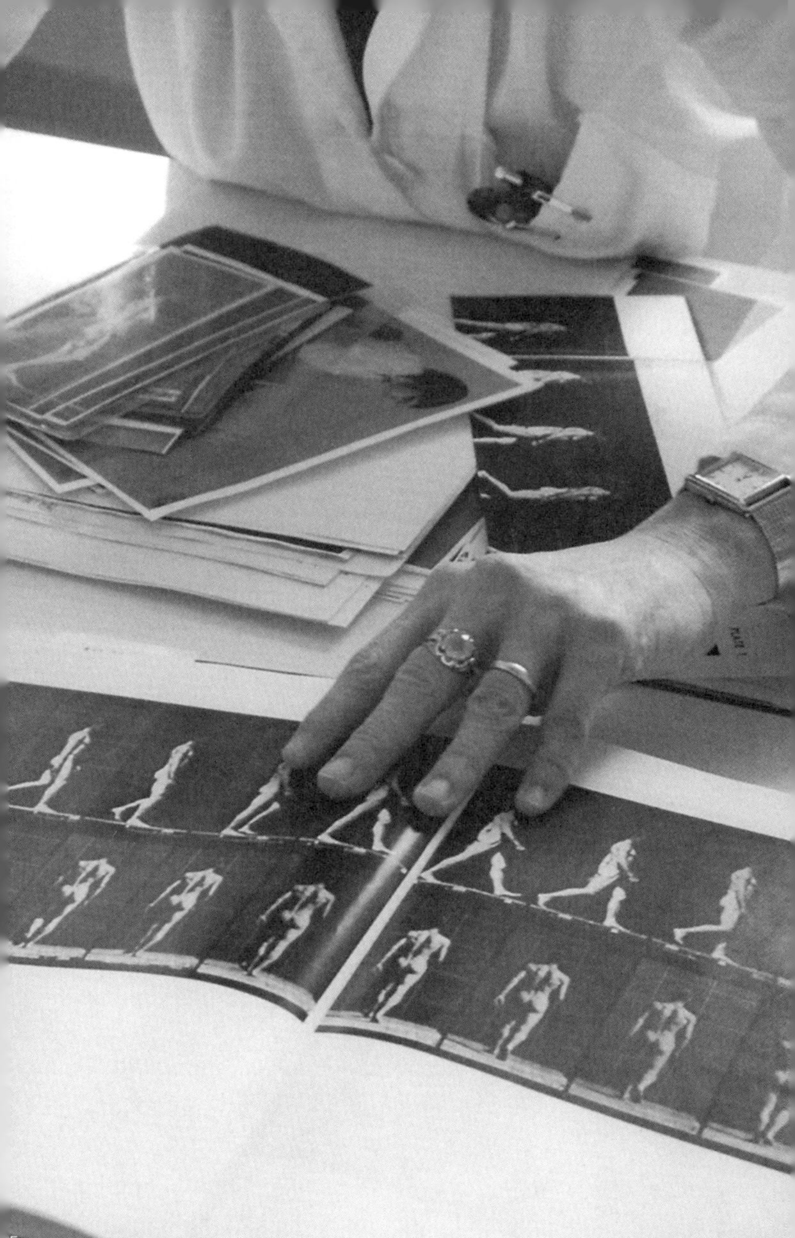

写真　Silvano Chiappin

空白の中に生み出された人間には、
認知によって空白を克服していく可能性が与えられている。

カルロ・ペルフェッティ　「身体と精神」より

[あとがき]

# 私的な表現のコラージュ

**中村**　この本は図像と言葉のコラージュでできています。

**宮本**　僕にとっては初めての表現方法です。

**中村**　東京の神保町にある喫茶店「ミロンガ」で宮本さんと話していた時にポロっと出てきたアイデアでした。

**宮本**　そう。タンゴの音楽が流れていました。コーヒーを飲みながら、中村さんが「マーシャル・マクルーハンの『メディアはマッサージである』のようなコラージュで本を作ってみよう」と不意に呟いたのが、この本の出発点です。

**中村**　「コラージュ」というのは、もともとはそれぞれに違った意味をもっていた素材を切り貼りして、その総体をもって新しい意味を表現するということで、絵画技法の一つです。これまでの年月で僕たちそれぞれの中に認知運動療法の意味が形をなしてきた様子は、このコラージュによる意味作用にとても似ていると思います。ペルフェッティ先生が教えてくれたことと、仕事も含めて自分が経験してきたいろいろなこととが、ある時からいろいろと重なり始めて新しい意味をもってきたからです。一見別のこととして捉えていたことが実は同じものを違った方向から見ていただけだったとか、それはもっと次の意味に繋がっていたとか…そんな経験が多くなってきたわけです。

**宮本**　認知運動療法を理解しようとする時、理論－病態解釈－道具－訓練の総体を理解する必要があります。でもそれを一挙に理解することは困難ですし、これらを単純に足せばその総体の全貌が見えてくるわけでもない。理論とは、病態解釈とは、道具とは、訓練とは、といったように一つ一つの要素を深く勉強し、それらをつなぎ合わせて臨床実践できるようにならなければなりません。それもまた、複数の未知の要素をコラージュしながら、最終的に全体として何が表現されているかを見ることができるようになることに似ています。また、何かが見えたとしても、その意味が見えないこともあります。さらに、臨床実践して、その意味に新しい価値を付与する必要もあります。認知運動療法は、総体としては患者さんが回復へと向かう学習プロセスとして構築されているのですが、同時にこの治療の本質は、セラピストの思考の中で生まれる学習プロセスでもあります。

**中村**　そこがコラージュとパズルの違いかもしれませんね。パズルの場合、完成すればその全体像がはっきりと見えるし、パズルのピースの総計はその全体像とイコールです。ところがコラージュでは、いくつもの要素を選択し組み合わせることによって何かの意味を発見しようとする試みの連続であって、要素やその組み合わせ方によってそれが示唆する意味は常に変化していくことになります。つまりパズルには完成と作業の終わりがあるけれど、コラージュには自分たちの思考に応じて変化がある、成長があるということになります。

**宮本**　自分の経験で言うと、僕はサントルソ認知神経リハビリテーションセンターで長期研修したのですが、最初の数か月はセラピストの隣で認知運動療法を毎日見学していました。治療場面は見えますが、セラピストの思考は見えません。そこでセラピストが何を考えながら治療しているかを想像し続けました。治療の中に潜んでいる理論ー病態解釈ー道具ー訓練の意味を探すわけです。その意味は治療の中に複数の断片の総体としてあります。つまり、この心的作業は他者の思考を推理し、自分の思考と比較することです。これが思考の学習プロセスを強化します。思考の学習プロセスとは、断片的な複数の知識をコラージュし、知識と知識の関係性の網を複雑化させてゆくことです。それによって、一つの現象を複数の視点から見られるようになり、これまでとは異なる新しい意味を付与することができるようになります。この本の表現方法は、言ってみれば図像と言葉の「コラージュ」ですが、読者に対して自分の思考と著者の思考とを比較してみることを要求していると言えるのではないでしょうか。あなたにはこれらが単なる断片に見えますか、それとも何かここにはないものに見えますか、それに新しい意味を付与して下さいと求めているのです。この本をどう読むかは読者の心的な作業に託されているのです。

**中村**　そのためには僕たちも、これまでのような「本を書く」という先入観から離れる必要があると思ったわけです。書いてある文章だけではなく、図像や言葉の間にある意味を読んでもらうというのは「書く」ということとはかなり違います。意味概念を説明する理論的なテキストではなく、むしろ自分の頭に浮かぶいろいろな心象、それは映像イメージだったり言葉のフレーズだったり、あるいはそれに伴っている感情だったり、つまり誰からしてもほぼ同じ意味に限定されているような一般的な表現ではなく、とても自分の経験に密着した、私的な表現を選んだわけです。適当にシェーマも使いながらテキストで理路整然と説明したほうがはるかにわかりやすいはずなのに、なぜこんな断片の配列という手法を選んだのかと思う人もいるかもしれません。その理由を僕なりに言うと、ものごとを理解することは、それが自分にとって重要なものであればあるだけ、それはとても個人的なことではないのかと思うからです。毎日暮らしていくうえでとりあえずはそっちのほうを見なくても済ませられるというものではなくなるということですね。自分が今向き合っていることは自分を超えた、人間性全般に関わるとても普遍的なことなのだけれど、それに対する自分の向き合い方は逆にとても個人的なイメージや言葉で表現するほうが、かえってその理解を自分の内面に落とし込んでいけるのではないかと思ったからです。自分の目線でそれがどう見えるのか、そこにどんな自分の思念や感情がわいてくるのかが表現の目的となります。この本のテーマは「認知運動療法」なのですが、このテーマが僕にそうした個人的な関わり方を要求するのです。このテーマに関わる限り、自分には理路整然とした説明以上の理解を求められている、敢えて言えば「共感する」こと、認知運動療法について言われることについてはたして自分の心の中にそれに共感するものがあるのかどうかを問われている、あるのであればそれを意識することが求められているような気がしています。少なくとも僕については、ということですけど。

**宮本**　わかりますよ。その「個人的な関わり方」ということで言えば、究極的にすべての医学的治療、リハビリテーション治療は個人が行うものだと思います。医学が、あるいは理学療法、作業療法、言語聴覚療法が患者さんを治療するというより、あくまでも臨床実践は一人のセラピストが行うものだということです。そのことへの強い自覚をもっていないと、回復させることができなかったのは医学の限界だ、理学療法の、作業療法の、○○法の、認知運動療法の限界だと解釈してしまいます。それはある意味で責任放棄です。回復させることができなかったのは個人の思考力や技術の問題に起因していたかもしれないのですからね。いつも僕は「認知運動療法」の理解を個人の問題として捉えています。そして、これは一種の闘いでもあります。「理解する」ということに対する闘いです。その闘いに終わりはありません。認知運動療法によってすべての患者さんが完全に回復するわけではないからです。ですから、理解すると同時に理解できない点に意識を向け、学問的、臨床的な苦悩を続ける必要があります。そうすることによって自分自身の知識や経験がある前提に立っていたことに気づくことができます。その前提の誤りに気づくことが「理解する」ということです。ベイトソンは「前提が間違っていることがあり得るのだという観念を一切欠いた人間は、ノウハウしか学ぶことができない」と述べていますが、認知運動療法はノウハウだけではないのです。

**中村**　まだまだ解明できない、理解できないことのほうが多い世界ですからね。

**宮本**　そう。だからこれは僕たちの職業的態度の問題でもあるのですが、言い換えれば僕たちの職業がもつ魅力ということでもあるわけです。何かを理解するためには説明と同時に、あるいは説明以上に「驚き」や「発想力」が必要です。ペルフェッティ先生は「リハビリテーションは驚きから始まる」とか「認知神経リハビリテーションの特徴は発想力にある」と言っています。この“驚く”ための感性やアイデアを生み出す発想力がなければ「新しい理解」には至りません。そして、これこそが「理解すること以上のことを求められている」ということだと思います。この本では、中村さんや僕がペルフェッティ先生のフレーズに個人的に驚いたり、さまざまな写真や図像から想像力が喚起されたものを、一連のコラージュとして構成しています。そこには「認知とは何か」、そして「認知運動療法から行為間比較へ」という文脈は一応ありますが、それを説明したいと言うより、それ以上に僕らの驚きや感動が読者の驚きや発想力をも誘い出して欲しいのです。「こんなことに感動しました」と説明するのではなくて、感動したテキストと画像との組み合わせをそのままページに載せればいい、というコンセプトですね。そんなことがやりたくなる魅力をもっているのがリハビリテーションに関わる仕事だと思いますし、この本に僕らが与えた意味です。

**中村**　そうですね。コラージュというこの表現方法の原動力としてあったのは、「説明したい」ではなく、自分が共感を覚えることをあなたにも聞いて欲しいという情動だからです。この本は確かに認知運動療法の説明ではあります。ただ、それは自分の外に置けるようなものではなくて、自分の気持ちの中にあるものとして、だからこれはまさに自分自身のものと思える思念です。だから、認知運動療法という呼び名で僕の中に始まったこのテーマはリハビリテーションがどのようなものであればよいのかを一人一人がどのように想像するか、その中身を映し出す鏡のようなものでしょうね。このテーマには前提というものはあっても、その限界は想定されていない。限界とは答えということです。だから答えが出たと思ったところで僕たちの想像力は止まるし、そもそも最初の前提が不十分でもそれは止まる。不十分な前提から出発してすぐに答えを出してしまう、これは最悪なことだけれども、自分がそれをやっていないという保証はどこにもない。それが宮本さんの言う「理解する」ということに対する闘いだと思います。『知恵の樹』の最初の章でフランシスコ・バレラたちが力説しているように、僕たちは常に「確信という大いなる誘惑」と隣り合わせで生きているのでしょう。「わかった」という気持ちはとてもいい気分ではあるでしょう。だからこそそれは誘惑なのですから。でも、わかったと思えたことのその後に何がやって来るのか、と次に考えてみることはいい習慣だと思いますし、誘惑に対するいい解毒剤だと思います。わからなければならないことはもっと大きくて底が深いということです。

**宮本**　そうしたことを考えるためには、「理解する＝わかった」ではなく、「理解する」プロセスと「わかった」という瞬間は区別して捉える必要があります。また「コラージュ」の比喩で言えば、たとえば、断片的なコラージュの組み合わせの網をつなぎ合わせる心的作業が「理解しようとする」プロセスで、それによって総体として何かが「わかった」という瞬間に至ると仮定すると、それは「創発プロセス」と「創発の産物」の区別に似ています。そして、何かを知るための心的作業の組織化は創発プロセスで、その結果として生み出されたものが創発の産物です。ペルフェッティ先生は創発プロセスを「認知過程（知覚、注意、記憶、判断、言語、イメージ）の組織化」、創発の産物を「脳の産物」と呼んでいます。言い換えると、創発プロセスは「認知の樹」であり、創発の産物は「認知の果実」です。あるいは、創発プロセスは「表象」であり、創発の産物は「世界」の出現です。

**中村**　先ほど言いましたバレラは、認知運動療法に大きな影響を与えた人だと思います。ペルフェッティ先生は若い頃に彼と出会い、オートポイエーシスについて深く学んだと聞いています。

**宮本**　そう。先生の部屋にはバレラとの学会でのツーショットが大事に飾ってあります。バレラは「認知とは知ることではなく、世界を生み出すことである」と述べています。ペルフェッティ先生はそれを発展させて「生きることは認知である」と言いました。バレラによれば、何かを理解しようとすることと、その結果として生み出された世界がわかった瞬間では、脳の働きは決定的に違うというのです。視覚心理学の実験に「ルビンの壺」という多義図形があります。これは視点を換えることで壺としても見えるし、向かい合った二人の顔にも見えます。しかし、脳は同時に二つを見ることはできません。外部世界を壺として見る表象と二人の顔として見る脳の表象の違いが、世界の出現を変化させるのです。バレラが1999年に「Nature」で発表した実験があって、その中で彼は「ムーニー顔（Mooney faces）」と呼ばれる白黒の陰影パターンの画像を見た時に、それを顔と認知した瞬間の脳活動を分析しています。その「わかった」瞬間、つまり顔が出現した瞬間の脳活動は白黒の陰影パターンを表象している時とは異なり、一瞬にして分散活動していた脳活動が全体として同期化するのです。脳の各部の何億ものニューロンがわかった瞬間に協調して一挙にある周波数領域で空間的、時間的に振動するようなものです。これは「顔ニューロン（おばあちゃん細胞）」仮説のような局所の脳活動による認知ではありません。何かを見た時に、その画像を見ている人間（個人）の知覚、注意、記憶、思考が「同期化（シンクロナイゼーション）」して、顔という世界を生み出すのです。その脳活動は画像を顔と認識した時にのみ同期的に活性化するのです。つまり、創発プロセス（認知過程）は個人の一人称の脳が営む複数の「表象」のコラージュであり、創発の産物（脳の産物）が「世界」なのです。

**中村**　脳神経科学にも心理学にも、実験目的の中に「世界」という言葉はそれまで表立っては現れてはこなかったでしょう。知覚、記憶、判断といった認知機能のより小さな単位ごとの研究は多いとしても、ある種の「心」の統合体としての「世界」を実験目的に据えたものは、あったとしても少ないのではないですか。

**宮本**　「世界」とはもっと抽象的な議論のキーワードであると思っている人はまだたくさんいると思います。政治や経済とか。明らかなメタファーとして文学や芸術、あるいは哲学に現れてくる程度でしょうか。実験という手法をとる学問にとっては、「心」は研究対象とするには今でもとても難しいからだと思います。

**中村**　それをペルフェッティ先生は治療の中に持ち込んだということですね。

**宮本**　そうです。結局、「心」がリハビリテーションにおいても避けられない治療対象だからだと思います。ペルフェッティ先生自身が何度も強調しているように「心は抽象的なものではなく非常に具体的なもの」なのだということです。世界は現実（リアル）で、心は表象（あるものの代わりにある何か）のコラージュですが、この心的表象は具体的です。意識の志向性は具体的な何かに向かいます。また、回復や学習は心的表象の操作によって生じます。この「世界」と「表象」との関係を認知運動療法のタブレットを使った上肢での図形認識の訓練に置きかえてみましょう。目を閉じて、手指先が物体である図形（たとえば三角形のパネル）の一部に接触します。それによって触覚が表象されます。次に図形の輪郭に沿って手指が動きます。その時、セラピストは肩関節を他動的に動かしています。それによって関節の運動覚が表象されます。それらはまだ体性感覚を介した運動イメージですが、その経験によって脳内では視覚イメージも表象されるでしょう。そして、運動イメージと視覚イメージがつながった瞬間に「三角形」の表象が想起されます。それは「わかった」瞬間であり、形態という世界が生まれたことを意味します。その後、目を開ければ、目の前に三角形のパネルがあります。それによって患者さんは「わかった」ことが正しい現実世界であったことを確認できます。認知運動療法の訓練は、身体を介した「表象」と「世界」の正しい関係を構築する手段となっています。そして、これは行為や運動麻痺の回復においても同様です。身体と環境との相互作用についての複数の表象のコラージュから、日常生活における行為の世界が生まれます。また、さっき中村さんが言った「確信という大いなる誘惑」というフレーズからすると、「わかった」という確信は世界の出現に相当するのですが、それが誘惑であるのはそれで終わってしまう危険性があるということでしょう。確信が誘惑であることに気づけなければ、そこで世界は止まってしまいます。脳の複数の表象のコラージュのパターンが固定化され、新たな世界を生み出すことはできなくなります。それは学習のサイクルを止めてしまうことになります。それでは新たな行為は生まれないし、運動麻痺の回復も限界となってしまいます。それを避けるためには、「創発プロセス（理解しようとすること）」と「創発の産物（わかること）」を思考循環させることです。しかし、子どもや患者さんの場合、その思考循環は一人では困難です。ここから僕は、ペルフェッティ先生の「脳には、損傷を受けた時の回復プログラムは用意されていない」という言葉が思い浮かびます。脳損傷後の生物学的な自然回復は十分ではありません。脳科学の領域では神経可塑性が強調されていますが、その代償機能はごくわずかです。そこで行為の回復や学習へと向かうための患者さんの脳の思考循環をつくるセラピストの介入が必要となります。どのようにして脳損傷後の断片的な表象のコラージュを組織化し、行為する世界をつくり出せばよいのでしょうか。あるいはどのようにセラピストの脳の思考循環を構築すればよいのでしょうか。それは簡単ではありませんが、この本に散りばめられた断片的なコラージュの数々は、患者さんとセラピストの思考循環に働きかけているのではないでしょうか。

**中村**　リハビリテーション治療がやろうとしていることをけっしてセラピストの視

線だけでは描かない、いや描けないということが言いたいからです。
**宮本**　だから、この本のコラージュの数々には、ペルフェッティ先生の「患者さんもセラピストも学習サイクル（思考循環）を止めるな」というメッセージが込められているのです。また、「世界が変わるのではなく、自らの脳が変わることによって世界が変わるのだ」というメッセージも含まれています。読者はどのように各ページを表象し、読者の脳がどのような世界を産出するのでしょうか。……僕にはわかりませんが、そのわからないことが「確信という大いなる誘惑」に対する解毒剤となっているのかも知れませんね。その点で、この本が説明ではなく、コラージュであることの意義は大きいようにも思います。
**中村**　コラージュという手法は思っていた以上に使い道が広くて楽しいですね。論理プラスアルファがある。
**宮本**　そうですね。実は、この本には僕にもわからないコラージュが散りばめられています。当然のことながら、僕にとっては中村さんのページのコラージュよりも、自分のページのコラージュの方がわかりやすいです。それはおそらく、人間の脳の表象や世界には「一人称の意味領域」があるからでしょう。見ているもの、読んでいるもの、触れているものの「個人にとっての意味」のことです。それが断片的なコラージュに数多く含まれています。つまり、ペルフェッティ先生の大きくて底の深い思考に「中村さんと僕にとっての意味」を注入するという二重の表現をしているわけです。写真と短い文章によるシンプルなコラージュなのでわからないかも知れませんが、やっていることはまさにそうしたことなのです。ペルフェッティ先生の書籍を読んでいる人であれば、この本の随所で先生の言葉が引用されていることにはすぐに気づいてくれると思いますが、それがどんな文脈で、どんな図像と組み合わされて出てくるかというところが、僕と中村さんの表現なのです。できることなら僕たちが何に共感しているかが読者に上手く伝わればと思います。
**中村**　作品としてのコラージュはその要素をばらしてみればいくつもの断片でできています。その一つ一つにもともとの意味があり、それを組み合わせるのは連想の力、つまりそれは僕たちの想像力と言ってもよいのでしょう。さっき宮本さんが言ったようにそれは知識と知識の関係性の網を複雑化させてゆく力だと僕も思います。ある知識をある知識と結びつける接点を見つけるという力です。断片が単独でもちうる意味をさらに拡張して、より複雑な意味の中に位置づけていくと、そこにより大きくて複雑な構造をもった世界が出現してくる。なぜそうした世界がその時まで出現しなかったのかと言えば、そのために必要な知識の関係性の網が質・量ともにまだ十分ではなかった、そのための条件ができていなかったということで、これがバレラたちの認識の脳内同期（シンクロナイゼーション）の実験コンセプトだったと思います。あることを認識する際のその内容は、まさに僕たちの経験をつくっている知識の関係性の質と量に依存しているということです。それはけっして「一般的」ではなく「個人的」、あるいは「私的」な出来事なのです。このシンクロが、宮本さんが言った「創発のプロセス」だと思いますし、その原動力は僕たちが想像力と呼んできた人間の潜在的な能力なのだと思います。宮本さんと僕のそれぞれのコラージュにはもちろん互いにすんなりわかりにくいところもあり、それがまさに宮本さんの言う一人称の意味領域、つまり個人の立ち入った経験に根ざすところを少なからずもっているからだと思います。とは言え、それは僕たちが同一人物ではないからというぐらいの意味しかないと僕も思いますが。だから僕としてはこの「コラージュ」という表現方法をもっと僕たちのコミュニケーション行動のツールとして積極的に使ってみてはどうかと思うのです。つまりどんなテーマでもかまわない、臨床で見つけた一つのテーマを連想で繋いでいく、自分の知っていることと結びつけていく、そんな「私的な」表現を身近に使って欲しいと思うのです。

**宮本**　それはつまり、自分の感動は自分の言葉や図像イメージで語ったほうがいっそうよく心の中身が伝わる、ということです。

**中村**　そのとおりです。思考はコピーを繰り返すうちにどんどん細部が消えて、その考えそのものが劣化していくと思うのです。私的なものがどんどん脱落していくと、個人差に左右されない一般的なものの表現の仕方ができあがってくる、そしてそれを鵜呑みに、まるでコピーするように繰り返していくうちに私的なディテールのもっている意味が、特に専門的な学問領域ではノイズのような扱いをされるようになると、僕はこんな関係として考えています。

**宮本**　それはよくわかります。一見、自分の意見を言っているように聞こえるのだけれども、もっと突っ込んで聞いてみるとその意見の裏づけになる経験がない、つまり「受け売り」や「コピー」だったとわかってがっかりしたことはたくさんあります。

**中村**　すっぱりとものごとを単純に言い切る人ほど、そんな人が多いでしょう。ブツブツと要領を得ない人ほど、すっぱり言い切れない経験のディテールをもっているのかもしれません。それを省略しないものだからすっきりとした言い方、考え方ができないというように。もちろん決めつけはよくないけど。

**宮本**　経験的にそんなことが多いとは言えますね。臨床においても同様でしょう。「受け売り」や「コピー」ではそこで止まってしまいます。思考停止が生じます。

**中村**　おかしな話に聞こえるかもしれませんが、僕が最初に認知運動療法のことを知った時、これがリハビリテーションをとても難しいものとして再定義しようとしていることに心を打たれたのです。もっと言えば、そうするためにペルフェッティ先生がリハビリテーションの再定義のための知識や発想方法を、医学以外の広い領域にも求めていることに感動したのです。今になってみれば、人間性というものが複雑なものであるなら、それに関わるリハビリテーションもまた複雑であることは当然だということなのですが。でも僕はかなり長い間、認知運動療法を理解するためには脳・神経科学という専門的で限定されたプラットホームから出発して、そのうえでさらに哲学、芸術、社会学などを含む人文科学の知識も必要になるのだろう、サイエンスにはそうした人文科学が不足しているのだろうと、単純に思っていました。今はその方向性が真逆だろうと思っています。つまり、認知運動療法は、広く人文科学に親しんでいくなかで、その広いプラットホームを栄養素にして脳・神経科学や医学といったサイエンスを進歩させていこうとするものなのだということで、このほうが僕たちのやっていることを理解するうえでずっと自然な捉え方だと思うのです。そうなれば主観と客観がけっして対立するものの見方ではなく、相互に補完的であることも当然ということになります。リハビリテーションの再定義とは、自分がこの世界のいろいろな物や人との関わりの中で生きて経験してきた事柄と、医学や脳・神経科学といったサイエンスとの関わらせ方の内容に依ると思うのです。僕も宮本さんが言っているように、リハビリテーションの再定義とは自分の私的な問題なのだと思いますし、それと知識や社会との関係、それらとの衝突だったり、受容だったり、妥協だったりするのだと思います。だから私的な個人が自分のそうした世界像とその表現をもつことがまず大事で、そのうえで個人が複数で集まって知恵を出し合うことができるのも、その私的な個人がそこに居るかどうかが大事な条件になるのではないかと思います。喩えて言えば、そこに居るのは「彼ら」ではなく「私」と「あなた」であるという関係の中で始まる対話でなければならないと思うのです。別に「コラージュ」という比喩にこだわる必要はありませんが、自分の私的な表現というものにもっと可能性と市民権を認めるべきだと思います。

**宮本**　リハビリテーション治療は「生きている私に働きかけるもの」です。その「生きている私」は主観的かつ客観的な存在であるがゆえに、リハビリテーション治療もまた主観的かつ客観的なものを内包した手段や手技として再構築する必然性があるのだと思います。単なる物理的な治療では主観性は無視されてしまいます。だから僕には、中村さんの言うリハビリテーション再定義とは「リハビリテーションの知」の再構築のことであり、そのためには人文科学の「主観的な知」と医学や脳・神経科学を中心とする「客観的な知」をハイブリッドに組み合わせる作業が必要になるのだろうと思います。これは主観世界と客観世界に橋をかけようとする困難な作業です。また、主観世界の研究が進歩するだけでも、客観世界の研究が進歩するだけでも、この橋はかけられません。近年、脳・神経科学の進歩を導入してリハビリテーション治療を展開しようとする潮流が注目されていますが、その多くはリハビリテーション治療（運動療法）の理論説明を変える程度であり、臨床でのリハビリテーション治療そのものは変化しないという状況に陥っています。理論的な説明が変わっても治療は以前と同じなのです。なぜでしょうか？　それは生きている私を治療対象とし、その主観世界と客観世界に橋をかけたうえで、リハビリテーション治療を進歩させようとは考えていないからではないでしょうか。また、これは運動療法以外の治療についても言えます。たとえば、脳卒中片麻痺への脳磁気刺激や痙性筋へのボトックスの注入では、その患者さんの主観的な世界に働きかけることはできないのです。先ほどから中村さんは「私的な個人が自分の世界像とその表現（コラージュ）をもつこと」の重要性のことを言っていますが、その前提条件としてリハビリテーションに携わる医師やセラピストが、自分が私的な個人であるのと同じように、患者さんもまた私的な個人であることを肝に銘じ、リハビリテーションの知を主観的な知と客観的な知で融合しようとすることを認める必要があるのではないでしょうか。

**中村**　だから治療の中で患者さんたちはセラピストからたくさんのことを問われるし、それに答えるためにたくさんのことを語ることになります。語るために考えることができるのだし、それが患者さんの回復にとっての原動力だと考えているわけです。

**宮本**　そう。臨床では患者さんが運動麻痺した自分の身体をどのように感じているか、あるいは自分が運動するイメージを想起できるか、過去の行為の記憶を想起して現在の行為との差異を比較できるかなどについて語ってもらうことが大切です。その言語は主観的な精神です。しかし、その言語は客観的な運動麻痺や高次脳機能障害によって生み出されたものです。そこには主観的な一人称の世界と客観的な三人称の世界に橋をかける可能性が潜んでいます。バレラはこれを「経験と科学のダンス」と呼び、そうした「神経現象学」的な研究を提案しています。この点の重要性が医師やセラピストの世界で共有できれば、「リハビリテーションの再構築」に対する私的な表現という可能性と市民権が認められるのではないでしょうか。でも、現状を見ればそれはとても難しいことを承知しておく必要があります。こうした「リハビリテーションの再構築」の論議以前に臨床は経済優先で回っている側面があります。一側面であるはずの経済効率が、入院期間やリハビリテーション治療に強い影響を与え始めています。でも、一人の個人としてのセラピストの成長という点からすれば、「私的な個人が自分の世界像とその表現（コラージュ）をもつこと」の重要性は明らかです。前述したように、リハビリテーション治療の「質」は、あるいは患者さんの回復の可能性も、理学療法、作業療法、言語聴覚療法ではなく、一人の個人であるセラピストに託されているからです。世界を受動的ではなく、自己の意志の表現として能動的につくりあげる努力を続けることだけが、セラピストを成長させるからです。それによって臨床の同じ光景が、それまでとは違って見えてくるはずです。僕の場合、認知運動療法と出会う前と後では、臨床の光景のみならず、生きている現実世界や人間が生きている光景そのものが違って見えてきました。人間の脳、特に心はコラージュの集合体であり、曖昧なものです。おそらく誰もがこの曖昧さの中で生きているのです。100歳まで生きてもコラージュの完成はないでしょう。でもその心の表象のコラージュに、「私（＝自己）」が意味や価値を与えることはできると思うのです。また、その意味や価値を他者と論議することもできると思うのです。そして、この世界に意味や価値を与えることが表現であり、ペルフェッティ先生の言葉を借りれば、それが「認知を生きる」ことだと思います。

**中村**　聞いていて改めて思ったのは、そもそも人間が一個人として自律的な存在なのだということは、医療制度の中で治療者と患者とがその名の通りの立場として区別される以前の、もっとも根本の前提としてあるのだと思います。治療者―患者というのはその後にできる関係性であり仕組みですが、その中で自分は治療者なのか患者なのかということはただの偶然の采配でしかありません。たまたまのこととして、一方では何かの理由で治療者になろうとしてあらかじめ専門的な知識を持ち、判断力を備え、鍛錬してきた人たちがリハビリテーションという仕組みの中で患者さんを待ち受けているわけですが、そうした人たち自身が明日は患者さんになるかもしれないこともまた偶然の産物です。そして、もう一方の患者さんは患者になるための知識や判断力を準備しているわけではありません。「とにかく少しでもよくなるためにセラピストの指示通り頑張るしかない」という切実な思いは、自分に起こっていること、これから起こることについてのどのような知識にも支えられてはいません。人間は誰しも、その時になってみなければ、自分が壊れることについては無知なのだと思います。だからこそ、リハビリテーションがそれぞれの個人のためにあるのならば、治療はいつも「無知」という患者さんの立ち位置から始めなければならないはずです。日本の「理学療法士・作業療法士法」には「基本的動作能力」と「応用動作」という言葉が書かれています。これらの言葉が、まず自分の身体を感じることから出発しなければ行為という応用的（適応的）な人間の運動は実現しないという順序を意味しているのであれば、この法律の条文を作文した人がそれを明確にイメージしていたかどうかは別として、それはセラピストの仕事が患者さんの学習に関わるものであることを示唆しているのだと思います。教育学では、学習に最大限の効果をもたせようとするなら、まず学習者自身に自分の学びたいことの予測をもたせることが先決であると考えることはすでに自明のことです。これは教育に携わる人々が教育について長い間考え、実践してきた経験から生まれてきた貴重な知識だと思います。そういう観点からしても「無知」の自覚は学習上の出発点の発見と言ってよいことですし、それは患者さんにとって、自分の学習の方向性を定めてくれ、その効率も上げてくれる条件になると言ってもよいでしょう。認知運動療法が運動機能の治療を学習プロセスと捉えたことはとても革新的な出来事の始まりだったと思います。学ぶ主体は患者さんです。そして治療者は、教師として成長していきます。自分が患者になれば、その経験を自分でうまく使えることもあるかもしれません。そんな意味でも人は自分が患者になる前にリハビリテーションのことについて正しい知識を学んでおくことには意義があると思います。逆に言えば、社会教育の一環を担う役割としてリハビリテーションについて正しいことを言う義務が、リハビリテーションに携わる専門家にはある、ということです。
宮本さんが言うように、経済優先で回るリハビリテーションは、明らかにこの「無知」というゼロ地点から人間の再生の道のりを出発させるということを許さない、その意義を奪う、教育不在の悪しき仕組になりつつあると思います。何がわからない、あるいは何がわかった、何をどう感じる、それは何だと思う、なぜそう思う……このように書いてみると、僕は人間どうしの会話を繋いでいくのは問いとそれに対する応答の連続なのだと思います。教師が自分の生徒に対して最も頻繁にやっていること、そして最も慎重にその効果を確かめようとしていることもまた、こうした問いと応答の有意義な連続を通して人間を変化させていくことではないでしょうか。学校という教育現場も、そしてリハビリテーションの臨床も、等しくおしゃべり、もっと言えば、その目的を意識した意味のある対話というものが非常に重要な価値をもつ場なのだと思います。ステレオタイプな思考と対話的な思考の、どちらが創造的な現場を生み出すか、どちらが仕事を疎外された労働におとしめてしまうかということは、常に頭の片隅で意識したほうがいいと思います。
**宮本**　セラピストの仕事が、なぜ疎外された労働になってしまうのかを考えてみましょう。疎外という言葉はヘーゲルの『精神現象学』に由来し、マルクスが人間の労働に持ち込んだ概念ですね。人間が日々の労働によって生産した商品や価値や意味が人間自身から離れ、逆に人間を支配する力となり、その結果として人間が自己の本質を見失うということです。セラピストが自己の本質を見失わないためには、リハビリテーション治療という労働にどのような価値や意味を与えるかという点が決定的です。認知運動療法が提案しているのは、病的状態からの回復を「教育＝学習」過程と捉え、その価値や意味を「教育＝学習」過程における認知過程の変化に見出そうということです。人間が教育されたり、学習することによって認知過程を変化させてゆく手段として労働の価値や意味を位置づけるわけです。それによってセラピストと患者さんとの「対話」のあり方も変わってきます。互いに相手を知ることが重要になるからです。それには主観も客観も含まれます。

精神と身体が分断できない状態が「私」であり、「あなた」なのです。そして、最も重要なのは、この「教育＝学習」過程は両者の相互作用だということです。セラピストの認知の変化と患者さんの認知の変化のどちらもが回復に影響を与えます。認知が変われば行為が回復します。このセラピストの認知の変化と患者さんの認知の変化が内包された労働がリハビリテーション治療であり、その労働の価値や意味は互いの認知と行為がどのように具体的に変化するかによって決まると考えれば、セラピストが自己の本質を見失うことはないと思います。なぜなら、日々の労働の価値や意味はセラピストと患者さん自身が主観的かつ客観的に決めることになるからです。別の何かが、別の誰かが、別の力が、治療という労働の価値や意味を決めることにはならないからです。そして、これはセラピストと患者さんに「自律」を求めています。セラピストの自律とは「自らが自己に価値や意味を与える」ということです。患者さんの自律とは「自らが自己に価値や意味を与える」ということです。このメタ認知能力が欠如していれば、創造的な現場を生み出すことは困難です。つまり、リハビリテーション治療が相互作用を前提条件とする「教育＝学習」過程でなければ、さらに自己に価値や意味を与えるメタ認知能力がなければ、セラピストの仕事は疎外された労働となってしまいます。リハビリテーション治療は単純で機械的な労働ではなく、複雑で人間的な労働なのです。

**中村**　そのとおりだと思います。リハビリテーションがセラピストと患者さんの双方にとって、それぞれに自律的なプロセスであり前進であることが大事だと思います。そのための先導役をセラピストは引き受けていかなければならないのでしょう。患者さんが自身を自律的な存在として自覚できるかどうかは、セラピストの力にかかっているところが大きいのではないでしょうか。そのうえでそうした役割をセラピスト一人の肩に背負わせてもいけないのだと思います。この国のリハビリテーションの質とは、まさしく僕たちの思考の質の反映ではないかという気がします。今、この時代のこの状況で「自律」ということを考えたいのであれば、それは人間が生きて暮らしていくということをきわめて素直に捉え、その価値についてじっくり思い出してみることを通してしかないと思えるのです。セラピストにとって、患者さんはまさしくそうした人間に見えてこなければならないし、同様に、セラピストにとっても自分自身がそうした人間であることを思い出さなければならないと思うのです。ここに治療者も患者もありません。そうした人間が治療者と患者として向き合う状況になった時に、こうして一人一人の自律に支えられることで、リハビリテーションの何か大事なことが実現すると思うのです。何か、人間の潜在能力の成果が私たちのこれから経験することにつけ加わってくるのだと思います。そして自律のためのその手段として、皆がそれぞれに私的な表現を大事にする、そしてそれぞれの現場で見たり聞いたり、思ったりすることを、私的な率直さで表現していくべきだと思うのです。治療の中で経験することを伝えようとするたくさんの私的なことに関わり、その意味を探索していくための表現が当たり前のように職場で聞こえる状況になっていくことで、リハビリテーションの臨床もまた大きく変化していくと思いたいのです。経験を言葉に換えて語り合うことを通して、それが私たちにとってどういった意味をもった経験なのかということがいっそうはっきりとしてくると思いたいのです。それが良いものであるのなら、それは皆で分かち合える経験になればよいと思うのです。

**宮本**　僕なりにまとめてみます。大事なことは、世界とは「意味の宇宙」だということ、そして、人間はどんな状況であっても「認知を生きる」ことができるということ、そして、その「認知とは何か」という問いには、私的な解答が用意されるべきだという確信です。僕は「認知とは、生きる私にとっての意味である」と考えています。世界は事物や出来事に満たされていますが、同時に世界の事物や出来事は私にとっての意味に満たされています。世界には見えるもと見えないものがあり、その見えないものが見えるようになるのは世界に意味が与えられるからです。世界の事物や出来事の意味には三人称の客観的な意味と一人称の主観的な意味があるようにも思います。ヴィゴツキーは前者を「社会的な意義」、後者を「私的な意味」だとして区別しています。社会的な意義は教育と経験によって受動的に形成される価値です。一方、私的な意味は学習と経験によって能動的に形成される価値です。それは私的な表現を重ねることによって育まれる個性であり、個人の世界観をつくることです。また、この私的な意味は一人称の言葉によって表現することができます。意味は見えませんが、言葉にすることで、他者と共有できます。

そんな「認知＝生きる私にとっての意味」、特に患者さんが「身体を介して世界に意味を与える（ペルフェッティ）」こと、さらに「その意味を言葉によって表現すること」によって、私の生きる世界を変えてゆくことができるような、新しいリハビリテーションの時代を希求すべきです。そのためには、セラピストも患者さんも、“生きる経験に私的な意味を貼り付ける（コラージュする）”という心的作業を行う必要があります。なぜなら、人間のすべての行為には私的な意味が貼り付いているからです。「認知＝生きる私にとっての意味」である理由がここにあります。患者さんの回復すべき行為には私的な意味があります。行為に生きる私にとっての意味を与えることが行為の回復を生み出すということです。

もし、リハビリテーションの進歩を望むなら、古い医学モデルから新しい医学モデルへとパラダイム転換すべきです。それはセラピストが患者にリハビリテーション治療を提供するという一方向性の医学モデルから、セラピストと患者がリハビリテーション治療という経験を分かち合うという両方向性の医学モデルに変えてゆくことです。そのリハビリテーションの世界では、精神と身体を一つのユニットとして捉えた治療が展開されるでしょう。きっと、「認知＝生きる私にとっての意味」と「行為＝生きる現実」を一つのユニットとして捉えた治療が生み出されることでしょう。そして、認知神経リハビリテーションにおける認知運動療法から行為間比較への旅は、その挑戦の歩みであるものの、まだ目的地に到達したわけではありません。

リハビリテーションはセラピストと患者の二人の身体を介した心的作業です。リハビリテーション治療の効果は、二人が私的な表現を重ねていくことで変化します。この実験的な本には、そんなリハビリテーションの未来への期待を込めています。

**中村**　僕も、リハビリテーションでの治療者と患者との関係のあり方は次のステージに進まなければならないと思います。治療行為を「する—される」という関係ではなく、治療者と患者が協力して何を生み出すことができるのか、これはまだまだフロンティアです。鍵となるのは、「人間性」というものを改めて興味をもって見つめることだと思います。

**宮本**　「人間性」とは「人間らしさ」ということですね。霊長類の中でも人間だけがもつ特質という意味での。

**中村**　そうですね。言葉を使うというのもその特質の一つだと言われていますが、ではその特質が人間としての生き方や文化にどんな役割を担っているのかということは、実はまだ曖昧模糊としています。少なくともリハビリテーションで言葉がどんな役割を果たしているのか、そしてその意義を知ることでいっそう大きな可能性を臨床での対話の中から引き出すことができるのではないのか、こうしたことを僕たちはまだよく考えていないのではないでしょうか。

**宮本**　こうしてたくさん話している気にはなっているのにね。

**中村**　大事なことはまだほとんど言葉になっていない気がする。

**宮本**　大事なことは、たぶん言葉だけでは表現できないというのが本当のところなんでしょう。それはリハビリテーションの世界が、言葉にならない人間の身体、精神、物語、人生の苦悩や絶望に包まれているからです。そうした人間の苦悩や絶望を解き放つことはできるのでしょうか。そして、リハビリテーションの本来の意味は「人間の再生」です。僕らは、いつかその場所に辿り着かなくてはなりません。

**中村**　目的地はまだまだ先にある、僕たちはまだその途上（On the Road）にいるのでしょうね。

## 謝辞

本書で使用されている認知運動療法関係の言葉の引用と写真の転載については、すべてカルロ・ペルフェッティ（Carlo Perfetti）先生の許可を得た。ペルフェッティ先生の言葉や文章は、日本で刊行されている翻訳テキスト（『認知運動療法～運動機能再教育の新しいパラダイム』『身体と精神～ロマンティック・サイエンスとしての認知神経リハビリテーション』『脳のリハビリテーション～認知運動療法の提言（全２巻）』『認知運動療法と道具～差異を生みだす差異をつくる』すべて協同医書出版社より刊行）や本邦未刊の写真集『Il Corso, La Storia, La Vita（身体、物語、人生）』（サントルソ認知神経リハビリテーションセンター＆日本認知神経リハビリテーション学会による共同出版）、『Mano... Mano morta?（手…手は死んだのか）』、あるいは私たちが直接に聴くことのできたイタリアでのご本人の講義で語られたことから引用されている。そうした引用の日本語訳はすべて小池美納氏と朝岡直芽氏による。

本書を終えるにあたって、サントルソ認知神経リハビリテーションセンターのフランカ・パンテ（Franca Pantè）先生、カルッラ・リツェッロ（Carla Rizzello）先生、マリーナ・ゼルニッツ（Marina Zernitz）先生、アンナマリーア・ボニバー（Annamaria Boniver）先生に感謝する。また、ピサの小児認知神経リハビリテーションセンターのパオラ・プッチーニ（Paola Puccini）先生、イセ・ブレギー（Ise Breghi）先生、ピサ大学哲学科のアルフォンソ・イアコノ（Alfonso Maurizio Iacono）先生にも感謝する。皆さんの講義を通して学んだことなくして本書を作ることはできなかった。

そして何よりも、私たちにリハビリテーションの未来の在り処を示し、何が探求し続ける価値のあることかを教えてくれた、恩師カルロ・ペルフェッティ先生に感謝する。

やはり本書の最後のページには、人間の認知があることの、その目的を示すことが自然であろう。

# 自らを改変することが、<br>認知の目的だ。

カルロ・ペルフェッティ(2012年)

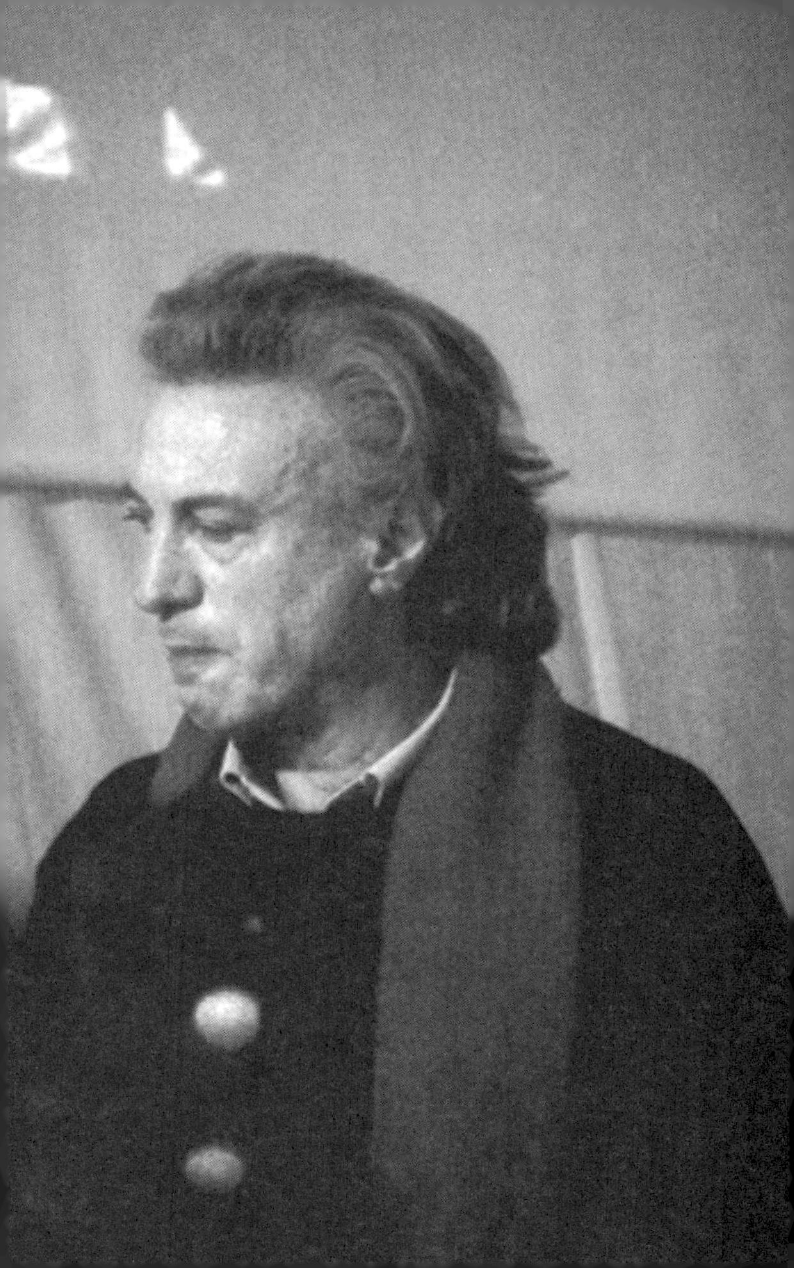

中村 三夫（編集者，協同医書出版社）
宮本 省三（理学療法士，高知医療学院）

認知とは何か

2017年3月6日　初版第1刷発行
ISBN978-4-7639-1082-0　定価はカバーに表示

著　者　中村 三夫＋宮本 省三©

発行者　中村三夫
発行所　株式会社 協同医書出版社
〒113-0033　東京都文京区本郷3-21-10
浅沼第2ビル4階
tel. 03-3818-2361
fax. 03-3818-2368
http://www.kyodo-isho.co.jp/
郵便振替　00160-1-148631
DTP　Kyodoisho DTP Station
印　刷　永和印刷株式会社
製　本　有限会社永瀬製本所